U0392075

吃饭是个正经事

211 饮食法实践指南

田雪·著

中信出版集团 | 北京

图书在版编目（ＣＩＰ）数据

吃饭是个正经事：211饮食法实践指南 / 田雪著
. -- 北京：中信出版社，2023.2（2025.3重印）
ISBN 978-7-5217-4969-4

Ⅰ . ①吃… Ⅱ . ①田… Ⅲ . ①饮食营养学—普及读物
Ⅳ . ① R155.1-49

中国版本图书馆 CIP 数据核字 (2022) 第 217612 号

吃饭是个正经事——211饮食法实践指南

著者：　　田雪
出版发行：中信出版集团股份有限公司
　　　　　（北京市朝阳区东三环北路27号嘉铭中心　邮编　100020）
承印者：　北京启航东方印刷有限公司

开本：787mm×1092mm　1/16　　印张：22.75　　字数：300千字
版次：2023年2月第1版　　　　　印次：2025年3月第5次印刷
书号：ISBN978-7-5217-4969-4
定价：79.00 元

版权所有·侵权必究
如有印刷、装订问题，本公司负责调换。
服务热线：400-600-8099
投稿邮箱：author@citicpub.com

推荐序

健康饮食向来是说起来容易做到难。各类食物营养搭配、六大营养素、维生素ABCDE……要落实起来的确不容易，怎样才能让大家实现健康饮食呢？营养专业人士设计了多种可视化的图形，如"宝塔""餐盘""算盘""彩虹""四格""网球"，以及田雪老师的"211饮食法"。这些生动形象、言简意赅的图形传递了健康饮食的原则性信息，能帮助大家在日常生活中吃得更健康一些。

不过，依我三十年临床营养和营养科普工作经验看，推广"膳食宝塔"的人自己也经常不能吃按"宝塔"吃，推荐大家吃彩虹餐的人自己也未必能吃出"彩虹"，诸如此类的情况太常见了。我的意思是，这些图形看上去很美好，其实实践起来也有难度，不能一蹴而就。这倒不是因为宝塔、彩虹、餐盘等可视化图形太复杂或太漂亮，而是因为最初设计这些图形的人纸上谈兵，并没有认真地去吃、去实践。更别说后来很多推广这些图形的人都是看书本，以为很简单、很实用，并没有亲自去做。如果照本宣科，说出来的都是别人给予的，而不是自己生成的，这种知识怎么可能很实用呢？

大脑要先获得书本的知识或技能，再经过自身刻苦且刻意的练习之后，变成自己的一部分，类似一种下意识反应或条件反射状态，才能"生成"应对各种变化的实用知识或技能。在我看来，田雪作为营养师最与众不同的就是自己"生成"饮食营养知识，因为她多年以来长期专职从事都市生活场景下的健康美食推广工作，有自己的营养自媒体和社群，在健康食材选择、烹饪技法和构造高品质饮食场景方面有很多实践经验和独到之处。连我自己也被她产出的内容打动过，比如我吃奶酪就是受她的影响，关于奶酪的种类、选择、吃法和营养，她是我知道的人中最懂的了。不信你可以读一下她这本书中关于奶酪的章节，保证你深受启发、食指大动。

　　我也写过好几本饮食营养科普书，文如其人，我写的内容读起来总是感觉在给读者讲课或说教。但田雪老师的写作风格完全不一样，像是跟读者聊天、交流，在融合中有带领，给人一种舒适的感觉，让你不由自主多看几眼，跟上来，不着痕迹地改善了自己的饮食，在身体健康和生活品质两方面都有所提高。这绝不是只靠可视化图形或什么饮食方法就能做到的了。

　　希望田雪老师的实践经验能帮助大家吃得健康。

王兴国

大连市中心医院营养科主任

中国营养学会科普工作委员会委员

2023 年 1 月 10 日 大连

目录

III

第四章

**特定条件下，
做出恰如其分的选择**

第一章

远离饮食焦虑

你坚信的，可能是错的

（一）

生活中，流传很广也很容易被误读的一句健康口号就是："管住嘴、迈开腿。"这话听起来似乎很有道理！管住嘴，吃得少了，能量摄入就减少了；迈开腿，活动得多了，能量消耗就多了。那么人自然会更瘦，也更健康。

可大家又常说：

"道理都懂，但我真做不到！"

"人就是爱吃，管住嘴不吃就是反人性。而且，运动太累了，舒舒服服躺着多好！"

"爱谁谁吧！能自律的人确实更健康，可我是做不到那么自律的。"

这么看来，似乎我们知道怎样才健康，只是做不到，也不愿去做。

但真实世界不是这样的。仔细留意一下身边，晚上不吃饭、不吃主食、吃各种代餐产品、吃保健品的人，其实挺多的！但这么做不仅没让他们获得健康，反倒身体越搞越糟。

有一位年轻姑娘在微博上私信我，说最近陷入了暴饮暴食和例假不准时的状态，皮肤没什么光泽，还开始脱发，有些焦虑，脾气也开始变得暴躁，问我该怎么办。

我询问后发现，其实这是过度节食导致的一系列糟糕的生理紊乱，想要重回健康的状态，需要花费不少精力和时间。

这时，管住嘴、迈开腿，反而发挥了反作用。并不是"管住嘴、迈开腿"这句话有错，而是我们忽视了它的限定条件和适用范围。

管住嘴，是要我们管住自己，既不吃那些油炸、不健康的食物，也不要过量，并不是什么都不吃。而比"管住"更好用的，是"择优而替"，选择让嘴巴能得到同等满足但更健康的食物。

如果你很爱吃肯德基、麦当劳，特别爱吃炸鸡，每周都要去吃三四次，频率就太高了，你很容易因为能量过剩而发胖。如果想要减肥，那么你也不必把肯德基、麦当劳当作敌人，发誓再也不吃，而是可以适当减少频率，另外再去寻找一些同样美味但是更健康的食物，培养对美食的鉴赏能力。你可以很喜欢吃炸鸡，但如果认为只有炸鸡才是最好吃的，可能你认知中"好吃的食物"还是太少了。

食物好不好吃，是因人而异的。这里的"好吃"也可以理解为让我们感到满足和愉悦。当有了更多既好吃又健康的食物来和炸鸡竞争，炸鸡就成了你长长的美食清单上微不足道的一员，你也就逐渐不再那么依赖它。若是按排期，它也得隔上好多天才再轮到呢。

管住嘴，是大众对"吃出健康"最简单直接的期望，却承载了最深刻的误解。"健康饮食"这四个字，不是去束缚人，而是去帮助人的。这四个字也像在提醒我们，应该拓宽对健康生活方式的理解，它绝不是只有一种单调的样子。

（二）

不知道你有没有听过这么一句话："日啖三颗枣，青春永不老！"

我在上高中的时候默默地记住了这句话，于是常去超市里买水晶枣。

这种晶莹剔透又Q弹、甜蜜的水晶枣，可能就藏着我在刚刚知道爱美的年纪对自己的美好期望吧。

说起来，那时候我可认真了，每天固定吃三五颗，吃完后把水晶枣的包装袋封好，满心期待第二天的到来。直到在课堂上学到水晶枣制作方法的那一刻，我才感受到什么叫三观易碎，真是欲哭无泪。

原来，水晶枣并不是一开始就长得晶莹剔透的，而是把大枣放在糖水中浸泡慢煮，逐渐让糖分进入、水分渗出，这才逐渐呈现Q弹的质感。使用这种方法制作的水果制品，就叫作果脯、蜜饯，营养价值很低。

满满的都是糖。添加糖摄入过量不仅会导致肥胖、慢性病、龋齿，也会让皮肤更容易长痘痘，变得暗黄粗糙。没想到曾经为了变美而做出的"努力"，其实一直都在帮倒忙。

更让人绝望的是，即便是天然大红枣，也没有促使皮肤红润、补气补血的功效。如果通过饮食摄入的铁元素不足，女性就容易发生缺铁性贫血。中国成年女性中接近20%的贫血发生率确实值得担忧。但传统意义上的补气血和科学上的补铁补血，还是有较大区别的。

食物中的铁元素可分为两大类：血红素铁和非血红素铁。血红素铁主要存在于动物性食物中，而非血红素铁主要存在于植物中。

植物中的非血红素铁在人体消化道里的吸收率非常低，所以基本不会作为补铁食物来食用。也就是说，红枣、红豆、菠菜这些食物，都不能有效补铁。而红枣所谓的补气血功效，更多的是民间说法，而非科学。所以想要通过蜜枣美容养颜的这番错误操作，从根本上来说还是因为对食物不够了解。

现代食品生产加工工艺发展很迅速，超市里的那些预包装食物，都需要由工厂加工制作。很多时候我们甚至都不知道手上的食物究竟是怎么被制作出来的。如果不知道食物是由什么原料做的，就更不会知道它们将给身体带来什么。

在我的课堂上，我经常会问大家日本豆腐是什么做的、烤麸是什么做的、珍珠奶茶里的珍珠在"211饮食法"里属于哪类食物。每次大家的答案都五花八门，能答对的基本上都是经常接触食物、会买菜做饭的人。

仔细看一下配料表就会知道：日本豆腐是鸡蛋做的；烤麸不是豆制品而是面粉里的面筋（主要是小麦蛋白）；珍珠奶茶里的珍珠是淀粉制作的，需要归类到"211饮食法"的主食类。

如果刚才的小问答你也答错了，就真的要加油学习了。而想要逐步掌握更多有效的知识，就需要有"打破砂锅问到底"的精神，以及"顺藤摸瓜"的本领。

（三）

超市里的食物都有着漂亮的外包装，而这些花花绿绿的外包装就是商家的广告营销手段。包装上那些精妙的文案和设计，会在无形中操控我们的选择。

记得有次我跟妈妈一起带着小侄女去超市，想给她买一些奶酪。我还没来得及拿起奶酪去研究配料表信息，小侄女就已经先声夺人，举起一包奶酪说："奶奶，我要汪汪队！"

不知道别的家长遇到这种情况时会怎样处理，反正我妈二话不说就接过小侄女选的奶酪放进购物车了。而在我这个营养师姑姑的眼里，这款汪汪队包装之下的奶酪，是完全不合格的！如果想跟小侄女去讲道理，我大概率不会成功，因为她只想要汪汪队。

而现实生活中很多人跟我小侄女一样，被包装上的某个要素吸引，并不会认真阅读配料表信息。

2019年，有一期"211'健康实景课"我专门安排在超市里，实景实

- 你注意过"巧克力"和"巧克力味"的区别吗？
- 你注意过配料表第一位是白砂糖的"牛奶"吗？
- 你买过"0 蔗糖"但依然有甜味的饮料吗？

地带大家认识各种预包装食物。课程结束时，一位妈妈显得特别失落，原来她经常给孩子买的"牛奶"竟是营养价值很低的乳饮料，蛋白质和钙含量只有牛奶的 1/4，但每瓶的添加糖就接近 20 克。她很担心自己的选择会对孩子的身体造成坏的影响，甚至影响其生长发育。

说实在的，钱没少花，却没买到自己需要的食物，甚至买到了产生坏影响的食物，这种感觉真的非常糟糕。

这十几年广告法越来越严格，在平衡商业发展的同时尽量保护消费者，很多夸大宣传都被禁止了。比如，一款食品的原料当中若不含有水果，那包装上也不允许出现水果图片。

但上有政策，下有对策。

文字的布局、字号的大小、颜色的浓淡，都能带来不同的视觉效果。你一眼就看到的信息，往往是商家想让你看到的信息，而那些不想让你注意到的信息，都被巧妙地弱化了。

所以，你得学习科学的解读方法，主动去寻找有效信息。只有这样才能不被广告误导，做出符合心意的选择：当你想要买一块巧克力时，你才能选到货真价实的巧克力，而不是花同样甚至更高的价钱，却买到一块含有 80% 添加糖的巧克力味糖果；你才可以通过瓶身信息分辨哪一款牛奶的性价比最高，哪一瓶酱油的品质更好。

这样你会逐渐成为一个懂生活、会生活的人。这些生活技能你必须有。至于相关的知识和方法，这本书的后续章节都会告诉你。

每一种食物都是平凡的，
既不神奇，也不恶毒

"吃蒜别怕臭，大蒜杀菌抗癌！"

"红豆薏米水用的是赤小豆，喝了祛湿！"

"你这是上火了，跟你说了多少次不要吃辣椒！"

在你的生活里，有没有出现过与此相似的对话呢？这些甚至也可能是你的想法。这些经验看似经久不衰，却是最需要我们警惕的。

中国人骨子里对一些食物有情怀，比如阿胶、燕窝、冬虫夏草、药酒、枸杞、红枣……曾经看过的武侠剧里，灵芝人参都是灵丹妙药，于是我们对这些珍稀食材总有一些类似对药物的期待。同时，一些不太负责任的养生节目、养生科普文章也很片面地推荐特定食物，常常把一些古老的书籍搬出来做背书。

有一年春节去姨姥姥家拜年，姨姥爷给张罗了一桌子吃的，当我爸妈关切地问最近糖尿病指标怎么样的时候，姨姥爷还说："最近看电视上推荐吃黑木耳对降血糖好，我让你小姨给我买了些东北黑木耳，每天都吃点儿。"

把木耳当作蔬菜当然没问题，但期待它能对糖尿病患者起什么调理作用就不对了。如果因为木耳忽视了整体食物搭配，甚至自行调整药物用量，那么风险会更高。

所以，有个原则你得知道，即一种或几种食物，没有像药物一样的功效，只有搭配成多样化的一餐，长期坚持更科学的饮食，才会有用，而且有大作用。

如果红豆薏米水真的可以治疗湿疹，黑芝麻真的可以防止脱发，那么它们的有效成分一定会被开发成药物，得到更广泛的应用，帮助更多的人。所以仅靠吃某种食物中所含有的物质，是无法达到你心中预期的改善效果的。

你可能还会说，那些推文和视频里说了，研究证实某种食物可以抗癌、可以调节肠道菌群、可以减肥，难道也都没用？

有没有用，要看研究结果的可信度。

我国各大高校和科研机构的实验室都在对各种食物的不同成分做大量的研究，而这些研究有的还停留在细胞实验、动物实验等初级阶段，尚未得出强有力的结论，只是一些推测和假说。

同时，研究结果也与研究方法、研究样本的数量等要素密切相关。样本数量越少，研究结果的质量就越低。为了让自己家的产品销路更广，有些企业甚至赞助实验室做一些相关研究。虽然研究结果的质量很低、很不可信，但仍会被商家拿来作为背书，增强产品的说服力。

还有对研究结果的误读。比如一些与胶原蛋白相关的研究，结论主要是改善皮肤水分状况，而并不是增加皮肤胶原蛋白含量。但卖胶原蛋白产品的商家会混淆视听，夸大效果。胶原蛋白产品中胶原蛋白的含量确实不低，而且支撑我们皮肤饱满状态的物质确实是胶原蛋白，但吃进来的胶原蛋白，没办法像我们想象中那样有目标地长到脸上，而是被消化成了氨基酸碎片，并被搬运到身体中各个需要它们的地方。

另外，在一些研究实验中，有效成分的剂量远远大于实际生活中可以吃进去的量，但大家在传播研究结果时，往往忽视了这一点。比如红枣、红糖当中确实含有铁元素，但含量并不高，吸收率也很低，如果靠吃它们来达到身体所需要的铁元素含量，糖分摄入就远远超量了。铁元素没补进来，吃胖了倒是有可能。

结论就是，在主流科学的检验下，那些日常吃某些食物中的某些成分即可解决特定问题的研究，往往十分不可信。不要再期待吃某种食物达到某种特定效果了，那些都是童话，甚至是神话，所以有知识的成年人要清醒一点才好。

一两样食物虽不会有大作用，但也不会搞什么大破坏，尤其是大自然里存在的食材，比如瓜果蔬菜、鱼肉蛋奶。因为食物的营养成分浓度都是有限的，当我们吃这些天然食物时，风险往往也都是可控的。

当然，毒蘑菇、生豆角等有毒食物除外。

我主要想说，不要那么抵触和惧怕天然食物。比如，我在微博的留言里就见过各种活生生的例子，有些人因为怕摄入太多糖而不敢吃西瓜，有些人因为怕变胖而不敢吃猪肉。对天然食物存有较为过分的担忧都是没必要的，因为只在长期、过量食用时，它们才会对身体造成伤害，适量吃往往利大于弊。

相较而言，我们要警惕的是那些深加工食品，比如休闲零食、饮料等已经没有什么营养但是富含糖、盐、脂肪的食物。

其实，这些食物少量吃也没什么大碍，只要整体饮食够健康，这些小零食就对健康构不成大威胁。所以当别人分享小零食给我时，我都照吃不误，不会扭扭捏捏地拒绝，因为身体有能力把少量没那么健康的东西及时代谢掉。

我们之所以需要警惕，主要是因为这些食物更容易吃过量，积累起来的负面作用会对身体造成不利的影响。而且，长期过量吃这些食物，会挤占营养食物的空间和份额，这样下去就很容易陷入能量过剩和营养不良的双重困局。

辨识哪些食物健康、哪些食物不健康，需要一些学习时间。在我们对每一种食物都十分了解之前，只要记得"雨露均沾"这个大原则，就会轻松很多。如果可以在这个基础上尝试将食物分类，吃多了的克制一下，吃不够的补上一点，就会更加健康了。

跟着这本书的脚步，你将逐步在心中打开一幅适合自己的食物地图，学会做好平衡和取舍。守住生活乐趣的同时，也要维持身体健康。

在动态的生活里找到平衡

一百个家庭有一百种生活方式，其实也完全可以有一百种健康生活方式。也就是说，健康生活方式非常多样，绝不是一种固定的样子。

大家之所以一开始都觉得健康餐就是在一个饭盒里装上杂粮饭、水煮鸡胸肉、水煮西蓝花，可能是因为这样的食物与传统的日常饮食差异较大，明显更"健康"，同时很简单、易复制，拍照也好看，更易于传播。

于是，在浩瀚如繁星的健康饮食中，这种有代表性的健康餐成了标杆和典型。但如果把这种类型的食物当作健康饮食的全部，那么你对健康饮食的认知就过于狭隘了。

究竟什么才是健康饮食呢？我们先来宏观地理解一下，再顺着食物的来龙去脉思考，就可以找到线索。

宏观来说，我们吃进嘴里的食物，在烹饪或制作完成前就是各种食材。食材关乎健康的点无非两个，一是本身的品质优劣，二是搭配组合是否合理。

绝大多数时候，食材越新鲜越好。但也有些食物需要花点时间熟成、发酵，这时不能简单地说"新鲜"最好，而是要达到最佳风味。再有就是，有些食材需要进行加工才更好，比如牛奶要杀菌、坚果要烘烤。所以，"新鲜"这个词的含义实际上要更广一些。

新鲜吃	大部分新鲜蔬菜和水果
熟成、发酵	发酵蔬菜（酸菜、泡菜）、纳豆、臭豆腐、酸奶
需要简单加工	牛奶、坚果、现磨豆浆

广义上的新鲜，大概是食材达到可以食用并相对原始、破坏最少、营养素保留率最高的状态。新鲜程度不同的食材，不仅营养价值差别大，而且味道差别大。

就拿牛油果举个例子，它虽然脂肪含量高，但脂肪酸构成还挺健康的，对心血管有益的单不饱和脂肪酸占比较大。但不是人人都喜欢吃牛油果，有的人觉得它很美味，有的人觉得它无比难吃。

牛油果的品质不同，口感差异会非常大。还未成熟时，牛油果又涩又硬，毫无风味可言。一旦成熟到位，它就逐渐显露出细腻柔滑的独特口感。将成熟度刚刚好的牛油果剥皮去核，再冷藏半天让它略微氧化熟成，便能有如奶油般的柔滑口感了。前后差距那么大，也难怪"忠粉"与"黑粉"对牛油果的评价如此不同。

世间大多数食物的风味，都会经历像牛油果这样的变化。而那些已经变质、成熟度不对（过青或过老）、没有经过科学处理而无法展现风味且不够安全的食材，都是品质不佳的食材，自然不会好吃。

但食材的品质，也不单单依靠好不好吃来评价，因为味道可能会被"动手脚"。将牛奶加工成粉末之后添加糖、乳清蛋白粉等原料制作而成的奶粉，往往更加好喝。用猪肉、玉米淀粉、糖、盐及各种香精制成的午餐肉，味道也很不错。但这些都属于深加工食品，其风味是人为调出来的。

深加工食品	奶粉、乳饮料、风味发酵乳、午餐肉、各种香肠、火腿肠、火锅丸、饼干、压制薯片、果脯、香脆麦片（例如卡乐比）、涂层蛋糕、各种加工面包、膨化零食

这些深加工食品努力模拟新鲜食材的味道，甚至宣称添加了很多营养物质。但相信我，这些绝对不是健康生活的好选择，我们要谨慎购买。

不过，它们往往胜在廉价和方便。如果生活中确实需要，当然也是可以吃的。正规渠道合法销售的食品，自然能保证安全，只是营养价值较低而已。

所以，合理选择即可，倒也不必过分排斥和焦虑。当我们早上饿着肚子快要低血糖时，一块看似没那么健康的饼干能解燃眉之急，这时优先保证能量供应才是关键。当卫生不达标的路边摊食物和一盒正规厂家的泡面两个选项摆在面前时，我们也可以选择安全系数更高的泡面。当我们忙碌到一刻不停，午餐时间眼看要过去，可仍旧顾不上点外卖时，一瓶即冲即饮的代餐，也是在那个当下不错的解决方案。

所以，我们需要了解食物、了解自己的需求，合理地权衡利弊，这样我们才能在每一个当下，做出恰如其分的选择。而想要在未来无数个当下都拿捏到位，当然不必一头扎进去学习无数个生活场景的具体解决办法，而是要学会背后的权衡逻辑。

这本书要教会你的，不仅仅是白纸黑字的知识点，还有很多跃然纸上的生活思路。授人以鱼，不如授人以渔。这本书所呈现的思路和方法，在未来将会轻松地融入你的生活。

第二章

拼接自己的食物地图

学习健康饮食方法论的终极目的，不是用各种营养学知识把自己束缚住，而是让自己有能力调用合适的食物，帮助我们达成目标。这个目标可能是减肥、增重、精力充沛或者健康长寿。

如果你还在为了这些目标苦苦挣扎、茫然无措，这说明人体和食物在你面前仍然像两个黑匣子，你还无法掌握和调用其中的信息，自然无法采取相应的行动。

一位朋友想要减肥，跟我说这次是认真的了！于是我先让他发一下每天都吃了些什么，我好有针对性地想办法。他接连三天的饮食中都缺蔬菜，而我每次都要提醒。他却说："说实话，我中午都是点外卖，根本就想不起来哪里会有蔬菜！"

我说："要不你试试麻辣烫吧！不管点什么外卖，都加一份纯蔬菜的清汤麻辣烫，单独解决一下这个问题。"

还有一次，他早餐发了一张我推荐的无糖酸奶的图，跟我说早上真的不知道能吃点什么。我说："家里备点香蕉、即食燕麦、鸡蛋什么的，早上起来弄弄，花不了10分钟，也可以吃得比较丰富。"他听完可惊讶了，跟我说："香蕉不是高碳水食物吗？这也能吃？"这时我才意识到他可能被误导过。

我连忙说："你米饭都敢吃，为啥不敢吃香蕉呢？别忘了我们每餐都可以有1个拳头的主食，总要选一些食物来吃呀！早餐就是需要吃些营养密度高的食物，这样一天才能有活力。如果只吃一杯无糖酸奶，能量摄入不够，酸奶里的完全蛋白质也会被当作能量物质分解利用，那你就亏啦！只有酸奶而没有主食和蔬菜，这一餐的结构是不完整的！"

他这才恍然大悟，对"减肥饮食"多了一些正确的理解。

这一章，就是带你了解食物，了解自己的真实需求，同时构建一张饮食地图，让你的改变之旅不再迷路。

我们不仅需要了解自己的营养需求，而且需要弄明白哪些食物可以满足这些需求，这两者之间互通的语言就是各种营养物质。

营养物质分别存在于什么样的食物里，以及这些营养物质在人体内发挥什么作用，我们又需要多少，就是营养学的基础。我们不需要学得多么细致，但一定要搞懂关键的底层逻辑。

211 饮食法

食物协作的力量

认识各类营养素，是很多人认识食物的第一步。

很多人都知道主食可以提供碳水化合物，牛肉可以提供完全蛋白质，牛奶可以提供钙，果蔬可以提供维生素和矿物质，坚果可以提供多不饱和脂肪酸。

这些都没错，但仅仅是食物的一个角度或一个侧面。

主食不仅仅提供碳水化合物，也含有一定量的蛋白质、膳食纤维、维生素；牛肉不仅仅提供完全蛋白质，也是铁元素的丰富来源；除了钙，牛奶也提供完全蛋白质；而果蔬除了提供维生素和矿物质，还提供膳食纤维和丰富又神秘的植物化学物。

同时，主食体积虽小但能量十分集中，多吃主食就很容易导致总热量超标从而诱发肥胖；牛肉富含完全蛋白质和重要矿物质，却也含有对心血管不利的饱和脂肪酸；果蔬除了含有营养素，还含有抗营养素，比如影响钙吸收的草酸、植酸。

总的来说，不同食物的营养侧重点不同，如果搭配不合理、摄入量不合理，也会表现出损害健康的一面。组合摄入时，不同营养素之间还会相互作用，或制约吸收或辅助吸收，这些机制都与健康密切相关。

在营养学发展初期，人们主要通过探究关键营养素来认识食物。而特定营养素的补充，是有针对性地解决营养问题的主要手段。但随着科学的发展，我们越来越关注整体膳食结构给人体所带来的影响。科学家发现，食物的加工程度[1]、组合搭配、进食方式，甚至是进食顺序，都会影响它们所带来的健康效益。一种食物总是有它的独特之处，而多种食物的平衡组合，可以综合发挥食物更高的营养价值。关注食物协作的力量，也是更先进的健康饮食思维。

举个例子来说，很多人意识到要吃杂粮，但并不是自己煮杂粮粥、杂粮饭，而是选择现成的杂粮粉直接冲来喝。相较于原粒杂粮，这种杂粮粉的营养物质并没有怎么减少，但原粒杂粮打成粉末调成糊后再吃，消化吸收速度加快了。少了咀嚼，饱腹感也会降低，这样吃杂粮就只获得了营养素层面的好处，而其他维度的好处就损失了一些。

糖尿病患者这个群体特别要注意餐后血糖的上升速度，它就与碳水化合物的摄入方式密切相关。因此他们不仅要关注主食的种类，还要关注形态、分量以及整体食物搭配。大量研究发现，相较于单独摄入主食，荤素混搭的综合性膳食可以使餐后血糖上升趋势更为平缓。而且，最后再吃主食比一开始就吃主食的餐后血糖上升速度更慢。

所以，人与食物之间复杂的关系，又怎么能用"这个很健康，要多吃""那个不健康，要少吃"这样简单的语句来描述呢？这就像是语言，单个的词语和字符，无法让我们正常交流，它们需要按照一定的语法有机结合在一起才能传递思想和信息。现有的语言有局限性，这一点也与食物很像。食物中也存在着好多还未被发现的营养素，而且人类对于很

---

1 Reddy, M. B., Love, M. The Impact of Food Processing on the Nutritional Quality of Vitamins and Minerals [J]. Advances in experimental medicine and biology, 459, 99–106. DOI: 10.1007/978-1-4615-4853-9_7.

食物之间的相互协同是健康的关键。

多营养素在人体内错综复杂的作用机制也尚未完全搞清楚。所以，应注重搭配，学习和了解不同类别食物的推荐摄入量，单单这两个维度，就能让我们的饮食质量大幅提升。

学会抓大放小

总有人在微博上问我减肥期应该摄入多少卡路里、蛋白质该吃多少克，他们甚至每天很认真地通过App（应用程序）记录饮食，计算、调整热量和营养素的摄入量，希望自己吃得健康。

懂得利用数据做参考，本身是件好事儿，但其实完全没有必要执着于数据。因为，用于参考的这些数据，本身就是不准确的。

从19世纪初第一种营养素被发现开始，一直到20世纪80年代，科学界都致力于单一营养素的研究，通过反复验证，了解缺了某种营养素会导致什么疾病，或者过量了又会发生什么状况，逐渐得出常见的膳食营养素参考摄入量。与此同时，科学界也不断地深入探索不同食物的成分，汇集成食物成分表。

此时，我们便可以参考人体需求数据，以及食物数据，来安排每天该吃什么。但是，食物不同的成熟度、品种导致其营养素数据变化多端，每个人的营养物质需求也存在一定的个体差异和不同的耐受区间。所以，绝大多数数据都是在一定样本内取平均值而得出的参考值，而我们每个人的真实需求以及具体食物的真实数据，都可能与参考值不一致，只是在临近的范围而已。

所以，当你一天的热量摄入目标设置为1 500千卡，而你通过App记录计算出自己已经吃了1 700千卡时懊悔不已，觉得不应该吃最后那盒冰激凌，这就有些矫枉过正了。

世界上各个国家和营养学术组织，都在推荐更有利于在生活中实践的膳食模型，比如《中国居民膳食指南（2022）》和中国居民平衡膳食宝塔、《美国居民膳食指南》和美国营养餐盘。这些官方指南并不会特别强调单一营养素的数据，而是强调总体食物的摄入量和搭配方式。营养学家已经基于各种营养素的数据做了核算，如果将不同种类的食物按照推荐摄入量组合成一日三餐，就可以很好地满足每日的综合营养需求。

食物在烹饪时会有一定的营养损失，而且每个人的消化吸收能力不同，不同营养素的吸收率也不一样，膳食指南在设计食物推荐量时，都已经将以上因素考虑进去了。所以，我们需要在一定范围内通过数据来指导饮食，而非强调精准定量。

毕竟，在数据并不精准的情况下，精准定量就像空中楼阁，也没有可靠的证据来证明数据更精确一些就一定能带来更大的帮助，又何苦多此一举呢？

等未来科技更为发达，我们对于人体数据、营养需求、食物数据掌握得更为精准，就能更有依据地开展精准的营养管理了。而当前在学习数据、参考数据的同时，要学会跳脱出数据，抓大放小，这是树立健康生活方式的第一步。

为了让大家在生活中更简单方便地去实践，我总结出了"211饮食法"。我很爱家庭聚会，喜欢自己在家做饭招待朋友。有一次，一位朋友到我家来吃饭，聊起了我一直在写的健康饮食科普文章。在我描述了半天应该怎么吃之后，朋友还是要求我讲解得再简单一点。作为一个有6年培训

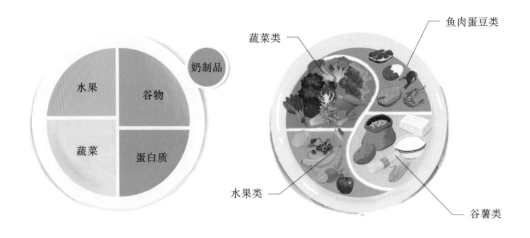

图 2-1 美国营养餐盘　　　　　图 2-2 中国居民平衡膳食餐盘

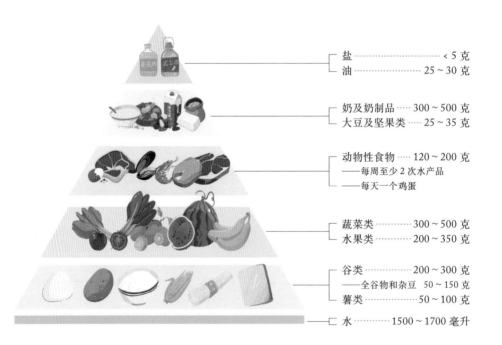

盐 ··· < 5 克	
油 ··· 25 ~ 30 克	
奶及奶制品 ···· 300 ~ 500 克	
大豆及坚果类 ···· 25 ~ 35 克	
动物性食物 ···· 120 ~ 200 克	
——每周至少 2 次水产品	
——每天一个鸡蛋	
蔬菜类 ············· 300 ~ 500 克	
水果类 ············· 200 ~ 350 克	
谷类 ··············· 200 ~ 300 克	
——全谷物和杂豆 50 ~ 150 克	
——薯类 50 ~ 100 克	
水 ············· 1500 ~ 1700 毫升	

图 2-3 中国居民平衡膳食宝塔（2022）

工作经验的人，我意识到必须先帮他建立一个框架。于是我说："这样吧，先不说参考答案，就先说说你最容易达到的及格线。简单来讲，每一餐要有2个拳头蔬菜、1个拳头主食、1个拳头高蛋白食物，拳头度量的是做熟之后的食物的体积。"朋友听完后眼睛一亮，说："可以可以，这个好记，这不就是'211'嘛！"

逐渐，"211饮食法"成了我指导大家开展健康饮食的核心方法，帮助大家对饮食知识"从陌生到熟悉"，学会"抓大放小"。"211饮食法"不是一套严密核算的饮食标准，而是一套人人可用的操作法则。它就像是饮食地图，先把大路线画出来，避免我们走错跑偏。而具体到细节，就是各自见风景了。

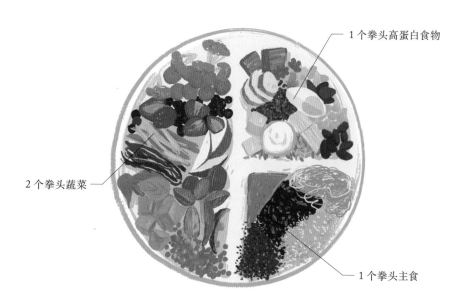

图 2-4 "211饮食法"示意图

蔬菜，既要吃够，又要健康

我们为什么一定要吃蔬菜？

记得，每一餐要有2个拳头左右的蔬菜。

我们的身体通过吃新鲜的蔬菜获取重要的维生素、矿物质、膳食纤维、植物化学物等丰富的营养物质。这是健康的身体不可缺少的营养基础。按照长期维持身体健康的标准，中国营养学会推出中国居民平衡膳食宝塔，建议每天食用300~500克蔬菜。

虽然有很多人挺喜欢吃蔬菜的，但通过全国性调研数据可以发现，更多人并不喜欢蔬菜，也总是吃得不够。

相较于主食、肉类、水果，蔬菜的口感和味道确实没那么吸引人。大多数蔬菜也不适合生吃，需要烹调后调味。瓜果类蔬菜的风味略甜美，像水果那样包裹着种子，引诱动物进食后帮助自己传播后代。而叶片类蔬菜的叶片是进行光合作用，获得能量和营养的重要"器官"，它们肯定不希望随随便便被吃掉，所以往往并不好吃，甚至略带苦味。

目前能吃的叶片类蔬菜已经是优中选优、味道比较好的了，好多叶片类植物根本不能吃。然而，这些吃起来并不好吃的食物，给我们带来了丰富的营养，富含多种有益物质。

"不好吃"确实劝退了一些人，导致其蔬菜摄入量不足。但实际生活中，蔬菜吃得不够的理由远远不止于此，还有很多其他原因：

- 不爱吃绿叶蔬菜。一想到绿色，以及咀嚼时的口感就觉得难受，不喜欢青草味。
- 蔬菜种类太单一。吃来吃去，也就那几种 —— 菠菜、黄瓜、番茄、蘑菇，不够多样化。
- 吃到的蔬菜已经没什么营养。长时间炖煮、煎炸等错误的烹饪方式会导致我们需要的营养素大量流失。

　　总之，我们要重新认识蔬菜，重新思考我们应该如何合理地将蔬菜纳入三餐食谱中。这不是一件简单的事，因为这意味着我们要建立一套新的饮食习惯。但这是一件可以做到并且收益颇丰的事。蔬菜有很多种类，也有很多烹饪方法，我们可以从众多蔬菜中找到自己喜欢的组合。

　　为了达成长期习惯性地吃蔬菜的目标，我们可以采取"从陌生到熟悉"的策略，先全方位地了解蔬菜。

　　首先，我们熟悉一下蔬菜的分类。

　　按照颜色分：蔬菜分为深色和浅色，深色还可以分为深绿色、深红色、深紫色、深橙色。利用颜色划分非常简单，容易操作，建议一分为二，一半绿色、一半彩色。

　　绿色蔬菜以菠菜、油菜、莜麦菜、茼蒿等叶类蔬菜为主。

　　彩色蔬菜的选择就更多了，有红色（番茄、红彩椒）、橙色（胡萝卜、南瓜）、紫色（紫甘蓝、紫洋葱）、黄色（黄彩椒、黄番茄）、白色（白萝卜、口蘑）等。

　　按照种类分：除了常见的绿叶类蔬菜，蔬菜家族里还有瓜果类、根茎类、水草海藻，以及菌菇、木耳、银耳等菌类蔬菜。

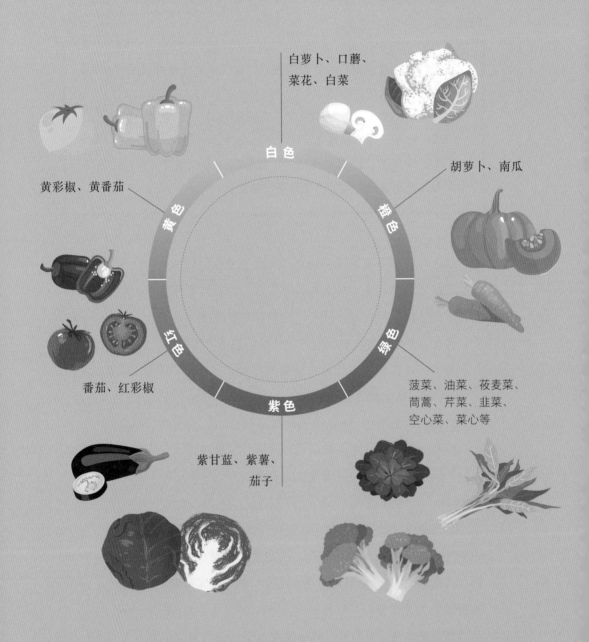

白萝卜、口蘑、
菜花、白菜

黄彩椒、黄番茄

胡萝卜、南瓜

白色

黄色

橙色

绿色

红色

番茄、红彩椒

紫色

菠菜、油菜、莜麦菜、
茼蒿、芹菜、韭菜、
空心菜、菜心等

紫甘蓝、紫薯、
茄子

图 2-5 不同颜色的蔬菜

不同种类的蔬菜，其营养特色也会有些不同。从营养价值上来说，叶类菜是其中的佼佼者，一些常见的营养素，比如维生素C、钙、胡萝卜素，整体含量都不低。另外，它还含有非常丰富的植物化学物，往往具有较强的抗氧化能力。

菌菇类，也是其中不容忽视的一类，它的蛋白质含量高于其他类蔬菜，还含有一些有益于健康的菌菇多糖，对抗癌也有一定的帮助。

海藻类也十分特殊，海带、紫菜等蔬菜，富含其他蔬菜中含量较少的碘元素，是加碘盐之外重要的膳食碘摄入来源。

表 2-1 不同种类的蔬菜

种类	具体食物列举
瓜茄类	番茄、黄瓜、茄子、西葫芦、南瓜、冬瓜、丝瓜等
豆科	豆角、豇豆、扁豆、毛豆、四季豆等
十字花科	菜花、油菜、甘蓝、白菜、娃娃菜、西蓝花、卷心菜等
菌菇类	香菇、口蘑、杏鲍菇、木耳、银耳、金针菇等
海藻类	海带、紫菜、裙带菜等

每天摄入多种类型的蔬菜，对健康的益处是显而易见的。除了基础的维生素、矿物质，膳食纤维和植物化学物也发挥着非常大的作用。我们每天的膳食中，大约有一半的膳食纤维来自蔬菜。人体没有办法消化吸收的膳食纤维，却是肠道菌群最好的礼物。膳食纤维作为菌群的食物，可以促进肠道健康，维护肠道菌群生态平衡，从而减少周身性炎症反应，对于预防肠癌以及多种疾病都有重要的意义。

而植物化学物，更是一个庞大的家族，花青素、番茄红素、多酚类物质等，数不胜数，它们往往具有非常强大的抗氧化能力，在食材新鲜的状态下含量最高。

葱蒜以及十字花科蔬菜含有丰富的含硫化合物，对于抗癌有一定的作用。

蔬菜营养丰富，水分含量大而总热量很低，是维持膳食能量平衡的重要保障，同时避免肥胖。如果蔬菜吃够，不仅能获得蔬菜本身带来的好处，更能促使整个膳食结构得以优化，带来综合的健康效应，守护身体健康。

这样一来，由肥胖引起的胰岛素抵抗、心血管疾病风险都随之降低。总计超过70万人的观察数据显示，增加蔬菜的摄入量可以降低心血管疾病的发病风险。不同种类的蔬菜中，十字花科蔬菜的作用最为显著。虽然大量聚焦于糖尿病的研究目前认为，蔬菜摄入总量与糖尿病发病风险关系不大，但是单独研究叶类菜的结果就很不同，研究发现增加叶类菜的摄入量可以降低2型糖尿病的发病风险。

2011年，营养学家对19项前瞻性研究结果进行荟萃分析，总样本量接近170万人，总病例有1.6万多人。结果显示：蔬菜摄入量最高的组比较蔬菜摄入量最低的组，结肠癌风险降低13%；与不吃蔬菜的人相比，若每天吃100克以上，结肠癌的发病率就能降低10%。

另外有研究显示，蔬菜的摄入总量虽然与胃癌的发病风险无关，但是葱类蔬菜和十字花科蔬菜对于预防胃癌有帮助。蔬菜纵有千万种好，吃不够数都得不到。我们多了解蔬菜，就是为了多给自己创造喜欢上蔬菜的机会，逐渐习惯饮食中有蔬菜的存在，什么时候觉得一餐没有蔬菜就难受，那火候就差不多到了！

蔬菜基本上是刚采收的最为新鲜，放置越久风味越差、营养流失也越多。所以，吃新鲜的蔬菜，不仅营养价值高，还能吃出好味道。说到营养素保留率，生食当然保留率最高，但是可以生吃的蔬菜种类有限，每次吃的分量也不大，所以可以生熟平衡，没必要过分执着。

生熟都要有

味道相对好的蔬菜推荐生吃，比如新鲜的小番茄、黄瓜、彩椒、生菜、苦苣。绝大多数蔬菜，都可以做熟了吃。但蔬菜中的维生素、抗氧化物普遍怕热，所以叶类菜适合沸水快焯，其他蔬菜适合急火快炒，整体上都适合缩短烹饪时间，以便保留更多营养素。

番茄生吃可以保留维生素C，而做熟可以更好地释放脂溶性番茄红素。番茄也可以作为风味食材，提供酸味，帮助其他食材保留维生素，同时提升菜肴的味道，即便久煮久炖，也不用太心疼。

但个别蔬菜必须彻底断生才能吃，比如四季豆，它含有血球凝集素、皂素等天然毒素，这些毒素会刺激胃肠黏膜，甚至引起严重呕吐，威胁我们的生命。

不要过油、过咸

蔬菜味道寡淡，想要做出一份好吃的菜肴，免不了要用油、盐，甚至是糖。做菜时调制好吃的酱汁、适度使用食用油都很有必要，可以让蔬菜变得柔软好吃，提升食欲。但过度使用油和盐不仅会掩盖食材本身的味道，还会给健康带来沉重的负担。

地三鲜、油焖茄子、干炸香菇、干锅菜花都是典型的重口味菜肴。如果经常选择这样吃蔬菜，即便吃够量，也很难收获健康。

少吃腌菜、咸菜

乳酸菌发酵的蔬菜营养价值还是挺高的，比如品质较好的酸菜、泡菜。但普通的高盐腌菜、咸菜，营养价值较低，盐含量又很高，常吃这样的蔬菜对血压很不利，也容易促使胃癌发生。这些咸菜偶尔用来调个味还可以，但不能当作日常的蔬菜凑数。

我自己非常爱吃蔬菜，早上也要吃蔬菜。每天最常吃的搭配是杂豆粥和凉拌蔬菜，也不复杂，要么是简单的凉拌黄瓜，要么是焯烫好再拌上芝麻酱汁调味的菠菜、蘑菇之类的。

如果你现在还不习惯早上吃蔬菜，可以慢慢开始尝试，哪怕是一两百克，也可以很好地分担全天的蔬菜摄入压力，使我们更容易达成一天一斤菜的目标。

要想早上吃蔬菜，烹饪动作当然要够简单、够快，一旦复杂耗时就不利于我们养成习惯。所以简单的凉拌菜是不二之选，加上酱油、醋、香油，就可以搭配出美妙的中国味。不喜欢吃凉的就焯烫一下后再加酱汁调味，一样美味。

加油吧，如果你可以学会早上也吃蔬菜，真正养成这个好习惯，那么这一点改变将会让你在健康方面受益颇多。

每天都要吃得新鲜：蔬菜采买和储存技巧

不同食物，有着不同的营养成分，我将不同食材按照一定的方式组合，就是要将各类蔬菜的长板进行对接，来满足综合的营养需求。

通过蔬菜，我们会摄入大量的维生素、矿物质、膳食纤维、植物化学物等重要营养物质。其中，维生素、植物化学物都十分脆弱，所以我们在储藏、清洗、烹饪蔬菜时需要更有技巧地对待它们，尽可能多地保留这些营养。

蔬菜要吃新鲜的，但现在更多的人是小家庭，甚至是独居状态，食材用量太少，想吃新鲜菜就要经常少量地买。这对于工作忙碌、生活节奏又快的职场人来说，确实有点难。

如果想在时间和精力有限的情况下，尽可能吃到新鲜蔬菜，就需要掌握一些管家技巧，用科学的方法最大限度地保鲜。这样做既能获得食材中更多的营养，又能减少食材变质导致的食物浪费。

食材保鲜要点

● 温度

低温可以减慢植物的"新陈代谢"，延缓食材变质的速度。温带的植物，在0摄氏度保鲜更好，比如绝大多数蔬菜、苹果等北方水果。对于热带、亚热带植物，10摄氏度左右储藏效果最佳，秋冬季节放室内阴凉处储存就好，比如杧果、牛油果、香蕉、柑橘等。

以牛油果为例，放进冰箱后，熟化的过程就会停止，一直到变黑都不会成熟到有软糯的口感，所以一般要等牛油果达到最佳的成熟度，打开后吃不完再放冰箱储存。放进冰箱的时候，也建议放盒子里或者避免贴到冰箱的边儿，尤其是有制冷管道的后面，以免冻伤引发变质。

● 微生物

微生物会加速食物变质，所以我们要尽量减少食材上的微生物，或者使食材没有机会沾染大量微生物。土壤里藏着大量的微生物，有一些会污染果蔬，加速果蔬变质。所以并不是带土壤的更容易储存，实际情况可能恰恰相反。

切开之后的蔬菜也更容易被细菌污染而加速变质。所以一次没用完的蔬菜要裹上保鲜膜之后放入冰箱，然后记得在接下来1~2顿消耗完。

● 持续生长

为了让蔬菜保鲜，一些大城市还出现了盆栽蔬菜，就像水培绿植一样。这样蔬菜就会一直处于生长状态，水分营养供给以及光合作用得以持续进行，保持新鲜。

除了直接购买盆栽蔬菜，自己也可以在家里模仿，比如试试把小葱、生菜的根部浸入水中存放。不过，要记得勤换水，否则水中氧气不够，不但不会有助于植物保鲜，反而会导致其腐烂发臭。

采购、储存建议

● 每周至少采购2次的食材

生菜、茼蒿、芹菜、油菜、菠菜、乌塌菜等大叶片的绿叶菜。时间久了会发黄变蔫儿，亚硝酸盐含量升高，营养大量流失。

黄瓜、西蓝花等不新鲜就不好吃的蔬菜。黄瓜不够新鲜时，就不够清脆，西蓝花表面也很容易潮湿变色，甚至变臭。

口蘑、鲜香菇等菌菇。放久了很容易长毛，可以包裹厨房纸巾存放，吸收表面水分，延长保质期。

● 可以每周采购1次的食材

青椒、豆角、茄子、胡萝卜、白萝卜、番茄等。这些食材的水分流失比较慢，放冰箱的储存时间略长一些。不过，一旦切开依然需要用保鲜袋包裹，或放进保鲜盒后，再放入冰箱冷藏储存。

● 可以半个月采购一次的食材

洋葱和完整的南瓜、冬瓜、红薯、土豆、大白菜、卷心菜以及大葱、姜、蒜等。有外皮保护，或者水分较少，既可以冰箱冷藏，也可以常温保存。

如何采购

● 心中有量

无论是网购、在超市选购，还是在菜市场采买，都要记得查看重量数据，不能完全凭感觉。

以超市为例，1包绿叶类蔬菜在250~300克，再搭配一些彩色蔬菜，刚好可以满足一天一斤蔬菜的需求。

● 有配菜意识

要买的菜可以划分为三类，主菜、配菜、调味菜。

建议让绿叶菜作为主菜，它是全天的蔬菜主角，用量最大。选定主菜后，想想它们可以搭配什么菜，然后让菜看颜色变成彩色。最后，想想这道菜当中要用什么来提升风味，从葱姜蒜辣椒中选择合适的。

比如主菜是菠菜，配菜可以选胡萝卜、香菇，调味菜可以选择大蒜、小米辣。比如主菜是茄子，配菜可以选择青椒、番茄，调味菜可以选择蒜、洋葱。

面对农药残留问题，该怎么做？

为了获取重要的营养素，我们要十分留意蔬菜的新鲜程度，甚至有一部分要生吃。但在实际生活中，很多人担心果蔬农药残留问题，吃的时候总是有些小心翼翼，甚至因为害怕农药残留而少吃或者不吃果蔬。

现实情况确实不够理想，但实际上也还没那么糟糕。农药残留没有我们想象中那么"毒"。我国已经禁止使用高毒农药好多年了，而且近几年的检测标准也逐步提高。果蔬使用农药是正常的，只要严格按照规定的施药期及停药期用量和范围，农药残留就可以降到安全标准范围内，产品就是安全的。

正规菜市场、超市里的果蔬质量相对有保障，反倒是小商小贩的菜缺少规范的监管流程，不见得如我们想象中那么"田园、自然"。

去除农药残留，也没有那么难。正常的流水冲洗、快速焯烫，都会去掉不少农药残留，处理后的蔬菜安全性比较高。话说回来，就算没有办法做到100%无农药残留，也不必那么担心，更不用因为害怕农药残留而拒绝蔬菜。因为，整体上来说，足量摄入蔬菜的健康益处远大于农药残留所带来的健康风险。

蔬菜中的膳食纤维，有利于体内代谢"垃圾"排出。蔬菜中的维生素和抗氧化物也有利于身体抵御环境污染。只有饮食均衡、营养充足，才能保持精力充沛，这也是提高身体免疫力、维持整体代谢平衡的关键。

所以，没必要因噎废食，我们要学会在不确定中降低总体风险，算总账。

减少农药残留的推荐方案

● **通风晾晒**

在通风处晾晒2~3小时，食材不会明显不新鲜，但是部分农药可以分解挥发。

● **保持完整，清水浸泡**

在保持果蔬完整的状态下，用清水浸泡10分钟左右。注意不要久泡，超过20分钟不仅会增加亚硝酸盐含量，也会损失一定量的水溶性维生素。

● **流水冲洗，外力轻搓**

用搓洗的方式可以去除表皮的污渍和一部分水溶性农药，流动的水也能将泥土、微生物等冲掉。清水即可，没有明确证据证明果蔬清洗剂比清水更有效。

● **削皮和加热**

农药主要会残留在果皮上，对于瓜茄类和根茎类，以及要生吃的果蔬而言，去皮可以让人更安心。大部分农药都不耐高温，开水焯烫1~2分钟能有效去除有机磷农药，其他加热的烹饪方式也能让农药受热分解。

有机、非有机，怎么看待怎么选？

这几年，有机食品的热度持续上涨。不少人热衷于消费有机食品，认为它更环保、更健康，营养价值也更高。

有机食品在生产过程中不可以使用化学农药，所以农药残留量肯定低于普通果蔬，但若说绝对安全也是有些夸张了。有机果蔬容易存在微生物污染，一样要合理对待，需要认真清洗和处理后再食用。而且，有机蔬菜、非有机蔬菜，在营养价值上并没有明显差别，前者可能在抗氧化物质的含量上略有优势。

说起来，有机的生产方式，并不是奔着更营养、更健康去的，而是在探索对地球环境可持续发展更为友好的生产方式。消费有机食物，在一定程度上代表着更高的生活理想。但千万不要以为有机食物可以帮助我们延年益寿，甚至有"药到病除"的效果，毕竟有机食物也只是食物，而不是药物。

所以，面对那些"食用有机食物，才可以预防和逆转恶性疾病"的营销宣传，一定要保持清醒，避免缴"智商税"。消费有机产品时，也尽量不要有执念，不要强求所有食物都得买有机的，否则很容易被打着"有机"旗号的非有机产品忽悠，花更多冤枉钱。因为有机食物较贵，非有机产品假冒有机产品的话，摇身一变就可以多卖几倍的价钱。总有些人想借用这一点来牟取暴利，消费时一定要多留意。

如果确实想要购买有机商品，也一定要认准、买对。有机食品有着严格的生产要求，作物种植、采收都必须遵循自然规律和生态学原理。在通过正规的第三方有机食品认证机构的鉴定后，贴上有机认证标签的产品，才是真正的有机产品。

中国有机食品认证标志

中国有机产品转换认证标志

美国有机产品认证标志

加拿大有机产品认证标志

日本有机产品认证标志

欧盟有机产品认证标志

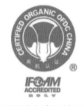
南京国环有机产品认证中心

法国国际生态认证中心

图 2-6 不同的有机食品标识

有机食品为何价格高、产量少？

● 空置期长

一般种植有机食品的土地要求 2~3 年的转换期，在此期间不能使用农药、化肥等违禁物质，要坚持环保的生产理念进行土地休养，为有机种植做前期准备。

● 生态种植

有机食品的种植更像是最传统、最古老的种植模式。在播种、除草、除虫、采收等环节，都需要大量的人力投入。再加上对水源、空气、生态肥料都有更高要求，成本也更高。

● 有机认证

有机农业需要专门的第三方机构认证。获得有机食品证书之后才能进入市场，而且要定期复核。

● 健康溢价

有机食品通常意味着农药残留更少，食品安全性更高。结合市场的需求以及健康概念，零售价得以推升。

有机种植费用高昂，目前更多的是由大资本投入的规模化生产，而小农经济生存相对艰难。不过，我国的农业生态也很多样化，在北上广流行起来的一些时髦"市集"上，常能见到小农果蔬，这些作物都源自国内一些小而美的优质农场，品质不错，售价比大棚菜略高。

不过，是不是优质食材还要靠自己的味蕾亲自验证，不要别人说什么就信什么。因为有些所谓的"农家产品"会打着纯天然、无污染的旗号夸大宣传，试图卖得更贵一些。但很多小农作物，并没有规范化的生产监管，作物种植区域的水、土壤、空气也不见得没有遭受环境污染，这些都充满了不确定性，并不安全。所谓的无污染、纯天然，可能只是美好的想象。

所以要仔细询问来甄别食材。如果价格合理、食材新鲜，也可以选购，但如果明显较贵，甚至贵得离谱，那还是不要买了。

大棚菜、时令菜，应该怎么选？

"时令"是个招人喜欢的概念，似乎时令菜就意味着品质更好、更有营养。"大棚栽种""反季节"这两个词就不怎么讨人喜欢了，似乎意味着更多的农药残留、更低的营养含量。

在现实生活中，无论南方还是北方、大城市还是小城市，有一部分菜一年四季可见。这部分菜就是采用大棚栽种的蔬菜，供应十分稳定和充足。我们普遍会觉得这些反季节蔬菜、大棚菜的味道不足（比如番茄没有番茄味道等），吃不到以前那种新鲜蔬菜的滋味，所以自然对它们少了些信心。

但这确实有些误会它们了。我们之所以觉得有些食材味道变了，一方面是长期选种育种的结果，种植者集中培育那些成色好、耐运输的品种，减少农业损耗，提升经济价值；另一方面，为了运输供应给产地以外的地区，采收时成熟度还不够，所以食物的风味没有达到最佳。

但不可否认的是，正是规模化大棚种植的瓜果蔬菜，让我们的餐桌如此丰富。这是现代栽种技术和农业科技发展进步的象征。味道上虽然略有逊色，但在食物匮乏的冬季，这些食物是重要的营养补给来源。

说回时令菜，它自然也有很多独特的优势，最重要的就是各种营养素含量都比较高，风味也很足。在蔬果生产旺季，光照充足、温度高，植物的光合作用旺盛，颜色更深，营养素积累更多。背后的逻辑可以这样理解，即植物为了抵抗阳光带来的伤害，会产生更多的抗氧化物质。仍然以番茄为例，夏季番茄的维生素C、番茄红素含量远高于冬季番茄。

表 2-2 应季蔬菜推荐清单

春季	菠菜、香椿、韭菜、莴笋、春笋、茼蒿、豆苗、蒜苗
夏季	黄瓜、番茄、茄子、苋菜、龙须菜、红薯叶
秋季	豆角、土豆、芋头、莲藕、红薯、冬瓜、山药、丝瓜、南瓜
冬季	白菜、萝卜、胡萝卜、冬笋

所以，有时令菜时，千万别忘记尝鲜，尤其是春季、夏季。但平时还是要以花样繁多的非时令菜为主。只有这样，才能实现每天都能吃出一道彩虹的目标，获得综合的健康效益。

辛苦做了顿饭，千万要留住营养

蔬菜都认清了、选好了、组合完了，最后一步烹饪也十分关键。

烹饪方式不同，蔬菜的营养素保留率也不同。如果食材处理不当，忙活一阵做了一桌，可营养却只剩了1/10，那多可惜！容易导致蔬菜营养流失的方式主要有两个，一个是随水丢失，一个是高温破坏。

水溶性营养素十分容易随水流失，在清洗、烹饪时都要注意。蔬菜一定要先洗再切。切好再清洗时，蔬菜中的水溶性维生素、矿物质会大量溶于水，从而流失。正确的做法应该是将蔬菜的枯叶和根部去掉，短时间浸泡或用流水清洗干净后再切。

很多人在炒土豆丝的时候，为了有更脆爽的口感，喜欢用水冲洗切好的土豆丝。这种做法就是让土豆中的淀粉尽量溶于水。为了追求风味，这么做当然也可以。但我们要知道的是，这样不仅洗去了淀粉，还会造成其中的钾元素、维生素C大量流失。如果想追求这样的口感，就需要搭配其他新鲜蔬菜来弥补缺失的营养。

水溶性营养素会随着水分丢失，所以留住水分，营养也会留住。比如通过勾芡减少汤汁，一些水溶性营养素就会被保留住。但很多营养素是怕热的，一旦受热分解就无力回天了，比如维生素C、B族维生素、花青素等植物化学物。

想要尽量多地保留营养素，就要留意温度和时间这两个维度。简而言之，温度高，烹饪时间就得短；烹饪时间长，温度就要低。

日常生活中常见的烹饪方法，都暗藏这样的烹饪逻辑。绝大多数蔬菜都很容易熟，尤其是绿叶菜，只要叶片变色变软就可以吃，很适合焯烫，但烹饪时间尽量不要超过1分钟。最合理的烹饪方法就是先将水煮沸，然后将蔬菜加入水中焯煮。焯水时尽量沥去蔬菜叶片上的水分，避免降低锅内温度，这样可以尽量缩短烹饪时间，保留更多营养素。

　　咱们再来看看炒菜，急火快炒时营养素留存率更高。油温高时，缩短烹饪时间，加大火力，借助油的高温将食物中的水分锁住，让食物快速成熟，留住的营养就较多。而温度低炒菜很容易出水，营养也随着流失，而温度高且烹饪时间长的话，食物就容易煳，导致营养全被破坏。

　　相较于焯烫和快炒，蒸和煮这两个烹饪方式听起来比较健康，但时间长了也容易破坏营养。很多炖菜往往烹饪时间较长，吃的时候还会舍弃一部分汤水，营养素损失就更大了。这样的食物比较入味，但并非营养之选。

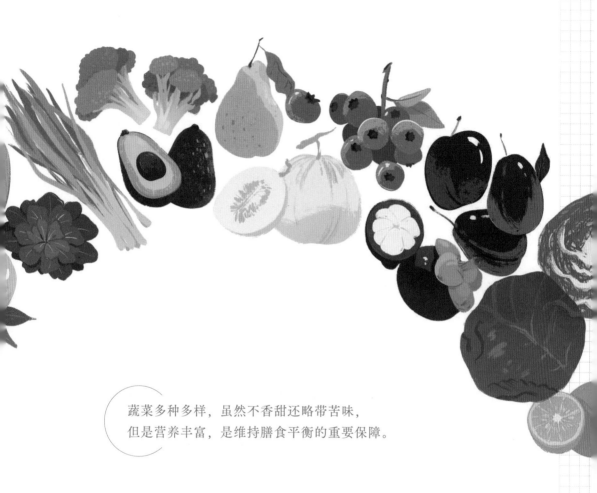

蔬菜多种多样，虽然不香甜还略带苦味，
但是营养丰富，是维持膳食平衡的重要保障。

比较好的烹饪方式是凉拌、快蒸、快煮、做馅等低温烹饪，而油炸、明火烤等高温烹调模式下营养素流失较多。很多可以生吃的食材，比如黄瓜、番茄、生菜等，要充分清洗，除去寄生虫、农药残留，确保安全后再直接凉拌生吃。

结合保留蔬菜营养素这个大目标，我简单提到了烹饪中的一些要点，在后续的章节当中，还有更加详细的烹饪板块以及更综合的指导，手把手教你吃得既美味又健康。

主食，吃对才能守住腰围

主食，最容易被误解的一类食物

打开外卖软件，选择经济实惠的套餐时会发现，菜总是很少，主食总是很多。出门想要简单来份一人食，最快捷的选择也总是面、盖浇饭、汉堡。街头小吃也是主食大本营，比如烧饼、凉皮、粽子、酸辣粉。

总之，各种主食充斥在我们的日常生活中。主食中碳水化合物占比较高，总能量高，看似没吃多少，却会提供很多能量。而且，精细制作的主食，消化吸收又比较快，也会使餐后血糖上升速度加快，整体上非常容易导致肥胖。所以，很多人关注主食、爱吃主食，但也害怕主食，甚至不敢吃主食。

首先，我们要有个基础认知——主食确实要吃，因为它非常重要。不过主食是个庞大的食物类别，有很多种选择，不同选择的健康价值也确实相去甚远。大致来说，主食可以被简单地分成"优质主食"和"精制主食"。想要健康饮食的话，我们一天所吃的主食中优质主食占比要尽量大，而精制主食占比要尽量小。

如果不理解不同主食之间有区别，就很容易产生误会，将所有主食一棒子打死。

仔细回忆下我们平时常说的主食，大多指米饭、米粥、馒头、面条、烙饼，还有包子皮、饺子皮等。透过食物看食材，你会发现这些食物的原材料基本就是两大类：大米、小麦粉。也就是说，以大米、小麦粉做成的食物，花样儿再多，本质上都是一样的，可以统称为精制主食。大米、小麦粉，都属于精制加工的粮食，在加工过程中丢失了很多重要的营养。

之所以要深加工，是因为去掉粗糙的部分后留下的部分口感更为细腻。被去掉的粗糙部分究竟是什么？那就需要再深入认识一下大米、小麦粉的原始作物 —— 水稻和小麦了。这两种作物在土地里成熟后被采收，饱满的谷穗里就藏着待加工的谷粒。去掉不可食用的谷皮，完整的谷粒就呈现在我们眼前了，它包含麸皮、糊粉层、胚乳、胚芽这几个部分。

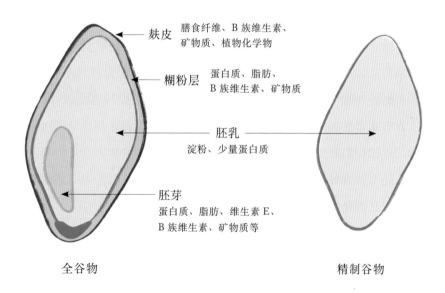

图 2-7 谷粒的剖面图

麸皮部分富含蛋白质、膳食纤维、维生素、植物化学物等营养物质，但口感较为粗糙。胚芽还富含脂溶性维生素（比如维生素E），它是种子最有生命力的部位。而胚乳部分，最为细腻柔软，碳水化合物占比大约70%，是种子的能量库。

在深加工前，完整的米粒便是糙米，完整的小麦磨成的粉便是全麦面粉。除了水稻、小麦，大自然还有很多其他谷物可以作为粮食。比如燕麦、大麦、荞麦、高粱米、小米、黑米、紫米、红米、糯米等。这些常被我们叫作杂粮，杂粮产量相较于水稻、小麦少多了，往往也不会进行精细加工。这些谷粒完整的谷物，被我们称为全谷物，而全谷物包含更全面的营养。

我们喜欢这些营养，微生物也喜欢。全谷物当中的膳食纤维容易吸水，导致粮食受潮发霉，而胚芽中的油脂也很容易氧化酸败，所以全谷物的保质期相对较短。而将麸皮、胚芽都去掉之后，保质期就变长了，更方便大量生产。保质期延长了，成本更低，经济价值更高。

从过去吃不饱的苦日子到温饱再到小康，从干硬难啃的窝窝头到暄软白嫩的大馒头，也是生活条件改善的象征。只是随着时代不断进步，科学和科技不断发展，我们发现谷物在深加工时被去掉的麸皮、胚芽，其实含有非常重要的营养物质。如果只吃细粮，我们就容易缺乏这些营养素。最被我们熟知的就是维生素B_1、维生素B_2等B族维生素，其实被去掉的还有膳食纤维，近些年来越来越多的研究也发现它们对肠道和心血管健康有重要意义。

不可否认，目前现实生活中精制主食仍然是主流，我们也更容易获得精制主食。而有健康意识的人，已经开始有意识地多去选择全谷物等优质主食了。

从今天起，我们看待主食的视角不能再停留于表面，而是要学会分析它的原料。

表 2-3 主食分类

精制主食	以大米、小麦粉、白糯米做成的各种食物，各种淀粉（玉米淀粉、土豆淀粉、木薯淀粉），各种淀粉制品（宽粉、粉条、粉皮、凉粉、凉皮、芋圆、奶茶里的珍珠）等。
	优点： 口感好，花样多。
	缺点： 热量集中，饱腹感差，维生素、矿物质含量少。
杂粮杂豆	糙米、玉米、燕麦、荞麦、紫米、红米、黑米、薏仁米、高粱米、紫糯米、藜麦等。红豆、绿豆、鹰嘴豆、红腰豆、小扁豆、芸豆、蚕豆等。
	优点： B 族维生素、膳食纤维含量高，豆类蛋白质含量也高，饱腹感强。
	缺点： 肠胃功能不太好的话，吃杂粮杂豆可能会出现胀气，口感也没有米面那么细腻。
根茎薯类	土豆、红薯、紫薯、山药、芋头。
	优点： 含有丰富的膳食纤维、抗氧化物、钾元素等矿物质，还有可以提升免疫力的黏多糖等植物成分。
	缺点： 蛋白质含量相对较低，容易被误认为蔬菜。当作蔬菜烹饪时往往会加入油和盐甚至是糖，比如土豆炖牛肉、炒土豆丝、炸薯条、拔丝红薯、蓝莓山药等。

除了这三类，也有些特例。

水果玉米： 这种食材水分含量高，淀粉含量相对较低，介于主食和水果之间，吃这种食材时应当减少一部分其他主食。

板栗： 按理说属于坚果，但淀粉含量高，13颗左右就相当于一碗米饭。

莲藕、荸荠、菱角、鸡头米： 都属于水生植物，但淀粉含量都比较高，可以替代部分主食。

南瓜： 普通南瓜淀粉含量很低，跟胡萝卜差不多，不能作为主食，而贝贝南瓜这样的粉质南瓜淀粉含量相对高，可以替代部分主食。

这些高淀粉食物都能提供充足的能量，也就是说它们都可以在一餐中扮演"主食"的角色。但这些食材的淀粉含量不同，综合来看营养特色也不同。即便是同样的食材，当烹饪方式不同时，食用后血糖上升速度也不同，那么选用不同食物长期作为主食食用，带来的健康效益也不同。

但就目前的研究来看，我更推荐拼配混搭的方法。如何混搭主食，也是日常学习的重点。

主食如何安排更健康？

前面我们将主食分成了三大类，第一类是精制主食，第二类是杂粮杂豆，第三类是根茎薯类。

其中，精制主食的缺点大于优点，而第二类和第三类相对健康些，因此建议以1:1:1来搭配。

根据《中国居民膳食指南（2022）》，谷类每日摄入量是200~300克（第一类和第二类总计），其中至少要含有50~150克全谷物和杂豆（也就是第二类）。而大多数人的主食安排过于精细，精制米面占全天主食的80%~100%。在这种情况下，不要额外吃红薯和玉米等看似健康的主食，否则只会增加主食总量，让我们更容易发胖。正确的方法应该是用红薯、玉米替换掉一部分精制主食，减少精制主食的比例。

另外，一定要警惕那些不健康的主食。

像平时大家爱吃的蛋糕、萨其马、膨化零食、牛角面包、月饼、蛋黄酥等，主要都是以精制小麦粉或各种淀粉为原料制作而成，同时添加了大量的糖和脂肪，变成了比米饭、馒头更不健康的主食。

想要吃得健康，要减少以下三类主食：

含有大量糖和脂肪的主食：
- 比如酥饼、曲奇、起酥面包、手抓饼、月饼等。

油炸的主食：
- 如油条、炸薯条、炸春卷等。

重复的主食：
- 如包子+粥、比萨+意大利面、凉皮+白吉馍、土豆丝+米饭等。

我是这样吃的：

- 吃米饭和粥时，一定要混搭些杂粮，一开始混合1/3的杂粮，时间久了慢慢适应就可以提高杂粮的比例。我现在最少也是用一半的杂粮混搭一半的大米。
- 选择全麦粉、燕麦粉作为烘焙原料。
- 经常把红薯、紫薯当作主食。
- 在外吃饭遇到土豆、莲藕、山药时，会将它们作为主食，而不再额外吃大米饭或其他主食。
- 很少吃油炸或高油脂主食，买煎饼时去掉薄脆。
- 吃甜品的当天，减少正餐的主食。

杂粮这么基础，原来也有套路！

我们已经初步认识到主食有不同选择，也了解了大致的分类。那么这一节就深入认识一下杂粮杂豆。因为杂粮杂豆也可以深加工，所以在日常生活中选择杂粮食品时仍然有些坑需要避一避。

我推荐吃杂粮杂豆，是因为它们比精制米面的综合营养价值更高。与杂粮杂豆相近的概念叫作全谷物。全谷物跟杂粮之间有很大一部分交集，但又不完全一样。全谷物，重点在于"全"字，是指那些没有精细加工，或者未经过研磨、粉碎、压片等处理，仍保留了完整谷粒所有部位的谷物。

杂粮若是完整状态，也是全谷物，但经过加工去掉了一些部位后，就不是全谷物了。有些杂粮产品为了追求好一些的口感，也会进行一定程度的加工。从综合健康价值上看，全谷物的概念更值得关注。

常见但非全谷物的杂粮：
- 玉米糁：去掉了胚芽，保留了麸皮
- 脱皮玉米粉：去掉了胚芽和麸皮
- 胚芽米：去掉了麸皮，保留了胚芽
- 胚芽裸燕麦米：去掉了麸皮，保留了胚芽

以上所谓的杂粮，都经过了不同程度的加工。虽然这些谷物的营养价值并不如全谷物高，但依然比精制米面更富有营养，同时往往拥有不错的口感，可以大胆选择。但是，市面上有很多产品，打着杂粮的旗号却并不健康，需要我们多留意。比如脂肪含量很高的杂粮饼干、声称粗粮但实际上以小麦粉为主的杂粮面条、杂粮口味的乳饮料和膨化零食，都不值得买。

这些都只是借用"杂粮"的概念，为了让消费者觉得产品很健康而已。选购的时候一定要仔细查看配料表，千万不要被"杂粮"两个字迷惑。

总的来说，谷物越是完整，营养成分保留得也就越多，能够对健康产生的作用也就越大。同等分量下，全谷物在增加营养素供应、摄入保健成分、控制餐后血糖、增强饱腹感、预防肥胖和便秘、维护皮肤健康、抵抗疲倦感、平衡激素水平等方面都具有积极意义。

推荐购买的全谷物：

全麦粉、糙米、小米、玉米、燕麦米、荞麦（粉）、大麦、青稞、黑麦、高粱米、莜麦（粉）、黑米、薏米、藜麦等。

说到杂粮，其实还有不可忽视的杂豆，它们不是谷物类而是杂豆类。

豆类中有一类是大豆，是指黄豆、黑豆、青豆等可以打成豆浆的高蛋白豆类。另一类是可以跟杂粮相提并论的淀粉含量很高的豆类，统称为杂豆。杂豆的蛋白质含量普遍比谷物更高一些，抗性淀粉和膳食纤维含量也高，给人的饱腹感很强，消化吸收速度较慢，对血糖管理非常有帮助。

推荐购买的杂豆：

红豆、绿豆、鹰嘴豆、豌豆、芸豆、腰豆、花豆、蚕豆、扁豆等。

生的杂粮杂豆含水量都比较低，推荐食用量跟精米面相同，每人每顿70~100克即可。这个推荐量针对的是一般轻体力劳动者，如果是个头高、运动量大、重体力劳动的男性，可以在这个基础上继续增加。

注意，不要因为觉得杂粮杂豆更健康就多吃，其实它们与精制米面的能量差不多，只不过营养密度更大，不产生热量的营养物质含量更丰富，会给身体带来更多益处。

另外，杂粮杂豆外皮坚硬程度不同，烹饪至最佳口感所需要的浸泡和烹饪时间也不同。如果容易煮熟的杂粮和不易煮熟的杂粮搭配，按照

表 2-4 杂粮杂豆汇总

类别	食物举例
粗粮但非全谷物	玉米糁、脱皮玉米粉、胚芽米、胚芽裸燕麦米
全谷物	全麦粉、糙米、小米、玉米、燕麦米、荞麦（粉）、大麦、青稞、黑麦、高粱米、莜麦（粉）、黑米、薏米、藜麦等
杂豆	红豆、绿豆、鹰嘴豆、豌豆、芸豆、腰豆、花豆、蚕豆、扁豆等

普通大米的烹饪方式来做，最终的粥、饭口感会不均匀甚至有夹生，不仅影响消化，而且会降低你对杂粮的兴趣，让你认为杂粮不如细粮好吃。而如果把握好杂粮杂豆的浸泡时间，或者使用更先进的烹饪工具，做出的杂粮粥、杂粮饭就会十分美味。

杂粮预处理的建议

无须浸泡：精大米、胚芽米、小米、绿豆、藜麦、小粒玉米糁、玉米面

想要快速煮粥、煮饭，适合选择它们进行组合搭配。

提前浸泡 0.5~2 小时：糙米、紫米、黑米、红米、荞麦、燕麦米

短时间浸泡即可有较好的口感，如果电饭煲有杂粮烹饪功能，也可以直接烹煮。

提前浸泡 4 小时以上：红豆、芸豆、薏仁、鹰嘴豆

它们需要长时间浸泡，才能在烹煮后达到较好的口感，一般建议放入冰箱冷藏浸泡过夜。如果将大米与糙米、红豆混合，浸泡 1 小时再一起煮，那么做出的杂粮饭中糙米口感刚刚好，大米已经煮烂，而红豆仍有些硬芯，整体的口感比较差。这样的杂粮饭当然不好吃。

超市中创新杂粮选购技巧

● **混合杂粮包**

单一杂粮拆封后就要抓紧时间吃，也不方便一次性购买太多种，所以含有几种甚至十几种杂粮杂豆的混合杂粮包就更受欢迎。

既然要买混合杂粮包，就要想一想买它的主要原因。那当然是多吃杂粮对身体好。如果不混搭其他粮食，就选择杂粮比例较高，尝试后觉得味道搭配也比较好的。不用太在意按照颜色划分的健康功能，因为杂粮的健康效用大同小异。

但如果你家里有普通大米，希望买点混搭杂粮做搭配，就要读一读配料表，尽量选择不含有大米、白糯米，或者这两者排位比较靠后的混合杂粮包。加了大米、白糯米的杂粮单独煮来吃时比较软糯，口感较好。但正因为如此，杂粮占比也就降低了。

● **预熟杂豆罐头**

除了生的杂粮，超市里当然也有更方便的熟制杂粮杂豆产品，比如鹰嘴豆罐头、红腰豆罐头。它们不仅更方便食用，还解决了豆子不便于烹饪的难题。

虽然高温加工过程中营养（尤其是维生素）有一些损失，但也不失为一种方便的选择。选购的时候一定要记得阅读一下配料表，尽量选择无添加的产品，警惕钠、糖含量较高的杂豆罐头。

根茎薯类营养大揭秘

蔬菜中有一大类被看作主食，那就是高淀粉薯类，主要包括土豆、山药、红薯、紫薯、芋头等。

从大分类上来说，它们属于蔬菜，所以同等重量下水分占比较大，总能量比米饭低。相比谷类主食，根茎薯类的钾元素、维生素C和膳食纤维含量更高，餐后血糖上升速度较慢，对于控制体重、稳定血压、促进排便都有积极作用。

不过跟谷类相比，薯类蛋白质含量较低，所以长期单一选择薯类作为主食也并不合理。《中国居民膳食指南（2022）》的推荐量为每天50～100克，半个拳头就达标了。

表 2-5 根茎薯类营养数据参考（每 100 克含量）

薯类类别	碳水化合物（克）	脂肪（克）	蛋白质（克）	膳食纤维（克）	钾（毫克）
土豆	17.8	0.2	2.6	1.1	347
红薯	15.3	0.2	0.7	-	88
紫薯	31.7	0.3	1.2	0.81	370
莲藕	11.5	0.2	1.2	2.2	293
山药	12.4	0.2	1.9	0.8	213
芋头	12.7	0.2	1.3	1.0	25

* 数据来源：《中国食物成分表（标准版）》第一册。

另一个不容忽视的细节是，红薯、紫薯经常简单蒸熟就端上餐桌，土豆、山药、芋头却常被做成菜肴。如果做成了菜，再搭配主食来吃，就相当于吃了双份主食，主食总量很容易超标。

早在 2015 年，我国就启动了"马铃薯主粮化"战略，期待让马铃薯跃升为继稻米、小麦、玉米之后的第四大主粮。当时媒体所报道的方向是"力争到 2020 年，50% 以上的马铃薯将作为主粮消费"。但几年过去，这个目标还没有很好地实现，这跟我们几代人的饮食习惯有关。

未来，希望我们可以养成更健康的饮食习惯，至少在餐桌上出现含薯类的菜肴时，可以有意识地减少米饭的摄入，平衡一餐的总热量。

如果你开始关注、喜欢可以作为主食的薯类，就会逐渐发现它们的世界多姿多彩。红薯、紫薯、土豆、芋头都有很多品种，口感和风味也不太相同，你可以不断尝试，找到自己最喜欢的、最擅长烹饪的那几种。

薯类知识

● 红薯、紫薯

红心红薯的甜度、水分、类胡萝卜素含量都比白心红薯更高。我们吃到的烤红薯通常是红心品种，吃起来口感会更好。

白心红薯的水分和类胡萝卜素含量少，淀粉含量更高些，口感比较干面，甜度也相对较低。蒸着吃或者煮饭会更合适。

紫薯和红薯都属于甘薯，但红薯的甜度和水分整体比紫薯更高，类胡萝卜素含量也较高。紫薯水分和甜度更低，但蛋白质含量更高，而且富含花青素，具有抗氧化作用。两者口感有差别，不过营养价值都很高。

● 山药

山药经常与木耳同炒。口感脆脆的山药，是淀粉含量较低、水分含量较大的菜山药（淀粉含量约12%）。通常被认为具有养生功效的铁棍山药，是高淀粉品种（淀粉含量约20%），看起来很细，也没什么水分，口感很面，更适合蒸熟或者煮粥当主食吃。

芋头和山药都富含黏液，去皮后摸起来黏黏滑滑，吃起来也是如此。这是由于它们含有某类植物多糖，其具有保健功效，尤其对于改善血脂异常有帮助。不过有些人可能会对山药的黏液过敏，去皮时可以戴手套，避免直接接触皮肤。

● 土豆

土豆不仅有常见的浅黄色品种，而且有紫土豆、红土豆之类的特殊品种，其中的花青素等植物化学物含量比普通土豆高，营养价值更高，可以尝试。但需要特别注意的是，土豆发芽变青时会产生有毒的龙葵素，误食后人会出现口舌发麻、恶心、腹泻、神志不清等症状，严重时甚至可能有生命危险。购买时注意不买青皮土豆，要避免让土豆见光，同时低温保存，延缓土豆发芽。

面粉和面包，选购有技巧

外食时想要吃到全麦馒头、全麦面包并不容易，因为大多数面包都是大比例小麦粉混合小比例全麦粉制作而成，有些还会在普通小麦粉中加一些肉眼可见的麸皮来充数。真正的全麦面包，或者说全麦粉含量大于51%的全麦面包，十分少见。

我有次在一个连锁包子铺里买了个燕麦包，拿到手上咬了一口之后，简直惊呆了！它本身就是由精制小麦粉制作而成的，咬一口就露出了糖心，原来是个糖包。所谓的燕麦，只是糖包表面点缀着的一些长得像燕麦的谷物碎粒，而仔细看，这些也不是真的燕麦片，而是由小麦粉加色素制成的。如果你觉得只要名字里写了燕麦，就会更健康，就真的太天真了。

类似的猫腻，在面食领域司空见惯。去超市买全麦面包时经常遇到产品"名不副实"的情况，比如包装上明明写的是全麦面包，但仔细查看配料表会发现，第一位仍是小麦粉，全麦粉的占比并不高。

出现这样的现象，背后确有原因。

首先，截至目前，关于全麦面包还没有通行的国家标准，甚至没有特别规范的行业标准。也就是说，市面上叫全麦面包的面包，其中全麦粉的含量是不确定的。其次，全麦面包很难做得好吃，精品面包店里的全麦面包现烤很好吃，但绝大多数地方根本买不到。而由工厂统一制作的话，工艺难度也比较大，如果没有经过很好的发酵，或者水分保留不足，全麦面包的口感就会比较粗糙。既然软乎乎的白面包那么好吃，消费者就不愿意买账了。所以买不到现成的、优质的全麦面包，实属正常。

但是，退一步讲，我们必须买全麦面包吗？买不到的话，买别的面包都不健康吗？

倒也不必那么苛刻。《中国居民膳食指南（2022）》推荐每天摄入200~300克谷类，其中全谷物和杂豆为50~150克。虽然科学上全谷物的益处一直被强调，但也没有苛刻地要求每日的主食要100%全谷物。能有一半当然最好，只占1/3也勉强能接受。

所以，大家面对一块不是100%全麦的面包时，也不必那么嫌弃和紧张。我们一天要吃三顿饭，有三次选择主食的机会，其中一顿选择了没那么健康的面包，另外两顿仍然可以选择健康的主食。

- **有营养标签的预包装全麦面包怎么选？**
  阅读配料表和营养成分表，配料表第一位应是全麦粉，糖和油的排位靠后一些更好。营养成分表中脂肪和钠的数值越小越好。
- **无营养标签的全麦面包怎么选？**
  看：全麦面包整体为浅褐色，质感略粗糙，不如白面包那么细腻。
  尝：试吃时口感较粗糙，相对干、硬、有嚼劲，麦香味浓郁。
  问：向店主咨询全麦粉的含量。

食物要健康，但好吃也很重要。

全麦粉制作的面团，烘焙时膨胀性较差，加入一部分高筋面粉、谷朊粉可以强化面包质感。这样的面包平衡了营养和口感，相较于加了很多糖和黄油的起酥面包，已经健康多了。

总的来说，口感硬实、麦香浓郁、切面感觉粗糙的面包相对更好。

不推荐经常食用所有"香、甜、软"的面包。凡是松软的面包，原料都是以小麦粉为主，还会借助大量的黄油、糖，甚至奶精、香精等玩出各种花样，更像是点心、甜品。白吐司、牛角包、甜甜圈、肉松面包、红豆面包、奶酪包、奶油夹心面包、各种酥皮面包，都添加了较多的糖、盐、脂肪，不够健康，经常食用的话，更容易导致我们发胖。

法棍、贝果、德国结（碱水面包）等面包不甜，口感硬实，但基本上都是用小麦粉制作的，并非全麦面包。整体上糖、油的添加量比较少，所以比那些甜面包、起酥面包要健康得多。

希望大家记住一点：面包本来应该是西方版的"馒头"，而不应该是"甜点"。同时，鉴于消费者对"全麦面包"的价值认同，很多商家可能会借概念来"伪造"全麦面包，比如增加色素使面包呈现浅褐色，或在小麦粉中混入肉眼可见的麸皮来混淆视听等。

面包也只是主食当中的一个选项，我主张购买简单基础的类型，但并不必苛刻到要求100%全麦。同样好吃时选择更健康的，同样健康时选择更好吃的。这样才能让我们更乐于享受健康饮食，坚持健康地生活。

如果自己制作面包，那么思路也是一样。全部用小麦粉不够健康，全部用全麦粉口感不好，可以将两者适当搭配起来，优化风味，让营养和口感得以平衡。

常见面粉种类

● 全麦粉：以整粒小麦为原料，经清杂、磨粉等制粉工序制成，且小麦胚乳、胚芽与麸皮的相对比例与天然完整谷粒几乎一样，且膳食纤维的含量必须大于等于9%。

● 标准粉：通俗地讲，是一百斤麦子磨出八十五斤小麦粉的面粉，也叫八五粉，根据加工精度来分类。

- **高筋粉**：蛋白质含量高，占10.5%~13.5%。
- **低筋粉**：蛋白质含量低，占6.5%~8.5%。

全麦粉的挑选要点

- **看外观**

全麦粉的颜色呈浅褐色，质感没有小麦粉那么细腻，闻起来有麦香味。但有些配制面粉采用普通小麦粉混合部分麸皮，肉眼可见麦麸碎片。看一下配料表就知道它是否仅仅是配制，如果是，这种不叫全麦粉，不属于全谷物。全麦粉应该是完整的小麦磨成的粉，由胚乳、麸皮、胚芽按照小麦自身的比例构成。

产品名称标注"全麦粉"或"全麦面粉"。

- **看膳食纤维含量**

根据2015年开始施行的行业标准LS/T 3244-2015，膳食纤维的含量要达到9%以上，其标志物烷基间苯二酚的含量应大于等于200微克每克。一般正规的厂家都会标注。

- **选小包装**

全麦粉包含更多的营养成分，胚芽中的脂肪、维生素E容易氧化酸败，产生有害的自由基，膳食纤维等成分也容易吸水受潮，导致面粉发霉。

- **尽量不选择预拌粉**

预拌粉直接可以进行烘焙，简单方便，但因为很可能是在小麦粉的基础上额外增加白砂糖、泡打粉等添加物，不如单纯的面粉健康。

五花八门的燕麦

燕麦本身是一种健康的作物，也是市面上十分流行的时尚杂粮单品。

相较于其他谷物，燕麦的蛋白质含量、脂肪含量更高，味道更好。同时，燕麦中的可溶性膳食纤维（尤其是β-葡聚糖）含量很高，有助于改善血脂状况，控制餐后血糖水平。

市面上的燕麦产品琳琅满目，单单是燕麦片这一个细分品类就有好多种产品，不仔细辨别的话很容易踩坑。挑选思路其实并不复杂，首先是要认识燕麦的原始形态，然后捋一捋为了让燕麦变得更好吃或者更方便，分别做了哪些加工。哪些是你能接受的，哪些是你接受不了的，再根据自己的需求做选择。

胚芽裸燕麦是将燕麦米外面的麸皮抹掉一部分（损失了一部分膳食纤维和维生素），处理后燕麦的口感更好。而钢切燕麦只是将燕麦进行简单切断，生燕麦片就是直接把燕麦粒压扁。以上粗加工的燕麦产品需要煮熟了再吃，但是烹煮时间比原粒燕麦要短一些。

而燕麦粉就是将原始燕麦磨成粉，像全麦粉一样，可以用于家庭烘焙和馒头、烙饼制作之类的。如果尝试后觉得不太喜欢100%燕麦粉的口感，你也可以在小麦粉中混合30%~50%的燕麦粉，在平衡口感的同时增加营养。

快熟燕麦、即食燕麦都是将燕麦预先制熟，简单冲泡或者烹煮几分钟就可以吃。需要留意的是，切得非常碎的燕麦片，虽然方便、口感好，但消化吸收速度也比一般燕麦更快一些。虽然其膳食纤维含量不低，但餐后血糖上升速度仍然较快。这种算是精细加工的主食，B族维生素损失也较多，不能算作健康天然的全谷物。

所以，我们可以从这个角度认识到，越是深加工，营养物质损失越大。深加工往往就是为了改善口感、优化食用体验，即让食物更好吃、更方便。在享受这种方便的同时，我们就不能期待这种燕麦片会有与原始燕麦米同等的营养价值了。

为了方便，我们早餐或者下午加餐时可以选择这种碎碎的即食燕麦，但同时要安排一餐吃更原始的杂粮杂豆，这么做才更健康。

随着新消费品的不断创新，除了相对天然的燕麦产品，市面上还流行着混合了坚果、冻干水果的混合燕麦片，燕麦产品变得更具特色、更好吃，也增加了营养。这些燕麦经过焙烤后，口感脆脆的，像零食一样好吃，大受消费者欢迎。这时的燕麦产品已经远远超过了燕麦的范畴，还要评估所混合的坚果、冻干水果的品质。但也有些产品选用了果干甚至是果脯，还有些加入了含糖的冻干酸奶块，这反倒是加入了不健康的食物元素，给健康带来了负担。

买这类燕麦产品时，阅读配料表、营养成分表是必须做的功课。这样我们才能更清楚手上这一包产品的真实营养价值。如果看到营养成分表中脂肪含量不低，就要同步看看配料表中有没有含油脂成分，都是坚果的话可以选。若是额外添加了植物油，这说明是为了有更香脆的口感，先混合了植物油之后再烘烤的，这一款燕麦产品就要谨慎选择了。

● **其他燕麦产品（推荐）：燕麦奶**

燕麦奶是以燕麦为基底，经过打浆、酶解等工序生产的饮品。出于法规原因，商品名称往往叫燕麦露、燕麦浆，只是消费者喜欢称为燕麦奶。

一些燕麦奶可以像牛奶一样打出绵密的奶泡，用于制作花式咖啡，微甜的风味可以跟咖啡很好地融合。因为可作为乳糖不耐受、想要减少饱和脂肪酸摄入、禁食奶制品人群的替代选择，很多咖啡店都有了燕麦奶的选项。除此之外，有一些燕麦奶产品是可以直接喝的，比如越来越受欢迎的植物饮料。

燕麦奶的加工工序比较复杂，B族维生素会有一定程度的损失，但碳水化合物、蛋白质、脂肪、膳食纤维的保留率还是很高的。从营养成分来看，在没有额外添加糖的情况下，每100毫升含有6克左右碳水化合物，相当于10克左右燕麦，如果一餐喝300毫升，就相当于30克燕麦，即半份主食的量。

● 其他燕麦产品（不推荐）：含植脂末的燕麦冲饮

超市里不乏这样一类"燕麦"产品，混淆着燕麦和麦片的概念，配料表中可见白砂糖和植脂末，甚至还会利用"中老年""补钙"等噱头来吸引消费者。打开一袋倒出来，你会发现它不是燕麦片的形状，而是像麦片切成的碎块，混在一堆糖和植脂末里（植脂末看起来像奶粉）。

植脂末是由氢化植物油制作而成，就是超市里三合一速溶咖啡里添加的那种咖啡伴侣。这些植脂末的脂肪酸类型主要是饱和脂肪酸，对心血管健康不利。如果误以为这些"油粉"是"奶粉"，就会错误地估计其营养价值。含有植脂末和白砂糖的燕麦片产品，不是天然的燕麦产品，不值得购买。

可健康可不健康的面条

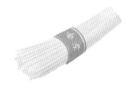

面条，只是主食的一种形态，是否健康要看原料以及加工方式。

与普通面条相比，粗粮占比较高的粗粮面条含有更多的B族维生素、矿物质和膳食纤维，消化速度更慢，饱腹感更强，餐后血糖波动更小。而普通的白面条，形态上无论是挂面、拉面还是手擀面，都由精制面粉制作而成，本质上是一样的。

还有一些面条，是混合了一些不同的原料制作而成，比如荞麦面、蔬菜面、鸡蛋面等。这些面条各有花头，听起来似乎结合了很多其他有营养的食物。而这些添加物到底加了多少，就是我们需要注意的核心。

说到各种花样的面条，有一点与面包很相似，那就是它们都习惯将特色成分写在名字里，比如添加了核桃、巧克力粉、胡萝卜，就会叫作核桃面包、巧克力面包、胡萝卜面包。主要原料往往仍是小麦粉，而这些"特色成分"的含量并不高，属于带来特色和调整风味的配角。所以，选择鸡蛋面、蔬菜面时，千万不要认为吃了就可以同时获得鸡蛋、蔬菜的营养和好处。一斤鸡蛋面条里也没几颗鸡蛋，而蔬菜面只是用蔬菜榨汁取色而已。这里的鸡蛋面、蔬菜面，理解为鸡蛋风味面、蔬菜风味面才更合理。

而荞麦面、全麦面、玉米面这些杂粮面，是否名副其实，得看荞麦、全麦、玉米的含量究竟是多少。在国内超市常见的荞麦面中，有些面条的荞麦粉占比会大于51%，而有些占比仅有15%。选购时需要阅读配料表，查看荞麦粉的排位，然后仔细分辨。优先选购配料表中荞麦粉排在第一位的荞麦面，这样才能获得更多荞麦所带来的健康益处。

2019年，我们组织了第二届"吃出漂亮·海外行"活动，锁定了日本的京都和大阪，为此我阅读了大量关于日本饮食的书籍，了解了日本人很爱吃的荞麦面。在日本，只要荞麦粉比例超过30%（"三割"至"十割"分别指使用30%~100%的荞麦粉）的面条，都可称为荞麦面，通常二八割（小麦粉和荞麦粉的比例是2∶8）最佳。

与荞麦面相似的，还有一种冷面。这里的冷面不是凉面，而是特指朝鲜冷面、东北冷面、街边小吃烤冷面所用到的那种面。与荞麦面一样，冷面的主要原料是荞麦，二者最大的区别是冷面还添加了接近60%的淀粉，从而使胶质感变得更强。

淀粉是从土豆等作物中单独提取的纯碳水化合物成分，营养价值更为单一。大量淀粉的加入，也使得冷面的营养价值有所下降，不如相同荞麦含量的荞麦面。

面条家族里还有一个营养价值不错的，就是意大利面。意大利面的原料是杜兰小麦，这是一种硬粒小麦。与我们常吃的小麦粉不同，它磨制的面粉较粗，呈黄色，蛋白质含量高，吸水性强，很耐煮，消化速度也比较慢，是一种相对健康的面食。意大利面算是最符合中国胃的西式食物之一，很方便用中餐的方式烹调，有直身、螺丝、弯管、蝴蝶、空心、贝壳等多种形状，对应的最佳烹煮时间不同。还有不少彩色意大利面，适合买给孩子吃。

不会自己做馒头，超市的面点能替代吗？

现在的年轻人，尤其是城市里朝九晚五的上班族，大多数已经不会做馒头、包子了。馒头经常被面包替代，而包子也有了新的获得方式，比如包子铺、街边早餐店或便利店。

一款常见的家庭食品要成为在市场售卖的商品，就难免需要一些工业化加工流程，也会适当使用一些食品添加剂，以此保证食物口感，以及在货架期内的食品安全。为了让面点好吃，还可能会添加不少糖、盐、脂肪，这就很容易让原本普普通通的面食变成不那么健康的食物。

整体来说，精制面粉的价格很低廉。价格不同的面点，风味各异，但从营养价值的角度上来说差别并不大。它们所提供的营养物质主要是碳水化合物，脂肪含量会随着添加量的不同而不同。

加工环境、生产工艺、卫生标准、包装材质等不同，成品的品质也会有所不同。一般来说，正规厂家生产的产品，品质会相应好一些。如果要购买现做的面点，除了自己熟悉的小店，最好是去知名的连锁店购买。一些看起来脏乱差的小摊点，难以保证品质，因为我们无法确定他们在制作过程中是否使用含铝泡打粉、过期面粉等。如果经常吃食品安全不可控的食物，积累下来的危害就不容忽视了。

值得注意的是，即便是合规的高品质面点，也不建议经常吃，而是要适当控制食用频率。这些食物毕竟是精制主食，除了提供能量，其他营养物质都很贫乏，建议每天只留一餐的份额给它们。

如果你想要健康一点，想要购买杂粮面点，记得不要被外表蒙蔽。

有些杂粮面点所含有的杂粮成分非常少，却故意染成浅褐色，让你以为全部以杂粮制作。买回去吃的时候你会发现，口感十分细腻，并没有杂粮那种结实、粗糙的口感。在超市买预包装面点时，还请阅读一下配料表，观察杂粮和小麦粉的排列顺序，谁排前面，谁的含量就更高一些。

如果杂粮粉（全麦粉、玉米粉、燕麦粉、荞麦粉等）的排位在小麦粉之前，这就是一款货真价实的杂粮面点啦！若认准了品牌，也可以复购，提高生活的便利度。

以下两款杂粮馒头，你选择哪一款？

表 2-6 两款杂粮馒头配料表对比

产　品	配　料
A 款黑麦馒头	黑麦粉、纯净水、鸡蛋、天然酵母
B 款黑米红枣馒头	小麦粉、水、白砂糖、黑米粉、红枣、酵母、复合膨松剂、复配乳化增稠剂、食用香精

A款杂粮馒头配料表中黑麦粉排第一位，营养价值更高。

提醒大家注意一个小细节，市面上的中式蒸制面点中多半都会加些糖，一方面有助于发酵，另一方面是为了调节口味。但是由于面粉本来就是高碳水化合物食物，是否加糖以及加了多少很难通过营养成分表中的数据看出来，只能通过配料表中白砂糖的排位来估计。

而咸味面点，比如手抓饼、比萨饼等，往往会加入不少油脂，这很容易通过营养成分表中脂肪这一栏看出端倪。面粉本身脂肪含量非常低，每100克不会超过3克，那么营养成分里多出来的脂肪，就是额外加进去的。如果一款手抓饼配料表可见植物油、起酥油，且营养成分表显示，每100克的脂肪含量超过20克，这样的面食自然不够健康。

有些面食品牌为了吸引孩子，还会将面点做成彩色和卡通形状，品质比较好的会添加蔬菜，从而呈现植物的色彩。如果配料表非常简单、健康，可以适当选购，节约烹饪时间。市面上也不乏添加糖、色素、奶油等不健康成分的产品，有的还包了甜味馅料，虽然看起来可爱，孩子也爱吃，但我并不推荐你买。这类产品不仅会让孩子不知不觉养成爱吃甜食的习惯，而且容易导致发胖，选购的时候记得阅读配料表进行分辨。

但如果你喜爱烹饪，也愿意让孩子吃得更健康，还可以尝试在周末与孩子一起利用模具自制卡通形状、不额外加白砂糖的南瓜馒头、红枣豆沙包等，放进冰箱冷冻储存，随取随用。让孩子品尝自己的劳动成果，既有乐趣又健康。

日常饮食中"健康主食"至少占到一半，才更有益于健康。

高蛋白食物是健康身体的基础保障

蛋白质与高蛋白食物

蛋白质是构成细胞、器官、组织的基本原料，也是维持人类生存所必需的营养素。我们需要蛋白质，可以说没有蛋白质就没有生命。

小朋友长身体需要大量的蛋白质，当缺乏蛋白质时，他们的生长发育就会受阻。成人每日需要大量的蛋白质维持新陈代谢。如果蛋白质摄入不足，肌肉就会代偿性溶出蛋白质来满足身体细胞的新陈代谢，由蛋白质参与的免疫因子的合成就会受到影响，免疫力也会相应下降。即便到了老年，每日蛋白质的需求也不会明显减少。如果蛋白质供给不足，肌肉就会逐渐萎缩，对骨骼的保护力就会下降。遇到生病、做手术等特殊状况，身体对蛋白质的需求还会进一步提高。

那蛋白质是从哪里来的？

其实，只要有细胞存在，就会有蛋白质。蛋白质广泛存在于我们的食物中，鱼、虾、肉类、鸡蛋、大豆、面粉甚至黄瓜都含有蛋白质。只不过不同食物中的蛋白质含量不同，品质也不一样。

而对蛋白质品质的判断要放到氨基酸这个层面上，氨基酸是构成蛋白质的最小单元。我们吃进来的食物中所含有的蛋白质，都要在被分解成氨基酸后才能被人体吸收、利用。

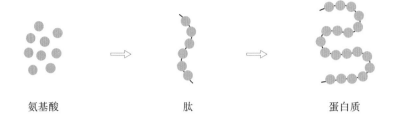

氨基酸　　　　　　　　　肽　　　　　　　　　蛋白质

图 2-8　氨基酸和蛋白质的关系

人体内各种功能的蛋白质都是由 20 多种氨基酸以不同的方式组合而成的，这些氨基酸大多数可以自行合成，而有 9 种人体不能合成（或者合成速度无法满足人体需求），必须通过膳食来摄入，这 9 种氨基酸就被称为必需氨基酸。

根据食物中蛋白质所含氨基酸的种类及质量，可以简单地将其分为：完全蛋白质、半完全蛋白质、不完全蛋白质。了解这些蛋白质的差异非常重要，这决定了我们将会如何选择食物，又将如何正确对待食物，以充分满足自己的蛋白质需求，维持身体健康。

完全蛋白质

如果一种食物所含的蛋白质里集合了这 9 种必需氨基酸，并且这 9 种必需氨基酸的含量高低与人体需求的比例比较匹配，吃进来后利用率较高，这种蛋白质就属于完全蛋白质。

富含完全蛋白质的食物，我们可以称之为高蛋白食物。这些完全蛋白质主要存在于鱼虾水产、禽畜肉、蛋、奶、大豆这五大类食物当中。想要简单记忆，可以默念"鱼、肉、蛋、奶、豆"这五个关键字。

半完全蛋白质

一种食物所含的蛋白质中已经凑齐了 9 种必需氨基酸，但是比例不

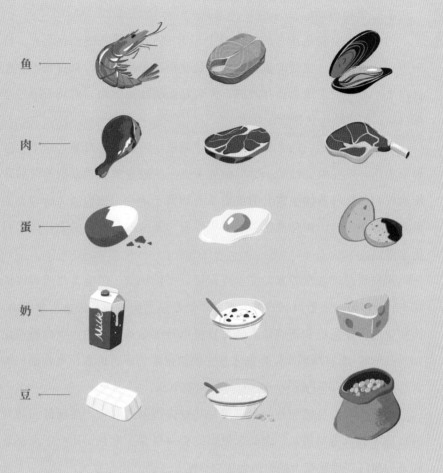

鱼 ———

肉 ———

蛋 ———

奶 ———

豆 ———

图 2-9 高蛋白食物的示意图

符合我们的需求，而且一些关键的氨基酸含量太低（比如面粉中的赖氨酸含量很低），那这些食物含有的蛋白质，就被称为半完全蛋白质。

比如谷薯类主食里所含的蛋白质，绝大多数都属于半完全蛋白质，利用率较低，需要搭配肉奶蛋一起食用才能提升蛋白质利用率。当然也有例外，像是越来越受热捧的藜麦，它所含的蛋白质属于完全蛋白质。

不完全蛋白质

如果一种食物里所含的蛋白质中连这9种必需氨基酸都凑不齐，就叫不完全蛋白质。这样的蛋白质品质最差、利用率最低。只摄入不完全蛋白质，是不能支撑生命存续的。大名鼎鼎的胶原蛋白，就属于不完全蛋白质，严重缺少色氨酸。

吃富含胶原蛋白的食物，如猪脚、鸡爪、阿胶、燕窝等，并不会像想象中那样吃完就能给脸上补充胶原蛋白。吃进来的食物要被消化后才能吸收，而这些食物中富含的蛋白质大都属于不完全蛋白质，所含必需氨基酸种类不全，消化成氨基酸被吸收后，就像缺少配件的七巧板，利用率很低。

蛋白质是产能营养素，完全代谢可以提供热量，每克蛋白质可以提供4千卡热量。但蛋白质的主要作用不是燃烧供能，而是维持生命活动，比如组成人体组织和器官。人体每日所消耗的能量来源中，蛋白质占比10%~15%。脂肪和碳水化合物才是主要的供能物质，碳水化合物提供每天所需能量的50%~65%，脂肪提供20%~30%。

所以，即便是减肥期，也不要轻易减去高蛋白食物，要保证人体对蛋白质的需求得到满足。脂肪含量高的肥肉尽量少吃甚至不吃，而品质较好的瘦肉要适量吃一些。

肉类当中可能会含有不少脂肪，吃了容易导致肥胖，大家唯恐避之不及。所以就有人问我：可不可以直接吃蛋白粉呢？这样做脂肪摄入少，还能补充蛋白质，又能避免发胖吧？

我可以理解提出这个问题的朋友在脑海中所想象的画面，但这恰恰是大众最容易犯的小错误，即没能清晰地理解食物和营养素之间的差别。

蛋白粉就是以蛋白质为主的单一营养素补充剂，虽然蛋白质"浓度"高，但只能补充蛋白质这一种营养素。而鱼、肉、蛋、奶、豆这些高蛋白食物，不仅富含蛋白质，同时含有其他营养素。比如牛奶中的钙、红肉中的铁元素和B族维生素、水产类食物中的锌元素和多不饱和脂肪酸等。

每种天然食物都含有很多种重要营养素，彼此之间也有关联，在吸收和发挥功能方面会起到抑制或协同作用。好比说，军队不会因为只有最厉害的狙击手就变得很强大，单一蛋白质补充得多也不会让我们更健康，蛋白质摄入过量反而可能会加重肝肾代谢负担。食物本身的精巧和复杂程度，是单独提取营养素再去模拟组合所不能比拟的。

"鱼"——水产类食物

"鱼"是简单记忆水产类食物的代号，它包含鱼、虾、蟹、贝等水生动物。绝大多数虾、贝都是高蛋白、低脂肪的类型，但鱼和蟹则不太一样。不少鱼都是"肥鱼"，脂肪含量比较高。当季肥厚的蟹中蟹黄、蟹膏的脂肪含量也不低。这类食物的蛋白质品质优良，吸收率高，是膳食中非常重要的食物类别。

这些水产类食物中，首先值得我们了解的就是营养丰富的鱼类。不同的水域、不同的水深，生活着各种各样的鱼。简单一点，鱼类可分为淡水鱼、海水鱼。

表 2-7 鱼的分类

淡水鱼	草鱼、青鱼、鳜鱼、鲤鱼、鲢鱼、鲫鱼、鳙鱼、黑鱼、鲇鱼、武昌鱼、淡水鲈鱼
海水鱼	浅海鱼：白鲳鱼、小黄花鱼、带鱼、青花鱼
	深海鱼：三文鱼、金枪鱼、金鲳鱼、带鱼、海鳗、鳕鱼、鲅鱼

每周至少吃 2 次鱼虾类水产，可以作为健康饮食的一项指标。如果在外聚餐，不得不多吃，那宁可多吃些鱼虾类食物。

不过，任何食物都有推荐量的上限，并不是越多越好。鱼虾类的风险不在于营养价值本身，而是来自环境。大自然的水体会因为人类活动而受到一定程度的污染，所以相较于江河湖等淡水区以及浅海区，深海的生态环境更为天然，普遍被认为污染程度更轻。

但是，重金属污染是例外。重金属污染不只是存留在水体里，而是会进入鱼的体内，并通过食物链不断富集，最终影响人类。重金属污染物富集较多的是大型深海肉食鱼。大型深海鱼类的寿命比较长，长期食用含有汞等重金属的小鱼、小虾，且摄入的重金属不能通过代谢完全排出体外，就会在体内逐步积累。它们的寿命越长，就积累得越多。

因此，一些售价不菲的深海大型肉食鱼类体内的重金属含量，反而比普通平价鱼更高，更不安全。FDA（美国食品药品监督管理局）特别提醒，孕妇与儿童为了减少摄入危害健康的重金属，不要食用鲨鱼、黄鳍金枪鱼、旗鱼等大型肉食鱼类。[1]

如果说深海鱼最大的风险在于重金属，那淡水鱼最大的风险，就是微生物了。相较于含有较多盐分的海水，淡水中微生物、寄生虫等会更多。如果养殖水源受到人鱼共患的寄生虫污染，人类食用这些被污染的淡水鱼的生鱼片，就会引起疾病。曾经在《风味人间》里出现的淡水鱼刺身——顺德鱼生，就极易使人感染肝吸虫，而广东顺德地区也是全国肝吸虫病的重灾区。

先强调可能存在的风险，并不是劝你别吃鱼，而是为了提高你关于鱼类食品的安全意识。任何对美食猎奇的行为，都一定要建立在安全的

1　Advice About Eating Fish. U.S. Food and Drug Administration (2020, December 29). [EB/OL] https://www.fda.gov/food/consumers/advice-about-eating-fish.

表 2-8 部分深海鱼营养数据（每 100 克含量）

名称	蛋白质（克）	脂肪（克）	ω-3脂肪酸（克）
银鳕鱼	13.41	15.3	1.49
金鲳鱼	20.1	11.9	1.19
金枪鱼	29.1	8.2	3.3374
三文鱼	17.2	7.8	1.2558
凤尾鱼（大）	13.2	5.5	0.9625
海鳗	18.8	5.0	0.64
带鱼（切段）	17.6	4.2	0.0126
鲅鱼	21.2	3.1	0.2604
大黄花鱼	17.7	2.5	0.285

* 数据来源：《中国食物成分表（标准版）》第二册，美国农业部网站。

表 2-9 部分淡水鱼营养数据（每 100 克含量）

名称	蛋白质（克）	脂肪（克）	ω-3脂肪酸（克）
草鱼	16.6	5.2	0.286
青鱼	20.1	4.2	0.126
鳜鱼	19.9	4.2	0.7308
鲤鱼	17.6	4.1	0.2255
鲢鱼	17.8	3.6	0.2808
鲫鱼	17.1	2.7	0.2106
鳙鱼	15.3	2.2	0.2662
黑鱼	18.5	1.2	0.1836

* 数据来源：《中国食物成分表（标准版）》第二册。

基础之上。鱼，看似是那么基础、健康的食材，同样有其特有的风险。所以，减少猎奇心态，食用日常的鱼类还是非常安全的。

深海鱼也不都是肉食鱼，像三文鱼、鳕鱼等深海鱼的重金属富集程度并不高。很多鱼类现在都是人工养殖，生存环境已经大幅改善。比如容易跟三文鱼搞混的虹鳟鱼，在国内也是规模化淡水养殖，再经过-18摄氏度冷冻的方式杀死可能存在的寄生虫，做成刺身生吃也很安全。

鱼类含有一类很重要的营养物质，那就是多不饱和脂肪酸，尤其是ω-3脂肪酸，诸如DHA（二十二碳六烯酸）、EPA（二十碳五烯酸）。这些多不饱和脂肪酸，在低温的环境中依然不会凝固，能保持较好的流动性。普遍来说，越是深海和生活环境水温比较低的鱼类，多不饱和脂肪酸的含量也越高。

不过，并非只有深海鱼才富含这种多不饱和脂肪酸，浅海鱼甚至淡水鱼体内也含有这些脂肪酸。只是普遍深海鱼总体脂肪酸含量高，一般能达到10%~20%，[1]而绝大多数浅海鱼或淡水鱼，脂肪酸含量在1%~5%。[2]

除了脂肪酸的差异，淡水鱼和海水鱼更大的差别在于矿物质含量。海水中的矿物质含量比淡水要高很多，相应地海水鱼体内钙、锌、镁、磷等营养物质的含量也普遍高于淡水鱼。

《中国居民膳食指南（2022）》推荐每周吃两次鱼虾贝类，总分量在500克左右。这个推荐量指的是去掉头尾、鱼骨后，可以吃进肚子的部分（营养学术语叫作可食部）。我们买鱼往往是整条或整块买，分量较大，如果人少，也可以合理安排顿数，每周吃上两次，更简单方便。

---

1 https://www.sciencedirect.com/topics/agricultural-and-biological-sciences/fatty-fish.

2 https://www.sciencedirect.com/topics/agricultural-and-biological-sciences/lean-fish.

科学吃鱼的方式

参考安排（一人份）：

可食部几乎100%的三文鱼、鳕鱼、龙利鱼，每周吃三次，每次150克，一周450克刚刚好。可食部在50%左右的鲜鱼活虾，一周买两次，每次500克左右。这样一周食用总量不超过500克，也可以。

多人份的话，按这个方法叠加即可。

鱼肉的肌纤维细小，所以口感更嫩。也正因为如此，鱼肉烹饪起来非常容易，清蒸十几分钟甚至更短的时间就可以烹熟，难度远远小于烹饪纤维更为粗硬的肉类。

不过，受养殖环境、酶的催化分解、游离脂肪酸的自动氧化分解等因素的影响，鱼肉带有特殊的腥味。鱼不够新鲜时，在微生物的作用下还会进一步产生带有异味的化合物，十分影响口感。

温度较低且较为干净的水域中，鱼的肉质更为紧致、甘甜。而在水温较高、污染较多的水域，鱼的肉质较为松散，腥味也更重。淡水养殖，特别是土池养殖时，水中的蓝藻以及细菌等可以产生土臭素，散发一种土腥味，所以这种鱼就不太好吃。

这些知识理解起来并不难。如果生活在水产资源丰富的城市，吃鱼本就是日常，但让不爱吃鱼的人开始吃鱼反而是件比较困难的事。大连、青岛、江浙沪一带、广州、深圳，都是水产资源十分丰富的地区，鱼的种类非常多，也很新鲜美味，简单蒸熟都好吃！而像我的家乡邯郸这样的内陆城市，鱼的种类少，带鱼都是冷冻的，常见的活鱼有鲤鱼、鲫鱼，有很多小刺，吃起来特别麻烦。为了让这些不够好吃的鱼变好吃，裹上面粉先油炸再红烧是常见的操作，但营养价值大打折扣。

如果你所在的城市鱼类选择少，味道也不好，或者你不太擅长烹饪鱼肉，那么外出就餐时可以重点选择鱼类菜肴趁机补补，借助厨师的好手艺，让自己享受吃鱼的乐趣！

表 2-10 常见水产类食物可食部数据

食物名称	可食部（%）
踞缘青蟹（青蟹）	43
梭子蟹	49
草鱼（白鲩、草包鱼）	58
鲳鱼（平鱼、银鲳、刺鲳）	70
赤眼鳟（金目鱼）	59
黄鱼（大黄花鱼）	66
带鱼（白带鱼、刀鱼）	76
鲷鱼（黑鲷、铜盆鱼、大目鱼）	65
鲅鱼（马鲛鱼、燕鲅鱼、巴鱼）	80
蛏子	57
扇贝（鲜）	35
蛤蜊（花蛤）	46
田螺	26
基围虾	60
龙虾	46
明虾	57
海蟹	55
河蟹	42

* 数据来源：《中国食物成分表（标准版）》第二册。

买鱼吃鱼的建议

● **鲜活鱼**

鲜活的鱼类，总是美味的首选，现杀现吃再好不过。而鱼肉想要味道好，水质一定要干净清澈才行。购买时观察水箱、水缸里的水是否清澈，如果较为浑浊，那么鱼的味道大概不好。

好吃的鲜活鱼类品种	清江鱼、黑鱼、鲶鱼、昂刺鱼、鲈鱼、石斑鱼、鲫鱼、鳜鱼、多宝鱼

● **冰鲜鱼**

有些冰鲜鱼，是刚刚死不久，所以以冰鲜的方式保存，抓紧时间售卖。但还有很多冰鲜鱼类，并不是本身不够新鲜，而是因为它们本身生活在较深的水域，气压改变导致它们在捕捞上来的那一刻就已经死了。这些鱼在捕获后，便会马上被送进0~4摄氏度的环境中保存，保持低温但不结冰，维持最佳口感，不过储藏时间较短，最佳赏味期只有几天。

好吃的冰鲜鱼类品种	金鲳鱼、大黄花鱼、小黄花鱼、白鲳鱼、带鱼、青花鱼

● **冷冻的鱼类**

可以以冰鲜方式储存的鱼类，往往也可以冷冻。

技术比较高端的冷冻鱼，是在捕获后直接放入-18摄氏度以下的低温环境中急冻，使鱼肉的中心温度瞬间降低，锁住营养。有些远洋渔船的冷冻仓温度能低至-40摄氏度。采用冷冻的方法对鱼进行保存，可使贮藏时间延长，一般能达到6~12个月。急冻的过程可以杀死鱼肉中的寄生虫，在经过标准化流程缓慢解冻后，鱼肉还可以维持最佳的口感。有些冷冻鱼品种在科学解冻后，可以成为可生食的、冰鲜状态下的刺身。

　　想要追求口感，家庭在购买冷冻鱼时也要掌握科学的解冻方式。最好放置在冷藏室或冰箱的解冻室缓慢解冻。这是因为在冷冻过程中，食物水分会凝结产生冰晶戳破细胞，解冻太快时细胞内的水分和营养物质来不及被吸收，就会从细胞破损处流出，很多营养和风味物质也会随之丢失，鱼肉的风味和质感就会大幅下降。冷冻速度越快，冰晶越少，所以急冻技术制作的冷冻食品品质，远比我们自己将食物放进冰箱冷冻的效果好。而解冻速度越慢，细胞破坏越小。所以别着急，缓慢解冻才能承接急冻技术的优势，让鱼肉恢复最佳风味。

好吃的冷冻鱼类品种	三文鱼、鳕鱼、龙利鱼、比目鱼、带鱼、秋刀鱼

"肉" —— 肉类食物

　　肉，也是非常重要的完全蛋白质的来源，同时含有B族维生素、铁元素等重要营养物质，是饮食中不可或缺的部分。

　　肉类分为禽、畜两大类，禽类包括鸡、鸭、鹅、火鸡、鸽子、鹌鹑等，畜类包括猪、牛、羊、兔、驴等哺乳动物。日常生活里提到肉类时，也常说禽畜类，最常见的就是鸡鸭鹅、猪牛羊。

　　在大众的固有认知里，往往是牛肉瘦、猪肉肥、羊肉补，鸡肉可能有激素。但从科学角度来说，日常生活中有正规销售渠道的肉较为安全，较少存在激素、瘦肉精等。反倒红肉（猪牛羊这些畜肉）由于自身成分的问题，摄入过量会危害健康。关于这一点已有很多研究证实，学术界也十分重视。

　　近几年，很多流行病学资料表明，摄入过多红肉和加工肉类与结直肠癌风险增加相关。[1]虽然相关的结论也一直存在争议，但饮食指南一直很克制红肉和加工肉类的推荐量，由此可见一斑。《中国居民膳食指南（2022）》推荐，成人每日动物性食品摄入量为120~200克，其中包含一颗蛋，也建议一周至少有两天选择鱼虾水产类。红色肉类，就是包含在这个推荐量里的。

2019年，一篇发表在《柳叶刀》上的文章表明，红肉的最低死亡风险摄入量水平是每人每天18~27克，而加工肉类是0~4克，基本相当于不建议摄入。这个连牙缝都不够塞的推荐量，也引发了很多讨论。

世界癌症研究基金会"持续更新项目"的第三份专家报告表明，有"强有力的证据"证明红肉和加工肉类与结直肠癌具有风险相关性。

意思并不是说加工肉、红肉毒性强，吃了就会致癌，而是说红肉、加工肉所含有的物质，诱发癌症的证据等级很高，且有很令人信服的证据。致癌能力强跟致癌物含量高，是两个概念。红肉、加工肉致癌的科学原理较为复杂，目前的研究也比较多，我在这里简单为大家梳理，以便深入了解。

01

红肉中含有少量胺类，会在煎炸等烹饪过程中产生胺类物质，与亚硝酸盐反应生成亚硝胺。

此外，腌制肉制品时若加入亚硝酸盐，可与蛋白质分解中产生的胺作用生成亚硝胺。亚硝胺可以在体内分解为有强致癌活性的物质，还可

1 Saliba, W., Rennert, H. S., Gronich, N., Gruber, S. B., Rennert, G. Red meat and processed meat intake and risk of colorectal cancer: a population-based case-control study [J]. European journal of cancer prevention : the official journal of the European Cancer Prevention Organisation (ECP), 28(4), 287–293. DOI: 10.1097/CEJ.0000000000000451.

以通过诱导DNA（脱氧核糖核酸）互补碱基对之间发生变化而引发癌变。

生活应用：加入亚硝酸盐的红肉，做熟后不是灰白色，而是呈粉红色。这个可以作为识别信号，遇到做熟后呈粉红色的肉，尽量不吃。

02

在150摄氏度以上的高温下烹饪肉类等含蛋白质丰富的食物，例如烧烤、炭熏等，会产生杂环胺。而有研究发现，杂环胺具有较强的致突变性。[1]

在生活应用中，烤箱没有明火，受热较为均匀，烤出的肉相对安全。明火烤肉的话，受热不均匀容易导致局部焦煳而产生更多致癌物。烧烤时看到烤煳的肉最好丢弃，不要将就着吃下去。

03

还有研究发现红肉中的血红素铁可以催化内源性N-亚硝基化合物。[2]

也有动物实验表明，较高的脂肪含量能增加直肠和结肠的肠道通透性，降低胆汁酸对肠壁的保护作用。[3]

1　Sugimura, T., Wakabayashi, K., Nakagama, H., Nagao, M. Heterocyclic amines: Mutagens/carcinogens produced during cooking of meat and fish [J]. Cancer science, 95(4), 290–299. DOI: 10.1111/j.1349-7006.2004.tb03205.x.

2　Steinberg P. Red Meat-Derived Nitroso Compounds, Lipid Peroxidation Products and Colorectal Cancer [J]. Foods (Basel, Switzerland), 8(7), 252. DOI: 10.3390/foods8070252.

3　Stenman, L. K., Holma, R., Korpela, R. High-fat-induced intestinal permeability dysfunction associated with altered fecal bile acids [J]. World journal of gastroenterology, 18(9), 923–929. DOI: 10.3748/wjg.v18.i9.923.

但这些角度的研究文献数据还比较少，未来可能会发现更多。在实际生活中，如果在外聚餐时餐桌上的鱼虾、肉类比较多，会吃超量，那么优先选择鱼虾、鸡肉，猪牛羊肉少吃一点。

了解完红肉，咱们再回到刚才提到的大众担心鸡肉有激素这件事儿。其实，现在几十天就可以出栏的速成鸡并不是由激素催出来的，而是数十年来反复育种、选种、研发优质饲料的结果。我国的养殖鸡有很多种，其中大块型白羽肉鸡便是一种成长期很短的商品肉鸡，这也是目前我国市场上主要的商品肉鸡品种。白羽肉鸡的出栏时间是42天左右，平均2.4千克。这种鸡的特点就是生长速度快、饲料报酬高，平均每1.8千克饲料即可生产1千克肉。

有了这样的生产方式，养鸡场并不需要额外注射激素。使用激素不仅需要额外的药物成本，还可能导致鸡产生各种疾病，降低生产效率。

有的人觉得现在的鸡出栏太快不安全，认为鸭子、鹅等小众一些的家禽更有营养。但我咨询了从事养殖业工作的兽医朋友，他说其实非标准化饲养的鸭子、鹅等，更有药物使用过量的风险。所以，不能凭感觉认为小众一些的食材就更天然、更有营养。

了解了肉类的大致背景后，最关键的还是要学会如何选、如何吃。

刚才提到每人每天的肉类摄入推荐量是40~75克，纯瘦肉的话，大概还没有一个手掌心大，相当于大半块鸡胸肉，或者一副扑克牌的体积。分量有了，选什么部位也很关键，我们先看下表。

表 2-11 猪肉营养成分数据（每 100 克含量）

部位	脂肪（克）	蛋白质（克）	碳水化合物（克）
猪颈肉	60.5	8.0	0
肋条肉	59.0	9.3	0
猪肉（软五花）	35.5	7.7	0
猪肉（后臀尖）	30.8	14.6	0
猪肉（硬五花）	30.6	13.6	2.2
猪肉（后肘）	28.0	17.0	0
猪肉（前肘）	22.9	17.3	2.9
猪大排	20.4	18.3	1.7
猪腿肉	12.8	17.9	0.8
猪里脊	7.9	19.6	0
羊里脊	1.6	20.5	1.6
牛里脊	0.9	22.2	0
牛腩	29.3	17.1	0

* 数据来源：《中国食物成分表（标准版）》第二册。

脂肪含量最高的五花肉（前腿和肚腩之间的肋条肉），比里脊肉的脂肪含量高了7倍多，热量自然高出不少，并且在同等分量之下，蛋白质、维生素、矿物质等重要营养物质的占比大大减少。所以，要吃猪牛羊这些畜肉的话，建议吃瘦肉，越红越好。

我生活在上海，喜欢使用快速送货上门的生鲜电商平台，买肉时既能看到部位，也能看到分量，还可以选择肉片、肉丝，非常便于在家做饭。如果你需要到超市或菜市场买成块的肉，建议提前跟摊位师傅说帮忙切成小块，比如500克肉切成7块，这样每一块差不多刚好是一人一天的分量，做饭或者冷冻储存都非常方便。这样也有助于我们规划肉类的摄入，更有助于健康。

如果你是"肉食动物"，肉的食用量远远超过这个水平，那么可以单次按照自己的食量吃，但吃肉的频率要降低。总之，肉虽好，但不要贪多哦！

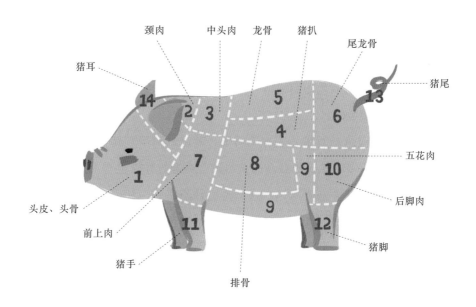

图 2-10 猪肉部位示意图

"蛋"——蛋类食物

鸡蛋作为一种物美价廉的高蛋白食物,除了含有丰富的蛋白质,还能提供脂肪酸、脂溶性维生素、卵磷脂等多种营养素,是一种高营养性价比的全能食物。《中国居民膳食指南（2022）》推荐每人每天吃1个鸡蛋,不要刻意丢弃蛋黄。

在健身的热潮下,健身达人们为了匹配训练量,需要摄入更多的完全蛋白质,于是有的人会选择多吃几颗鸡蛋的蛋白。而对蛋白质的需求量并没有大幅增加的普通人也跟风只吃蛋白,丢弃富含大量营养的蛋黄,可以说非常可惜。

蛋黄中有一半是单不饱和脂肪酸——油酸,与橄榄油中的成分一样,同时含有卵磷脂、维生素A、B族维生素等关键营养素。虽然蛋黄确实含有不少胆固醇,但对于健康人来说并不会造成威胁。一天一颗全蛋仍是很好的选择,偶尔两颗全蛋也不成问题。

不过鸡蛋里的酯类物质受热容易被氧化,所以嫩煮、嫩煎最好,蛋清凝固,蛋黄微微凝固,不溏不硬。过火的炒蛋、长时间煮或卤,都会使胆固醇氧化,而氧化的胆固醇对心血管健康的危害更大一些,这是日常生活中需要避免的。

蛋类不仅仅包括鸡蛋,还有鹌鹑蛋、鹅蛋、鸭蛋、鸽子蛋等,但整体营养价值差不多,性价比最高的是鸡蛋。鸡蛋的外壳也有不同的颜色,粉白色、浅咖色甚至淡青绿色。这只是品种的差别,营养差别不大。而小规模生产的土鸡蛋、大规模工业化生产的鸡蛋,营养差别也不大。饲料不同,蛋黄中的一些微量营养素的成分会产生差异,使得不同鸡蛋的风味有所不同。

除了蛋壳的颜色不同,蛋黄的颜色也有所不同,有的偏淡黄色,有的是浓浓的橙红色。这与鸡饲料中胡萝卜素的含量高低有关。胡萝卜素呈橙红色，如果蛋黄中的胡萝卜素含量较高，蛋黄颜色就会呈很深的橙红色。饲料中添加胡萝卜素的成本并不高，且胡萝卜素并不是鸡蛋为我们提供的主要营养素，所以蛋黄颜色并不是鸡蛋品质的鉴定标准，我们不能认为蛋黄颜色越深的鸡蛋越有营养。

在购买鸡蛋的时候，还会见到一类鸡蛋叫"可生食鸡蛋"。爱美食的朋友可能对寿喜烧都不陌生，其中生鸡蛋就是当作酱汁来搭配食用的。将烫熟的牛肉埋进打散的鸡蛋液中，可以迅速降温，裹上一层蛋液的牛肉口感也更滑嫩。

这里的"可生食"并不是说生吃更营养，而是说整个生产过程中的细菌防控标准更严格，达到了可以直接入口的卫生标准。可生食鸡蛋表面基本没有了沙门氏菌，更加安全。如果对食品卫生非常讲究，或者家中有小孩、孕妇、老年人等抵抗力较弱的人，也可以选择可生食鸡蛋。当然了，并不是说吃普通鸡蛋有多危险。注意将鸡蛋与其他食物分区域存放，别让蛋壳直接接触案板、餐具、要入口的食物，避免它们被沙门氏菌污染即可。

系带：起到让蛋黄固定在中间的作用，系带越明显，鸡蛋越新鲜

蛋壳：表面凹凸不平，有多达 17 000 个微小气孔，主要成分是碳酸钙

蛋壳膜：位于蛋壳内，有内外两层之分，起到防止细菌进入的作用

蛋黄：重量占带壳鸡蛋的 1/3，但热量占 3/4，主要成分是脂肪和蛋白质

蛋白：蛋白的主要成分是水分和蛋白质，靠近蛋黄的蛋白浓，靠近蛋壳的蛋白稀

气室：在鸡蛋的大头端，像一个空气口袋，鸡蛋放久后，气室会变大

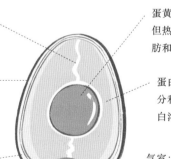

图 2-11 鸡蛋的内部结构

最后，要提醒一下鸡蛋的储存和安全问题。鸡蛋表面有层肉眼不易看到的蛋壳膜，会充当"侍卫"来保护鸡蛋不受微生物的侵入。但随着时间的推移，在适宜的环境中，微生物会迅速繁殖壮大，最终突破蛋壳膜的防护侵入鸡蛋内部。鸡蛋本身富含水分、蛋白质、脂肪和维生素等营养物质，而微生物侵入鸡蛋内部后仿佛进入天堂，依赖着充足的营养支持开始大量繁殖，导致鸡蛋逐渐腐败变臭。所以，储存鸡蛋要遵循科学方法，不必因为担心沙门氏菌而将鸡蛋用水清洗后再放入冰箱，以免破坏鸡蛋表面的保护膜，缩短鸡蛋的储存时间。

当然，养成好习惯，一次不购买太多，及时放入冰箱储存，就可以常常吃到新鲜的鸡蛋啦！

"奶" —— 奶制品

奶制品，是膳食中非常重要的一部分，不仅仅是完全蛋白质的来源，更是钙质的重要来源。《中国居民膳食指南（2022）》推荐，每天要摄入300~500毫升的奶或其他奶制品。

富含完全蛋白质的食物有很多，但富含钙且含有的钙容易被人体吸收利用的食物非常稀缺。

奶制品是绝对的"钙量霸主"，我们身体所需要的钙，绝大多数都需要通过它摄入。其余部分是通过绿叶菜、豆制品、坚果等食物综合摄入，但这些食物中的钙，大多以不可溶的复合物形式存在，要通过胃酸、酶的作用才能从复合物中游离出来，成为可溶解状态从而被吸收，所以吸收率较低。而牛奶含有一定量的乳糖、少量维生素D、适量的蛋白质，这些都有利于钙的吸收。所以奶制品中的钙整体吸收率较高，是非常重要的膳食钙来源。

表 2-12 不同阶段的钙推荐摄入量

年龄及阶段	推荐量
1~3 岁	600 毫克每天
4~6 岁	800 毫克每天
7~10 岁	1000 毫克每天
11~13 岁	1200 毫克每天
14~17 岁	1000 毫克每天
18~49 岁	800 毫克每天
50 岁及以上	1000 毫克每天
孕期	额外增加 200 毫克每天
哺乳期	额外增加 200 毫克每天

* 数据来源：《中国居民膳食营养素参考摄入量（2013 年版）》。

　　奶制品如此重要，如果摄入不足，大概率会出现缺钙现象。而钙是构成骨骼和牙齿的主要成分，还参与维持肌肉细胞的活动和神经兴奋性等多种生理功能。钙摄入不足，将会引发发育不良、骨骼变形、骨质疏松等一系列健康问题。

　　你可能会想，是否可以通过钙片来解决补钙问题呢？钙片可以补钙，但通过这种方式补钙，又涉及补充剂量、身体的吸收程度、补充不当可能存在的副作用等问题，会有很多麻烦随之而来，不如膳食补钙那么安全。所以，通过钙片补钙应该是无法摄入奶制品之后不得已的选择。学会评估自己的奶制品摄入量是否足够，让自己养成终身饮奶的好习惯，才是更重要的事。

《中国居民膳食指南科学研究报告（2021）》显示，国人奶制品摄入量还远远不够。城市居民平均每日奶制品摄入只有42.2克，而农村地区每日平均奶制品摄入仅有14.8克。我们需要多认识奶制品，根据自己的实际情况和生活习惯，挑选适合自己的，保障奶及奶制品的摄入量。

牛奶

牛奶，是最基础的奶制品，根据加工方式大致可以分两类：巴氏灭菌乳、超高温灭菌乳。

"巴氏灭菌乳"指经过巴氏消毒（在72摄氏度的热管道中杀菌15秒）后进行包装的牛奶，营养成分以及风味保留率很高，但牛奶中的细菌并没有被全部杀灭，必须冷藏保存并在一周内喝完，新鲜度很高。

"超高温灭菌乳"则是经过了超高温瞬间灭菌（135摄氏度杀菌1~2秒）后进行包装的牛奶，细菌基本完全杀灭，但高温下维生素和风味有一定程度的损失，在常温下可以保存一个月、半年甚至一年，优点就是便于储存。

从营养素留存这个角度来说，巴氏灭菌乳优于超高温灭菌乳，但由于保质期较短，一般来说在距离奶源比较近的地方，才更有利于生产巴氏灭菌乳。所以，巴氏灭菌乳推荐购买当地或者距离比较近的大品牌。

超高温灭菌乳并不意味着是低端奶，很多也都有优质奶源，品质不错，方便储存和取用。日常生活中，巴氏灭菌乳与超高温灭菌乳我都会买。巴氏灭菌乳一般分量比较大，常常是1升装，更适合每天饮奶比较规律的家庭。超高温灭菌奶常常是200~300毫升的小包装，既方便量化，也方便携带。二者各有优势，都已经做好杀菌处理，不需要再加热煮沸，想要喝热牛奶也仅需要加热到适口温度。

那么关键的选择标准，就是牛奶的具体成分了。牛奶中的主要成分是蛋白质、碳水化合物（乳糖）、脂肪、钙。我们主要想通过牛奶摄入完全蛋白质和钙，同时需要适当限制通过牛奶摄入的饱和脂肪酸，而且有些人对乳糖不耐受，所以下面这几个指标也是选择牛奶的关键。

关于蛋白质

纯牛奶中的蛋白质含量高于2.8克每100毫升就已经达标了，但随着畜牧业的发展和生产技术不断进步，每100毫升牛奶中，蛋白质含量基本在3.0克、3.2克，含量高达3.6克、4.0克的牛奶甚至也越来越普遍。

现在市面上也逐渐开始出现浓缩的牛奶，蛋白质含量可以达到6%~9%，尤其一些咖啡店、奶茶店会使用，称其为厚乳版。有些产品仅仅是将水分脱去，进行整体浓缩。有些产品是通过膜过滤的方法有选择性地浓缩，虽然蛋白质浓缩程度高，但脂肪、乳糖含量并不会相应增加那么多，像部分脱脂奶这样的浓缩牛奶整体营养价值也高一些。

奶源越好，蛋白质和钙质的含量会越高，无论买巴氏灭菌乳还是超高温灭菌乳，这个原则都适用。

关于钙

牛奶本身就是高钙食品，而且其中的维生素D、恰当的钙磷比等，也让牛奶中的钙吸收率很高。

为了应对补钙的需求，市面上也出现了额外添加钙成分的高钙奶。向牛奶中额外添加钙的技术难度大，所以一般添加量并不高，会增加10%~20%。牛奶本身含钙量就很丰富，增加的这部分"钙"并不会带来巨大差异，且多数吸收效果也没有牛奶本身的钙好。

相比之下，有些奶源比较优质的高端奶，本身的原生钙含量就较高，比如每100毫升钙含量达到120毫克，比普通高钙奶更值得购买。

关于脂肪

牛奶含有天然的脂肪，每100毫升含3~4克，这些脂肪以饱和脂肪酸为主，主要带来香味、饱腹感以及脂溶性维生素。如果将这些脂肪脱去，就可以做成脱脂奶，如果只脱去一部分就叫作低脂奶。脱脂奶的热量会大幅下降，但同时风味、脂溶性维生素会被一并脱去。

在国内，一开始对于脱脂奶最为追捧的是健身人群，他们希望在大量获取牛奶蛋白的同时可以减少脂肪的摄入，来保证健身效果。而这样的"减脂"理念也逐渐渗透大众生活，以至于很多人将脱脂奶与健康奶画上等号。

在没有肥胖和血脂异常问题的情况下，每天喝300~500毫升普通牛奶就可以，倒不必专门喝脱脂奶。但如果确实有减肥、调理血脂的需求，或者每天奶摄入量超过500毫升，还是建议选择脱脂奶或者低脂奶，从而减少全天的饱和脂肪酸摄入量。

虽然普查数据显示咱们平均奶制品摄入量挺少，但有些人摄入得比较多。比如早餐会有牛奶或者酸奶，白天还要来杯拿铁咖啡（含有牛奶），吃饭或者吃零食时还经常会吃奶酪。如果你也这样爱吃奶制品，奶摄入总量就比较容易超标，适当选择脱脂奶制品比较合适。

关于乳糖

牛奶虽好，但有不少人不适应喝牛奶，其中最常见的问题便是乳糖不耐受——喝完牛奶后肠胃不舒服，甚至会拉肚子。

人类和其他哺乳动物乳汁中特有的碳水化合物叫作乳糖，由一分子半乳糖和一分子葡萄糖组成。当人吃了含有乳糖的牛奶食品后，乳糖会在乳糖酶的作用下分解，从而被人体吸收。但如果体内缺乏乳糖酶这个小帮手，乳糖会到达结肠，在肠道内菌群作用下发酵，从而刺激肠道，造成腹痛、腹胀、产气，乳糖堆积还会导致渗透压升高从而聚集水分，造成腹泻。

表 2-13 常见含乳糖的食物及其乳糖含量

乳制品种类	分量	乳糖（克）	占比（%）
常规牛奶	250 毫升	12	4.80
低脂牛奶	250 毫升	13	5.20
常规酸奶	200 克	9	4.50
低脂酸奶	200 克	12	6.00
奶酪	30 克	0.02	0.07
农家鲜干酪	30 克	0.1	0.33
奶油	6 毫升	0.03	0.51
冰激凌	50 克	3	6.00

* 数据来源：《儿童营养及相关疾病》。

东亚人中，大约有93％的人会发生乳糖不耐受。非洲裔美国人、非洲人和中亚人中，大约有80％的人乳糖不耐受。芬兰人、瑞典人、英国人、德国人、法国北部的人，乳糖不耐受的比例只有15％左右。[1]

乳糖不耐受，也成为国人饮奶量达标的重要障碍。针对这个问题，我们需要找到特定的解决方案。目前有三种可行的办法：饮用0乳糖牛奶、喝酸奶、吃奶酪。

---

1 Storhaug, C. L., Fosse, S. K., Fadnes, L. T. Country, regional, and global estimates for lactose malabsorption in adults: a systematic review and meta-analysis [J]. The lancet. Gastroenterology & hepatology, 2(10), 738–746. DOI: 10.1016/S2468-1253(17)30154-1.

0乳糖牛奶是将牛奶中的乳糖提前水解后得到的牛奶产品,也常被叫作舒化奶,口感不同于传统牛奶,略微偏甜。而酸奶会在发酵的过程中由乳酸菌分解掉一部分乳糖,绝大多数人都可以耐受。奶酪在整个制作过程中会脱去液体的乳清,乳糖也会被随之脱去,所以奶酪中几乎不含有乳糖。

即使是乳糖不耐受者,每日也能耐受10克乳糖。所以,如果你本身有乳糖不耐受的症状,那么一方面可以少量、随餐喝牛奶,尽量不喝冰牛奶,另一方面要积极地通过0乳糖牛奶、酸奶、奶酪来增加奶制品摄入量,保证钙的需求得到满足。

近些年来,有很多主打植物成分的"植物奶",比如豆浆、核桃奶、燕麦奶等。以不含乳糖为卖点,引导消费者将植物奶作为牛奶的替代品,这个思路是不合理的。大豆、燕麦分别有它们的营养优势,但都非高钙食物,如果额外添加碳酸钙就与吃钙片没有太大区别了。这些植物奶可以喝,但不建议作为牛奶的替代品。

以上就是关于牛奶的核心信息,它是加工程度最低、性价比最高的奶制品,应该是每天都要摄入的食物之一。

现在,散装奶已经非常少见,它并不会更天然、更营养,而且容易受细菌污染,必须煮沸饮用,安全程度较低。而无论是超高温灭菌乳还是巴氏灭菌乳,安全度和品质都已经大幅提升,更适合在日常生活中选择。

但一些小众奶产品仍然有鲜奶售卖,比如骆驼奶、羊奶。这些非标准化生产的鲜奶有很多不安全因素,比如采集时的细菌污染,物流过程中无法稳定保鲜。即便是正规厂家销售的小众奶制品,也并没有神奇的营养价值。只是因为产量较少而稀缺,或者风味更独特而已,切记不要轻信广告宣传而盲目追捧。它们该有的营养,牛奶基本上都有。

酸奶

酸奶是牛奶经过乳酸菌发酵的半固体状奶制品，因为乳酸菌要生长发酵，所以对奶源的品质要求也更高。如果牛奶含有过量的抗生素，那乳酸菌就会被杀死，从而导致发酵失败。这一点，可以让很多担心奶源品质的消费者更加放心。

同时，经过乳酸菌发酵后，蛋白质更加好吸收，B族维生素的含量也在一定程度上提高。乳糖成分减少，使得乳糖不耐受的人可以适应，而牛奶中导致一部分人产生痘痘的成分在酸奶中也会减少，所以喝牛奶长痘痘的人可以喝酸奶。酸奶确实是营养价值更高的乳制品。

不过，乳酸菌发酵后的产物是酸味的，也正是这些酸性物质使得牛奶中的酪蛋白凝固。而且发酵时间越长，味道也越酸。为了调节口味，最初的酸奶都要加糖才容易被接受。因为最初那些甜甜的大果粒味酸奶产品，我们在冰饮方面有了比雪糕更有营养的选择。

但随着健康意识增强，以及国人普遍能量摄入过剩，减糖成为新的健康趋势。口味改良后的无糖酸奶，酸味没有那么重，直接吃比较香醇，也逐渐成为健康人士的新宠。如果你想要长期将酸奶作为主要的奶制品，那一定要学会挑选酸奶，并逐渐让自己适应天然酸奶的味道，养成吃酸奶的好习惯。

● 阅读配料表信息

在讲解主食时，我们就提到了阅读配料表的重要性。一款食品的基本信息，会清晰地写在产品包装背面，展示的是制作这款食品时都用了什么材料，营养成分表展示了这些材料的综合营养成分数据。

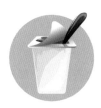

常见的含糖酸奶
配料表：生牛乳、白砂糖、稀奶油、乳清蛋白粉、羟丙基二淀粉磷酸酯、琼脂、益生菌

常见的无糖酸奶
配料表：生牛乳、保加利亚乳杆菌、嗜热链球菌

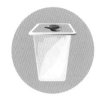

最基础的酸奶，配料表应该只有生牛乳、乳酸菌，如果有其他物质添加，往往有特定的目的。

添加白砂糖、果酱等甜味物质，都是为了调节酸奶的口味，希望让更多人接受。还有红枣、燕麦等口味的酸奶，往往也只是希望制造多种风味，吸引消费者的注意力，但这些基本上都是含糖酸奶。

如果发酵出来的酸奶质感较稀，消费者就会觉得产品质量不够好（其实酸奶本身是没问题的）。为了迎合消费者的喜好，让酸奶更"浓郁"，生产者会加入明胶等增稠剂来调节质感。明胶这种添加物虽然并没有什么害处，但总的来说相当于在食物中"滥竽充数"，只提供口感不提供关键营养，最终会降低食物整体的营养价值。

还有一些食用香精等成分，也都是为了改善口味。所以，一款含有很多配料、味道还可以的酸奶，只能说做到了一款食物应尽的本分，是浓妆艳抹之后的美人。而配料表简单同时口味又好的酸奶，才是真正的人间尤物，得之我幸。

● **减少对甜味的依赖**

纯净无添加的酸奶纵有万般好，如果你不爱吃、不想吃，统统白搭。所以，让酸奶变得好吃，而且我们爱吃还是非常重要的。

酸奶会酸，跟菌种添加量、发酵时间、冷却时间、冷却温度等生产指标都有关。菌种添加量较大、发酵时间较长、冷却时间较长，都会导致发酵过度、酸味更强。所以，自己做酸奶比较容易出现口味偏酸的情况。

但当工艺控制得精妙合理，完全可以制作出口味适宜的酸奶，它并不会很酸。目前市面上常见的一些无糖天然酸奶，风味都控制得不错。如果你或者家人一开始不是很习惯，可以多尝试几次，也可以加入杧果、香蕉、草莓等甜味水果，改善一下口感。

我们的口味习惯会随着时间的推移而改变，如果你有耐心逐步让全家人都适应天然酸奶的口味，那么不出一个月，再喝含糖酸奶时，估计你自己都会受不了。

格外需要注意的是，现在有些所谓的0糖酸奶仍然有甜味，那是因为使用了甜味剂。合理使用代糖合法合规，很多权威机构，诸如FDA、国际食品法典委员会、欧洲食品安全局、加拿大卫生部、澳新食品标准局等，都认为经批准使用的代糖，不会对人体健康造成危害。但是，不可忽视的一点是，食用代糖仍易促成嗜甜的口味习惯。尤其是孩子，如果从小就养成嗜甜的饮食习惯，未来就更加难以改变。

随着大众健康意识的增强、食品生产科技的进步、冷链物流的普及，好的酸奶品牌越来越多，我们购买起来也越来越方便。是时候做个升级，选择更健康、更有品质的酸奶了。

奶酪

奶酪，由10倍重量的牛奶浓缩发酵而成。发酵过程会带给食物全新的风味，据不完全统计，全世界有约1 800种奶酪，叫不上名字的更是不计其数。除了奶酪发烧友和美食家，新手不需要纠结具体奶酪的品种和风味，咱们只要能买到健康、好吃、货真价实的奶酪就足够了。

奶酪最常用的原料是牛奶和羊奶，不同牧区、不同品种的奶，成分会略有些差异，用脂肪含量较高的奶制作的奶酪，奶味往往更浓郁。

在奶酪制作过程中会把水分脱去，所以溶于水的营养成分也会一并被脱去，比如乳糖、水溶性维生素、乳清蛋白。乳清蛋白占牛奶中蛋白质总量的20%左右，占比可不小，所以看由全脂奶制作的奶酪的营养成分表时，若发现蛋白质含量低于脂肪，这是正常的。

当然，有些奶酪用脱脂奶、部分脱脂奶来制作，也有些奶酪在制作过程中会用到脂肪酶，那这种奶酪中蛋白质含量会与脂肪含量相当，甚至远高于脂肪含量，营养价值很高。

发酵后的奶制品，蛋白质更容易消化吸收，B族维生素的含量也会增加。不过有些奶酪中的蛋白质分解时会产生一些苦味肽，或者游离出一些苦味氨基酸。这就导致有些奶酪的口感略苦，尤其是发酵时间比较久的硬质奶酪。

还有个需要我们留意的细节，那就是绝大多数国外的奶酪在制作过程中会加盐。观察一下超市里奶酪的营养成分表，你就会发现，每100克奶酪当中的钠含量往往在600~1 100毫克，每吃30克奶酪（相当于300毫升牛奶），差不多会摄入0.5克左右的盐。

为了健康我们要减少盐的摄入，每天的目标是控制在5克以内，而一块奶酪就占掉10%的额度，这对小朋友尤其不友好。想要给孩子买奶酪补充营养的妈妈，一定要牢记这个细节，尽量挑选钠含量较低的奶酪，比如每100克奶酪中钠含量低于400毫克，那么一块30克的奶酪含有0.3克盐，这样的奶酪会比较安全。

如果读到这里，你可能发现了一个细节，那就是关于盐这个问题我特别提到了国外奶酪。是的，没错，国内也有奶酪。在新疆维吾尔自治区、内蒙古、云南等地都有牧场，盛产牛奶，而奶制品保质期很短。为了窖藏美味，当地人将喝不完就会坏掉的牛奶变为可以长期储存的食品，自然就有了奶酪。

只不过，我国的奶酪制品主要以民族传统农产品的形式存在，受民族性、区域性的制约，大多自产自销，流通范围有限。再加上这些传统奶酪的制作工艺并不是很先进，发酵后的味道也让很多人吃不惯，市面上就没那么常见了。

中国奶酪不怎么加盐，反而有可能会加糖，尤其是一些奶疙瘩，含糖量很高，几乎快成奶糖了。这是我们在消费国内传统奶酪时需要注意的细节。

国外经典奶酪

● **鲜酪**

鲜酪是指不用发酵或者发酵程度特别低的奶酪。一般的制作流程是先像点豆腐一样加入能让蛋白质凝固的酸水或凝乳酶，然后将水分挤压出去浓缩。或者是像酸奶一样简单发酵，然后将水分脱去，压缩成奶酪。

图 2-12 马苏里拉

脱出去的液体叫作乳清，也可以再加工，使其中的乳清蛋白析出，制作乳清奶酪。乳清奶酪也是鲜酪的一种。鲜酪的盐含量普遍较低，不耐放，但营养价值很高，也适合小朋友吃，口味比较接近不含糖的原味酸奶，很清淡。

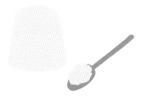

图 2-13 乳清奶酪

● **白霉软质奶酪**

顾名思义，就是外面长了一层白毛的奶酪，在国内比较容易买到。

这种奶酪的外皮上有一层白白的霉菌绒毛，外皮质地稍微硬一些，但里面的奶酪非常软滑，甚至像流心蛋黄一样呈流动状。这类奶酪含盐量比较高，味道咸香。

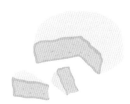

图 2-14 布里奶酪

● **蓝纹奶酪**

发酵完成后，蓝纹奶酪内部有较为均匀的蓝色花纹，这些蓝色花纹是由青霉菌在奶酪内部发酵而产生的。

有些人说，蓝纹奶酪像臭豆腐一样，闻着臭，吃着香。其实蓝纹奶酪并不是臭，而是风味比较有特色，也有一些菌菇香气。

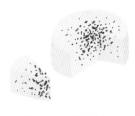

图 2-15 蓝纹奶酪

蓝纹奶酪在国内超市也容易买到。整体偏咸，盐含量比较高。

● **洗皮奶酪**

顾名思义，洗皮奶酪是在发酵过程中外皮要洗一洗的奶酪。进入发酵熟成阶段，生产者会用不同的液体定期对奶酪表皮进行清洗，破坏原有的菌群，而一些特殊菌种借势增殖，以此带来更为特殊的风味。

这里提到的液体中，最常用的是盐水，还有很多特色奶酪会用啤酒、红酒甚至是白酒来清洗，以产生特别的风味。

但洗皮奶酪的味道比较冲，可能会比蓝纹奶酪更像臭豆腐。估计也是因为这一点，洗皮奶酪在普通超市很难买得到，一般在进口超市才会有。

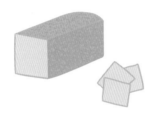

图 2-16 芒斯特奶酪

图 2-17 佩科里诺奶酪

● **山羊奶酪**

山羊奶酪是法式奶酪中一个特有的分类，是由羊奶经过特殊的制作工艺形成的，口感更为细腻丝滑。外观特征是不容易切得整齐，很容易散开（佩科里诺奶酪就是一种羊奶奶酪）。

山羊奶酪既有像鲜酪一样制作的品种，也有需要熟化发酵的品种。新鲜发酵的山羊奶酪，口感非常绵密，味道也清淡一些。而熟化发酵的山羊奶酪风味更为醇厚。

我在国内超市见到的山羊奶酪蛋白质含量普遍不高，这就说明制作时用的是全脂山羊乳，而脱去乳清导致蛋白质含量降低。如果钠含量不高，那么整体营养价值也较高。山羊奶酪并不会有羊膻味，但确实会有羊乳的特殊风味。

山羊奶酪在国内的西餐厅很常见，比如沙拉上撒的白色奶酪碎粒。

● **压制奶酪**

顾名思义，压制奶酪就是施加压力制作而成的奶酪。所以这类奶酪的水分被挤得更干，更硬实，发酵周期也很长，甚至以年来计。

压制奶酪范围非常广，品种非常多，是国内超市里最常见的品种。它也是很多人对西方奶酪的第一印象，比如动画片《猫和老鼠》当中常见到的大孔奶酪（埃门塔尔奶酪）就属于压制奶酪。

压制奶酪味道适中，造型多样，有些甚至直接制成方片状，便于制作三明治。稍微软一点的可以切成小丁给孩子当作加餐，比较硬的可以磨成粉或者擦丝用来调味增香。

其中大孔奶酪是我最为推荐，适合中国家庭消费的奶酪。这种瑞士奶酪含盐量非常低，一般在200毫克每100克，味道也淡一些，绝大多数人可以适应。软硬适中，既可以切成小丁作为加餐直接吃，也可以切成片来制作三明治，非常方便。

需要留意的是，国内超市里充斥着大量品质较低的再制干酪，就是在模仿这种压制奶酪的质感，尤其是片状三明治奶酪，需要查看配料表来辨别。

再制干酪中真正的奶酪成分大幅减少，只要含15%的天然奶酪就符

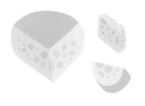
图2-18 埃门塔尔奶酪
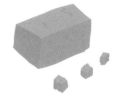
图2-19 切达奶酪
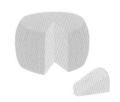
图2-20 帕马森奶酪

合生产要求，[1]取而代之的是奶油、白砂糖、食用胶等添加物，所以营养价值大大降低。

并不是说但凡写着"再制干酪"就是不好的奶酪。只要乳制品含量低于92%，都叫作再制干酪，所以再制干酪的天然奶酪成分不一定很低。

在选择时可以重点关注配料表信息，以及营养成分表中蛋白质、钙、钠的含量。蛋白质、钙的含量要高，脂肪和钠的含量要低。钠含量差不多的时候，选择蛋白质含量高的，蛋白质含量差不多时选择钠含量低的即可。

● 奶酪棒

在2020年之前，中国市场上的奶酪还比较少。只要学习如何辨别天然奶酪和再制干酪，就可以大致做出选择，只是奶酪的选择太少，很多时候买不到好奶酪。

但随着健康意识提升，以及健康教育的普及，中国市场上的奶酪产品如雨后春笋般冒出来。其中奶酪棒就是非常有特色的产品。但这些奶酪棒无论宣传得有多么健康，看看成分表你就会发现它们跟传统天然奶酪有着较大差别。这种差别集中在两个方面：浓缩程度低、碳水化合物含量高。

我们常说奶酪是10倍牛奶的浓缩，其蛋白质含量一般在20%以上，甚至是25%以上。但奶酪棒的蛋白质含量在10%左右，相差很远。同时，奶酪在生产过程中要脱去水分，而可溶于水的乳糖会被一起脱去，碳水化合物含量几乎为零。但奶酪棒的碳水化合物含量很高，即便没有加白砂糖，或者只是使用代糖，碳水化合物含量也一样很高。

带着这两点疑惑去研究配料表后你会发现，原来奶酪棒并不是以传统方式制作的奶酪，而是更像奶冻。

绝大多数奶酪棒的配料表中都有食用胶的成分，而网络上流行的自

1　中华人民共和国卫生部.食品安全国家标准再制干酪：GB/T 25192—2010 [S].北京：中国标准出版社，2010.

表 2-14 三款产品每 100 克中所含营养成分表对比

品牌	热量 （千卡）	蛋白质 （克）	脂肪 （克）	碳水化合物 （克）	钠 （毫克）	钙 （毫克）
A	259	5.2	16.3	23.0	217	258
B	253.6	8.1	17.2	16.8	300	600
C	225	12.2	14.8	11.0	158	750

表 2-15 两款产品配料表对比

宣称干酪成分 大于 51% 的奶酪棒	宣称乳及乳制品 大于 92% 的奶酪棒
干酪（添加量≥51%）[巴氏杀菌乳，稀奶油，食用盐，发酵菌种（乳酸乳球菌乳脂亚种、乳酸乳球菌双乙酰亚种、肠膜明串珠菌肠膜亚种）、刺槐豆胶]，生牛乳（添加量≥26%），白砂糖，浓缩牛奶蛋白，磷酸三钙，明胶，柠檬酸钠，刺槐豆胶，乳酸，黄原胶，食品用香精，山梨酸钾，维生素 D。	生牛乳（添加量≥78%），浓缩牛奶蛋白（添加量≥13%），稀奶油（添加量≥1%），白砂糖，乳酸乳球菌乳脂亚种，乳酸乳球菌双乙酰亚种，肠膜明串珠菌肠膜亚种，凝乳酶，刺槐豆胶，罗汉果甜苷，黄原胶，明胶，磷酸三钙，乳酸，食用盐。

制奶酪棒食谱中，也会用到吉利丁片（主要成分为明胶）。加入这种成分可以使液体凝固，果冻、椰子冻等食品都要用到它。

所以奶酪冻的真正制作方法是将部分奶酪混入牛奶等液体，再加入一些食用胶等成分，让它凝固，呈现弹性质感。这种制作方法并非像天然奶酪那样先加入凝乳酶使得水分析出而被脱去，再进行浓缩。所以奶酪棒的整体水分含量较高，蛋白质含量比较低。同时因为水分并没有被脱去，加了牛奶的奶酪棒仍然会有乳糖。

让液体凝冻在一起而实现弹性质感其实非常容易，所以仅凭质感和香醇度仍然无法判断一款奶酪棒的优劣。最重要的选择思路跟区别牛奶、乳饮料相同。需要查看一下配料表，看看重要的乳制品成分究竟占多少，到底有多少添加糖、奶油等成分在浑水摸鱼。

品质差的奶酪棒，相当于将乳饮料做成奶冻。品质好一些的奶酪棒，相当于用牛奶、酸奶、奶酪混合物做成奶冻。乳饮料不可以替代牛奶，同理，品质较差、含糖量较高的奶酪棒不够健康，是不适合作为牛奶替代品的。但那些以奶酪、牛奶为主要成分，添加少量风味物质调节口感，且携带更方便的奶酪棒，不失为不错的奶制品，可以替代牛奶。

儿童胃容量小，有些还会乳糖不耐受，无法一次性喝下太多牛奶，而吃一两根奶酪棒就很轻松，可以轻易实现需要的奶制品摄入量。

《中国居民膳食指南（2022）》推荐儿童每天要摄入300~500毫升牛奶或相应奶制品，以保证优质蛋白和钙的摄入量。按照这样的目标，我们来算算儿童一天可以吃几根奶酪棒。

我列出市面上销量比较高的三款奶酪棒的营养成分，与300毫升牛奶的数据做个对比：

表 2-16 牛奶与奶酪棒营养成分对比

品牌	热量（千卡）	蛋白质（克）	脂肪（克）	碳水化合物（克）	钠（毫克）	钙（毫克）
牛奶 / 300 毫升	195	9.9	10.8	14.7	111.6	321
品牌 A / 4 根	207.2	4.16	13.04	18.4	173.6	206.4
品牌 B / 4 根	182.59	5.832	12.384	12.096	216	432
品牌 C/ 4 根	180	9.76	11.84	8.8	126.4	600

看表可知，品牌A营养含量较低，吃4根也达不到蛋白质和钙的摄入目标，而且添加糖摄入会过多。品牌B吃四根可以达到钙摄入目标，蛋白质还差一点点，如果用它替代牛奶，其他的高蛋白食物可以多一些。品牌C吃四根可以达成蛋白质摄入目标，不过钙含量已经远远高于牛奶。

奶酪棒都会额外添加磷酸三钙，以增加钙含量。常见的奶酪选购科普文章也都会提醒大家看钙钠比，钙含量越高、钠含量越低越好。但这样的消费观念也促使产品研发者额外添加钙，以此迎合大家对钙钠比的关注。但添加钙的吸收率不如天然钙，我们并不能一味地追求高钙，也不能认为钙含量越高品质越好。还是要看天然物质的含量有多少，如果配料里天然成分占比较高，同时添加钙，那么这是可以的。如果一款产品中天然成分较少，却额外添加乳清蛋白粉、钙，以便数字变得好看，这样的产品就是不值得购买的。

儿童对钙的摄入需求高，通过奶酪棒多补一点也可以，但同时给孩子吃钙片的家长就要注意一下，不要重复补充，以免过量。任何营养，都不是越多越好。还有一则提醒，即便是乳成分占比很高的奶酪棒，目前也使用了代糖来让奶酪棒更好吃，所以我们在将奶酪棒作为日常的补充和调剂时，尽量不要养成依赖甜味的习惯。没有任何添加的牛奶、酸奶仍是更值得选择的奶制品。

其他奶制品

人类发挥聪明才智，将牛奶的可塑性发挥到极致，开发了各种牛奶衍生品。把牛奶中的脂肪单独提取，可以加工成稀奶油，剩余的部分就是脱脂奶了。稀奶油继续加工，在不同的加工方式下分别可以得到奶油或者黄油，这两种食物的脂肪含量都非常高，同时含有一些脂溶性维生素和少量蛋白质。奶油继续发酵可以做成酸奶油，在西餐烹饪以及甜品制作中常会用到。

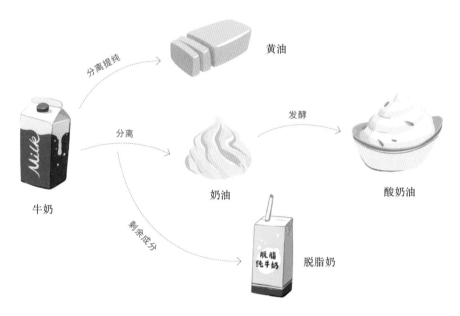

图 2-21 牛奶与黄油、奶油、脱脂奶等的转化

牛奶除了可分离出脂肪等成分，还可以浓缩处理。如果将牛奶蒸馏后除去一半的水分进行浓缩，就会得到淡奶。比如港式奶茶用到的淡奶，搭配红茶末煮出的浓郁茶底，味道特别浓郁。如果将淡奶再稍加浓缩，同时加入大量的白砂糖，便可加工成甜甜的炼乳。

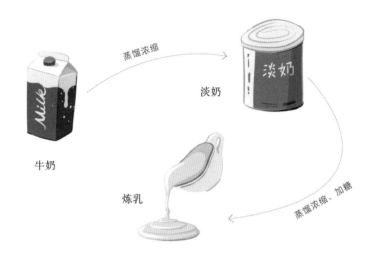

图 2-22 牛奶与炼乳、淡奶的转化

黄油、奶油这样的加工奶制品价格不菲，经常作为烘焙和烹饪原料使用。随着科学技术的进步，它们竟然也有了人造的替代品。

这里不得不提氢化植物油。大豆油等植物油在工厂中经过人工加氢等步骤，使脂肪酸由不饱和状态变为饱和状态，成为耐储存、好运输、商业经济价值颇高的固态油脂。植物奶油、植物黄油、植脂淡奶便是以这种氢化植物油为原料，再加入香精等添加剂制作而成的，营养价值大打折扣。它们的质感、使用方式甚至风味，都与奶油、黄油、淡奶相似，却不是用牛奶提取的，而是由植物油制作而成，真的可以称之为赝品了。

这些油脂的性能与天然乳脂极为相似，价格却可以大幅降低，所以它们被广泛用于食品加工行业。而氢化植物油在加工过程中极易产生反式脂肪酸，这是一种十分不健康的成分，会威胁我们的心脑血管健康。[1] 含有氢化植物油、反式脂肪酸的食物，能不吃就不吃。

常见的使用这类植物奶油、植物黄油的食物，主要有饼干、面包、甜品、蛋糕等。追求健康的话，这些食物要尽量少吃。即便是天然奶油、天然黄油这样饱和脂肪酸含量较高的油脂，也建议少吃，更何况那些有更多潜在健康威胁的油了。

"豆"——大豆类食物

大豆，也叫作黄豆，不仅有常见的黄色大豆，也有黑色、青色甚至是褐色的品种。在中国种植的大豆，差不多90％都是黄大豆。而毛豆是新鲜连荚的鲜食黄豆，也可以理解为黄豆的小时候。

之前讲的杂豆，是一些碳水化合物含量较高的豆类，而大豆与杂豆不同。大豆的碳水化合物含量很低，而完全蛋白质和脂肪含量较高，我们可以通过营养成分组成看到明显的不同。

大豆无论怎么煮最后仍是相对完整的，而淀粉含量高的杂豆煮到最后会呈现沙沙的质感，可以做成豆泥，比如绿豆沙、红豆沙、鹰嘴豆泥等，这样区分简单明了。

————————

1　Mozaffarian, D., Aro, A., Willett, W. C. (2009). Health effects of trans-fatty acids: experimental and observational evidence [J]. European journal of clinical nutrition, 63 Suppl 2, S5–S21. DOI: 10.1038/sj.ejcn.1602973.

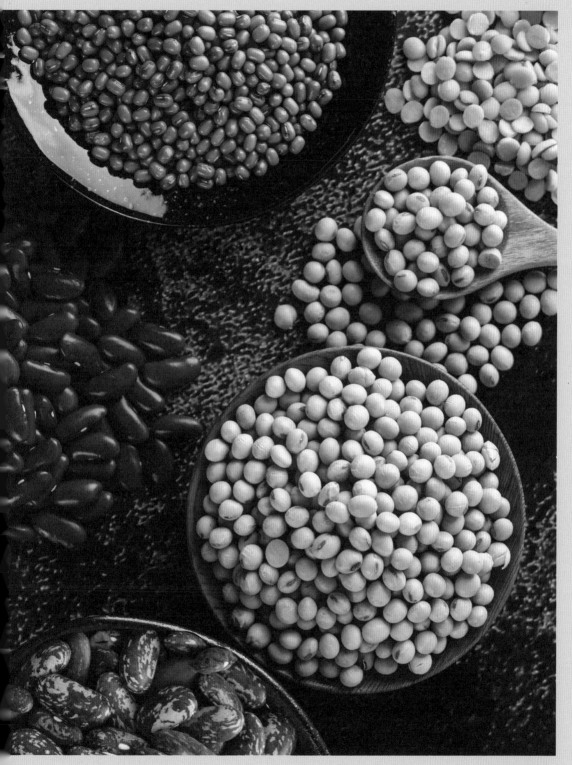

图 2-23 杂豆参考图

表 2-17 大豆类（高蛋白食物）营养成分列举（每 100 克含量）

豆类	碳水化合物（克）	蛋白质（克）	脂肪（克）
黄豆（干）	34.2	35.0	16.0
黑豆（干）	33.6	36.0	15.9
青豆（干）	35.4	34.5	16.0
毛豆（鲜）	10.5	13.1	5.0

* 数据来源：《中国食物成分表（标准版）》第一册。

表 2-18 杂豆类（主食）营养成分列举（每 100 克含量）

豆类	碳水化合物（克）	蛋白质（克）	脂肪（克）
豌豆（干）	65.8	20.3	1.1
豌豆（鲜）	21.2	7.4	0.3
红豆（干）	63.4	20.2	0.6
绿豆（干）	62.0	21.6	0.8
鹰嘴豆（干）	60.1	21.2	4.2
白芸豆（干）	57.2	23.4	1.4
蚕豆（鲜）	19.5	8.8	0.4

* 数据来源：《中国食物成分表（标准版）》第一册。

大豆、杂豆都是每天要吃的健康食物，大豆中的蛋白质赖氨酸含量较高，而粮食类主食中的蛋白质刚好比较缺乏赖氨酸，两者搭配食用可以优势互补，使蛋白质利用率变得更高。

在植物界中，富含完全蛋白质的食物非常少见，而平价的大豆便是屈指可数的完全蛋白质的植物性来源。与鱼肉蛋奶不同的是，大豆在提供完全蛋白质的同时，还可以提供膳食纤维和多种植物化学物，后者包括大豆异黄酮、植物甾醇、低聚糖、大豆皂苷等，这些成分可以帮助身体代谢胆固醇，对高血脂、肥胖都有缓解作用。

大豆异黄酮，是大豆中的明星成分，很多人知道它类似于"雌激素"，不免有防备心理。但和我们想象中不同，它具有双向调节的作用。大豆异黄酮的结构与人体分泌的雌激素十分相似，所以能与细胞上的雌激素受体结合，但大豆异黄酮能发挥的作用比人体内的雌激素要弱很多，它所表现出的活性仅仅相当于雌激素的 $1/1000 \sim 1/100$。所以，当体内的雌激素分泌过多时，大豆异黄酮可以干扰抢位，降低雌激素的作用，对于人体雌激素分泌过多导致的乳腺、子宫、卵巢等方面的疾病，有缓解作用。而当体内雌激素分泌过少时，大豆异黄酮又有一定的补位作用，可以协助缓解更年期综合征，预防骨质疏松。

不过这些都是大豆和豆制品的功劳，跟大豆异黄酮保健品可不是一回事。有不少研究数据显示，服用大豆异黄酮补充剂反倒容易产生副作用。

大豆中的植物甾醇，也可以理解为植物固醇，能够促进胆固醇代谢，阻碍食物中胆固醇的吸收，有助于心血管健康。大豆皂苷也可以降低血液中胆固醇和甘油三酯水平，减少心血管疾病的发生。这些植物化学物在大豆中含量并不高，却对健康有着不可忽视的作用。

总的来说，大豆可以提供植物完全蛋白质、多种维生素、有益的植物化学物，而不用担心胆固醇、饱和脂肪酸的问题，是非常健康的食物。太爱吃肉的人，用豆制品替换一部分肉，可以帮助自身改善心血管状态。

《中国居民膳食指南（2022）》推荐每天吃25克大豆，或者相应分量的豆制品，以25克大豆为原料（大约一瓷勺），可以制成各种豆制品，含水量不同，成品克数也不一样，换算大致如下：豆浆365毫升、豆腐干55克、豆腐丝40克、北豆腐72.5克、南豆腐140克。想要保证每天的份额，以上选项中的任意一种都可以。

大豆很简单，但以大豆为原料制作的豆制品，却相对复杂！豆制品大体上可以分为发酵豆制品和非发酵豆制品，不仅形态不同、含水量不同，其实营养价值也有所不同。

豆浆

豆浆是我国的传统饮品，是将大豆用水泡发后，磨碎、过滤、煮沸而成。豆浆几乎保留了所有的大豆营养，虽然膳食纤维在过滤豆渣的过程损失了一些，但含量仍然不低，其中有不少水溶性大豆低聚糖。豆浆中的钙含量仅有牛奶的1/10，虽然看起来也呈乳白色，但并不能替代牛奶，推荐两者都喝。

超市里售卖的品质较高的即饮豆浆，之所以会比自己在家用普通豆浆机做的豆浆更浓，是因为专业生产线会用陶瓷磨等设备对泡发好的大豆精细研磨，模拟小磨豆浆的生产流程。大豆被研磨越精细，释放的营养物质越多，豆浆也越有营养、越浓郁。而普通家用豆浆机只是用刀片打碎大豆，没有磨出来的精细，有些营养物质没被释放出来，所以风味逊色了不少。

不过，现在市面上也有不少高端豆浆机、破壁机，性能大幅提升，让我们在家也能做出风味浓郁的自制豆浆。

除了新鲜豆浆，市面上还有豆浆粉这样的方便产品。不过品质良莠不齐，购买时需要仔细分辨。高品质豆浆粉仅含有大豆，蛋白质含量可高达40%，而有些豆浆粉（更像是豆浆饮料粉）为了提高溶解性和甜味，会增加麦芽糖浆、白砂糖等配料，蛋白质含量会下降一半甚至更多。在

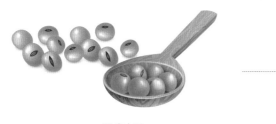

25 克大豆

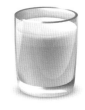

365 毫升豆浆

图 2-24 大豆与豆浆的分量转换

一些早餐店，豆浆是使用甜味豆浆粉冲调出来的，营养浓度比较低，偶尔买来喝还可以，不建议每天早上都喝这种豆浆。

除了普通豆浆，我们还常能见到谷物豆浆、坚果豆浆。要判断这些豆浆是否够营养，还需要阅读配料表，了解其中是否添加了白砂糖、麦芽糊精等碳水化合物，也要了解大豆、五谷、坚果分别用了多少。

虽然不一定能买到质量较高的风味豆浆，但可以借鉴这样的思路，自己在家制作更有营养的豆浆。25 克大豆打底，根据浓稠度和风味加入 20~30 克五谷，或 10 克左右坚果，都是不错的搭配思路。

● 如果这一杯豆浆中的大豆用量并没有减少，只是增加了一些五谷杂粮，比如红豆、燕麦。那就是在这份高蛋白食物的基础上，又增加了部分主食。

● 如果减去一些大豆，替换成五谷，那么碳水化合物的含量增加，而完全蛋白质的含量略有下降。不过因为大豆类和谷类中的蛋白质有互补作用，这部分谷类中的蛋白质利用率会有所增加。

● 如果在大豆用量不变的基础上加了花生、核桃、腰果、黑芝麻等坚果进去，这时候豆浆的脂肪含量会上升，相当于就着豆浆多摄入了一些健康坚果。建议坚果不要多加，10 克左右即可。

● 如果既增加了谷物，又增加了芝麻、核桃、花生，就变成一杯有三种功能的复合型豆浆了。

不同配方的豆浆，除了味道不同，营养价值也有些差异。

● 原味豆浆：适合想要补充完全蛋白质的人。

● 五谷豆浆：适合没时间吃饭，同时需要补充能量的人。

● 坚果类豆浆：适合需要更强的饱腹感，希望饮用后血糖不会迅速上升的人。

总之，从食材角度来理解食物，一切都会变得简单一些。

豆腐

豆腐是非常传统的豆制品，由大豆经过浸泡、磨浆、过滤、煮浆、凝固、压制脱水等工序制作而成。在制作过程中胰蛋白酶抑制剂、植酸等阻碍营养吸收的成分会被破坏，营养吸收率比原始大豆更高。整粒大豆的蛋白质消化率仅为65%，豆浆达到85%，而豆腐能达到95%。[1]

不同豆腐中，钙含量的差异非常大，这与大豆无关，而是与点豆腐的原料有关。大豆本身钙含量并不高，点豆腐的时候如果使用了含有钙的凝固剂，就会增加豆腐中的钙含量。点豆腐所使用的原料主要分盐卤（氯化镁、氯化钙等）、石膏（硫酸钙）、葡萄糖酸内酯。

购买时要看看凝固剂是否有"钙"这个字，因为现在常用的复合型凝固剂有氯化镁、硫酸钙等物质，不明确标注的话就很难确定。使用葡萄

1　孙长颢.营养与食品卫生学（第8版）[M].北京：人民卫生出版社，2017。

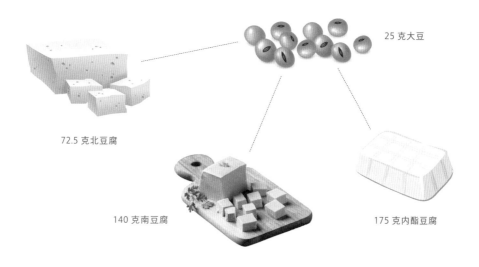

25 克大豆

72.5 克北豆腐

140 克南豆腐

175 克内酯豆腐

图 2-25 大豆与各种豆腐的分量转换

糖酸内酯作为凝固剂的内酯豆腐，没有引入钙离子，钙含量就非常低。

　　传统印象中，北豆腐质地比较老，适合炒、炖，南豆腐质地更嫩滑，适合凉拌或做汤。不过，现在也没有那么典型的南豆腐、北豆腐之分了。工业生产过程中，为了追求更好的质感和更独特的口味，会同时使用 2~3 种凝固剂，以便得到不同质感的豆腐。

表 2-19 不同凝固剂的钙含量

豆腐种类	凝固剂	钙含量（毫克每 100 克）
北豆腐	盐卤（氯化镁）	105
南豆腐	石膏（硫酸钙）	113
内酯豆腐	葡萄糖酸内酯	17

表 2-20　豆制品推荐摄入量及钙含量

食物	日推荐摄入量	可提供钙量（毫克）
黄豆	25 克	47.75
豆浆	400 毫升	20
南豆腐	140 克	158.2
北豆腐	72.5 克	76.12
豆腐干	55 克	245.85
内酯豆腐	175 克	29.75

* 数据来源：《中国食物成分表》第一版，《中国居民膳食指南（2016）》。

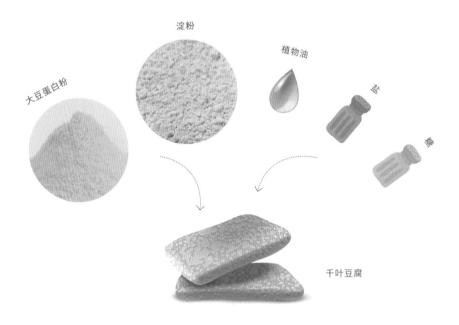

淀粉

植物油

盐

大豆蛋白粉

酱

千叶豆腐

图 2-26　千叶豆腐的原材料

千叶豆腐

不同于传统豆腐，千叶豆腐不是由原始大豆制作，而是由大豆分离蛋白、淀粉、植物油以新工艺加工而成的。所以，千叶豆腐已经不是天然食物，而是用简单的原料精细化加工的食品。从营养价值上来说，除了能补充完全蛋白质，其他营养物质都十分贫乏。如果说普通豆腐是一个可以拎包入住的家，千叶豆腐差不多就算是个毛坯房了。

而且，千叶豆腐目前只有企业生产标准，还没有国家生产标准，原料价格动辄能相差五六倍。所以，即便都叫千叶豆腐，不同厂家的产品品质也大有不同。

豆腐干

豆腐干的制作步骤与豆腐基本上一样，只不过在达到豆腐的程度之后需要继续脱去50%左右的水分，因此体积变得更小，营养物质也更为浓缩。脱水模具不同，使得豆腐干有各种形状。

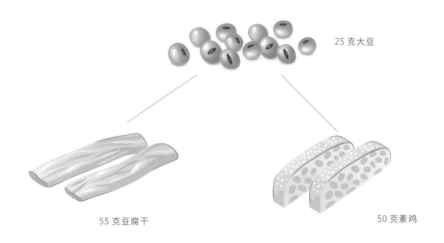

25 克大豆

55 克豆腐干

50 克素鸡

图 2-27 大豆与豆腐干、豆腐丝分量转换

● 块状豆腐干，是用小块的模具将点完凝固剂的豆浆进行压制。

● 千张（百叶），是将点完凝固剂后凝固结块的浓豆浆铺于布上一层层压制而成。

● 豆腐丝，是将千张切丝。

● 素鸡，是将千张卷在一起。

豆腐干营养密度大，体积更小，不会占据很大的胃容量，非常适合作为家庭配菜。使用硫酸钙、氯化钙等凝固剂的豆腐干，钙含量较高，营养价值很高。

腐竹

制作豆腐、豆腐干时，都需要先在豆浆中加凝固剂，但制作腐竹并不需要这么做。制作腐竹时只要将豆浆煮沸，之后豆浆的表面便会逐渐凝固而出现一层薄膜，用竹签挑起来一层晒干，就是干豆皮，如果挑起豆皮时捋在一起捋直了再晾干，就是腐竹。

干豆皮、腐竹没有点豆腐这个步骤，没有引入外来的钙，所以它们跟豆浆的营养成分接近，钙含量很低。

发酵豆制品

毛豆腐、纳豆、臭豆腐、豆腐乳、黄豆酱、豆豉、酱油等，都是发酵豆制品。发酵豆制品更容易消化吸收，同时因为微生物的发酵作用，B族维生素的含量会增加，对于素食主义者而言，是很好的维生素B_{12}来源。

纳豆是发酵豆制品的代表之一，日本的纳豆生产工艺非常成熟，各大超市均有销售，也有比较健康的无盐或低盐纳豆，是非常值得推荐的发酵豆制品，也十分适合素食主义者。纳豆有特殊的发酵风味，很多人第一次尝试时会非常吃不惯。但我建议尝试打破界限，多换几种凉拌菜的烹饪方法，搭配爽口蔬菜一起吃，指不定就喜欢上了呢！

中国也有很多知名的发酵豆制品，毛豆腐、臭豆腐等都不错，可是这些食物往往会在油炸、油煎后吃，营养价值有所降低。如果可以采用炖、煮、蒸、少油煎烤等方法烹饪，还是非常不错的，比如混合臭豆腐和咸蛋黄再蒸熟，味道很不错，营养价值也很高。

豆腐乳、豆豉、黄豆酱也是发酵豆制品，可惜盐含量很高，并不适合像普通豆制品那样大口吃。不过，如果烹饪时不放盐，而是换成这类发酵豆制品来调味，多少还能获得一些额外的营养。

其他食物版图

大千世界里的水果

水果，是我们常吃的一类食物。

因为大多是直接吃，所以营养素保留率较高，是一些怕热、容易被破坏的营养素的重要来源，比如维生素C、抗氧化物、植物化学物等。

除了维生素、抗氧化物、植物化学物，水果还含有丰富的有机酸，可以促进消化液分泌、增进食欲，有利于营养素的吸收。同时，水果含有丰富的膳食纤维，尤其是果胶。果胶是一种可溶性膳食纤维，有助于增强肠道蠕动，促进菌群生态平衡。这也是水果的营养优势之一。

《中国居民膳食指南（2022）》推荐每人每天摄入200~350克水果，差不多是1~2个拳头的分量。不过想要多吃一些也不是不行。虽然水果含糖量较高，但依然比垃圾食品健康得多。如果用水果替代那些不健康的零食，即便适度超量食用也未尝不可。

根据形态和生理特征，水果可以分为6个亚类。这样简单记忆还挺有趣的：每天吃一类，一周基本不重样！大家最关心的高糖、低糖问题，将会在接下来的列表显示得一清二楚。

高糖水果还没有固定的划分标准，建议关注碳水化合物含量高于15%的水果。可食部，指的是水果去皮去核后所剩下的能吃的部位，对衡量食用量、采购量有帮助。

仁果类

特征：果实内有果芯，果芯内有多颗种子。

表 2-21 仁果类每 100 克可食用数据

名称	可食用部分（%）	碳水化合物（克）	维生素C（毫克）
山楂	76	25.1	53.0
冰糖雪梨	93	20.2	1.0
库尔勒香梨	91	13.4	-
青香蕉苹果	80	13.1	3.0
红富士苹果	85	11.7	2.0
牛油果	70	7.4	8.0

* 数据来源：《中国食物成分表（标准版）》第一册。

核果类

特征：果实内有一颗大核，核内还有仁。

表 2-22 核果类每 100 克可食用数据

名称	可食用部分（%）	碳水化合物（克）	维生素C（毫克）
鲜枣	87	30.5	243.0
水蜜桃	88	11.0	4.0
西梅	76	10.3	1.4
樱桃	80	10.2	10.0
杏	91	9.1	4.0
李子	91	8.7	5.0

* 数据来源：《中国食物成分表（标准版）》第一册。

浆果类

特征：果实浆汁多，种子小而数量多，散布在果肉内。

表 2-23 浆果类每 100 克可食用数据

名称	可食用部分（%）	碳水化合物（克）	维生素C（毫克）
石榴	57	18.5	8.0
柿子	87	18.5	30

无花果	100	16.0	2.0
猕猴桃	83	14.5	62
蓝莓	100	14.5	9.7
桑葚	100	13.8	-
巨峰葡萄	84	12.0	4.0
马奶子葡萄	85	9.1	-
草莓	97	7.1	47

* 数据来源:《中国食物成分表（标准版）》第一册。

瓜果类

特征: 有外皮，内瓤甜度更高。

表 2-24 瓜果类每 100 克可食用数据

名称	可食用部分（%）	碳水化合物（克）	维生素C（毫克）
黄金瓜	75	8.8	10
哈密瓜	71	7.9	12
西瓜	59	6.8	5.7
甜瓜	78	6.2	15
香瓜	68	5.8	15

* 数据来源:《中国食物成分表（标准版）》第一册。

柑橘类

特征：果形接近圆形，果肉为分瓣的状态。

表 2-25 柑橘类每 100 克可食用数据

名称	可食用部分（%）	碳水化合物（克）	维生素C（毫克）
金橘	89	13.7	35.0
脐橙	74	11.1	33.0
文旦柚	69	9.5	23.0
葡萄柚	73	7.8	38.0
柠檬	66	6.2	22.0

* 数据来源：《中国食物成分表（标准版）》第一册。

热带、亚热带水果

特征：主要产地在热带、亚热带。

表 2-26 热带、亚热带水果每 100 克可食用数据

名称	可食用部分（%）	碳水化合物（克）	维生素C（毫克）
榴莲	37	28.3	2.8
菠萝蜜	43	25.7	9.0

香蕉	70	20.8	4.9
山竹	25	18.0	1.2
荔枝	73	16.6	41.0
桂圆	50	16.6	43.0
火龙果	69	13.3	3.0
杧果	68	12.9	14.0
菠萝	68	10.8	18.0
枇杷	62	9.3	8.0
木瓜	89	7.2	31.0
杨梅	82	6.7	9.0

* 数据来源：《中国食物成分表（标准版）》第一册。

　　如果你怕胖，或者是糖尿病患者，那么可以少吃高糖水果，优先吃低糖水果。高糖水果也不是完全不能吃，在食用当天适当减去部分主食，找到平衡即可。我也把常见的水果按照碳水化合物做了列表，你会发现很多常见水果跟我们想象中是不一样的。

仁果类 ————

核果类 ————

浆果类 ————

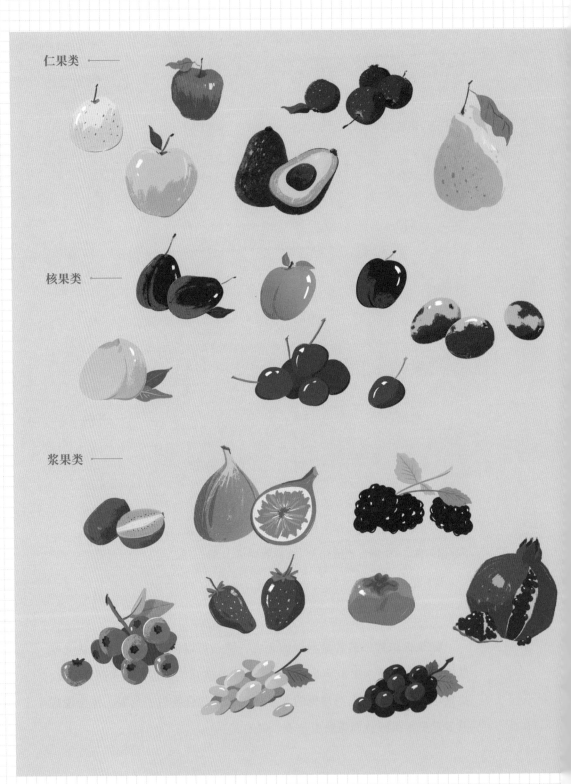

122

瓜果类 ——————

柑橘类 ——————

热带、亚热带水果 ——————

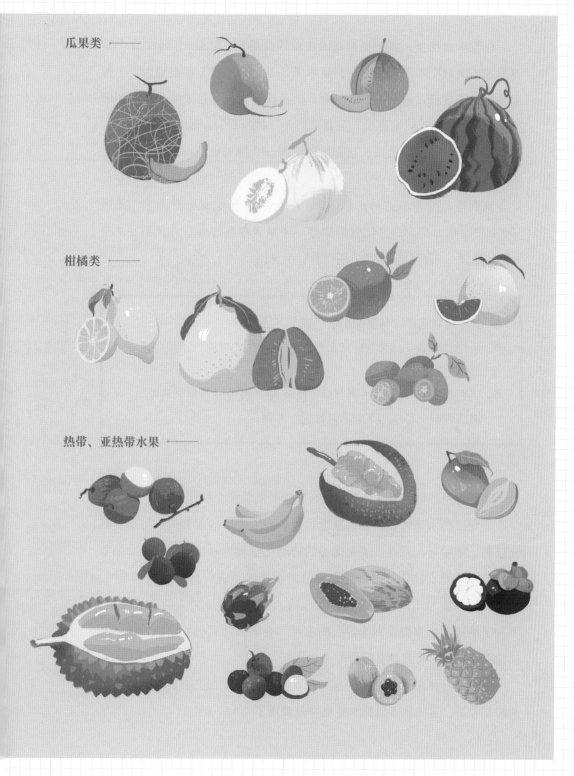

相较于含糖量，我们更应该关注总的食用量。总量一天500克左右的话，一次别吃太多，无论吃高糖水果还是低糖水果，都很健康。了解常见水果的分量，就可以灵活组合，个头比较大的，每天吃一样就能满足需求，比如西瓜、哈密瓜、火龙果、大一些的苹果。而个头比较小的，吃两种也可以轻松满足摄入量需求，比如一个猕猴桃，搭配一个橙子或者一盒蓝莓。

像西瓜、哈密瓜这种水果，个头大，打开后吃光分量太多，按照500克左右吃，剩余的又比较难储存。家里人多还好办，如果是1~2个人的小家庭，买西瓜、吃西瓜还得有科学思路。

● 如果可以选择，尽量买小个、半个，甚至1/4个。
● 买现切果盒，选择500克左右的分量，或者切成块主动跟同事、朋友、家人分享。
● 实在想吃，一次吃多了一些，就先缓一缓，隔一两天再吃，一周或者一个月平均下来尽量靠近推荐量。

除了食用分量，另一个与健康高度相关的就是食用方式了。

不建议将水果榨成果汁，这个过程会使水果中的营养成分与氧气充分接触，维生素、具有抗氧化能力的植物化学物容易被氧化破坏。如果需要滤渣，那么滤渣的过程还会去除膳食纤维，造成重要营养的损失。喝果汁时，被榨出的游离糖也会集中进入血液，造成较大的血糖波动，不利于健康。本来要慢慢吃好久的水果，变成果汁后很快就能喝完，不仅饱腹感更小，而且容易超量。

吃鲜果、原果时，可以不挑品种，混搭着选择自己喜欢的，但是要关注总分量，这样就可以把水果吃得很健康了。

常见水果制品

新鲜水果的含水量很高，往往在85%以上，同时水果里的每一个细胞一直在呼吸，这会加速氧化变质的进程。我们日常买水果时一次往往只买一些，不会囤太多。而水果产地的人们就不一样了，在果子成熟的季节，水果是扎堆儿到来的。除了销售给别人，总是会有大量水果剩余。人们不舍得眼睁睁地看着水果腐烂，于是想出各种加工水果的办法。加工水果一方面是为了保存水果，另一方面是为了继续开发水果的经济价值，创造出新的商品。而加工过程中水果当中的营养物质到底发生了什么变化，是值得我们了解的。

脱去水分是非常重要的步骤，这样可以减少细胞的呼吸作用，同时糖分浓缩后浓度会大幅上升，也能达到一定的防腐效果。水容易蒸发，在不同温度、不同压强下都可达到脱水的目的。脱水时的温度越低，水果中营养物质和抗氧化物质的损失就越小。

单纯的脱水

阳光是既免费又好用的热源，在干燥晴朗的地方，日晒是最常见的水果脱水方式。我们在中学课本里就学过，新疆吐鲁番有专门晒葡萄干的晾房，墙上有好多小洞方便通风。把一串串葡萄挂在里面，40天左右葡萄干就自然制成了。

除了靠天吃饭，人们也逐渐发明了很多新办法，以增加葡萄干产量，比如使用促干剂。葡萄用促干剂溶液浸泡后，晾晒周期可以缩减大约一半。促干剂溶液呈强碱性，可以破坏葡萄皮表面的蜡质，让水分快速蒸发。虽然促干剂是化学物质，但它无毒，残留率也较低，可以安全地改善葡萄干的生产品质。

除了阳光，我们还可以使用热风来烘干食物，就像用吹风机吹干头发一样。但热风温度较高，对食材中的营养素破坏较大。同时热风加热效率较低，能耗较高。所以，在实际生产中，工厂还会结合成本更低、效率更高的远红外线和微波加热。远红外线和微波加热，对水果营养的破坏要比热风加热小一些。像有外壳的荔枝，就常采用热风和远红外线加热结合的烘干方式来提高生产效率，改善成品质量。

远红外线加热是将红外线照射到被加热物体上，热能会以电磁波的形式被物体分子均匀吸收，达到加热烘干的目的。而微波脱水是通过高频段的电磁波使食物内部的液体分子高速震动产生热能，达到高效传递热能的状态，从而使食物更快干燥。

后来人们发现，通过改变压强可以在更低的温度下使水分蒸发，达到脱水的目的，于是冻干水果悄然盛行。这种在零下几十摄氏度的真空环境下所制作的冻干水果，可以保持更接近原始水果的形态，营养素保留率也更高。冻干水果整体口感脆脆的，但会略黏牙，受潮后容易由脆变韧。

以上脱水方式都很单纯，如果前期没有浸泡糖水等处理步骤，就不会有额外的糖分加入，只是单纯地缩小了体积，容易不小心吃过量。但如果可以控制食用量，这些水果干中大量保留下来的果胶、有机酸、矿物质、膳食纤维等成分，还是有一定价值的。

葡萄干、桂圆干、干红枣经济实惠，都是家中的日常食材，适合搭配酸奶，用于面点制作、煮粥等。冻干水果价格较高，一般用来做小零食，比其他膨化食品更健康。

如果配料表里有白砂糖，就是在脱水处理之外添加了糖等物质，就没那么单纯了。这样的情况并不少见，去超市买冻干水果时查看一下配料表，可能就会发现"惊喜"哦。

不单纯的脱水

你能想象到，在水果干的世界里，还存在油炸食品吗？

没错，还不少呢，酥脆的香蕉片、脆枣等都是油炸食品。这些水果是在真空环境下通过低于100摄氏度的油慢炸脱水的。成品、色泽、风味都不错，还能保持原有的形态不收缩。

经过了油炸，水果在水分被脱去的同时，自然有不少脂肪留下来，这也是为什么香蕉、脆枣等食材原本脂肪含量极低，而香蕉片、香酥脆枣的营养成分表中，脂肪含量往往会高于25%。

除了油炸，还有一种处理水果的方式也十分不健康，那就是在一定浓度的糖溶液、盐溶液，或者糖、盐、酸溶液中浸泡、煮制，利用渗透原理让果肉细胞内外的液体交换，把水果中的水分置换出来，让糖、盐等物质钻进去，改变质感和风味。而糖、盐达到一定浓度时，本身就具有防腐的效果。很多果脯、蜜饯都会采用这种方式，比如蜜枣、猕猴桃干、杧果干、梅干等，糖多钠含量高，非常不健康。

靠糖、盐、酸溶液渗透脱水，有强烈甜、咸、酸滋味的梅子干，偶尔含上几颗可以生津开胃，提升食欲。困倦、晕车、食欲缺乏的时候吃吃也无妨。但总的来说，这些不单纯脱水的水果干，还是尽量少买少吃为妙。

亦敌亦友的脂肪

在"211饮食法"的基础版本中，并没有单独提到油脂，那是因为在视觉上食物的油是分散于食物周围的，整体的体积不明确。但烹饪美味佳肴离不开食用油。

我们常说减肥要减去脂肪，因为体内脂肪堆积过多会诱发各种慢性疾病。但食物中的油脂，本身也是重要的营养来源。除了提供能量、形成脂肪组织保持体温，各类脂肪酸在身体中承担着很重要的功能。脂肪酸是细胞膜的重要成分，也参与一些激素的合成，是体内各种生化反应不可缺少的营养物质。而且脂肪携带部分脂溶性维生素，可以促进所有脂溶性维生素的吸收。如果脂肪酸摄入过少，身体也容易出现缺乏维生素E、维生素A等脂溶性维生素的情况，影响黏膜、皮肤的健康。

《中国居民膳食指南（2022）》推荐，每人每天适宜的烹饪油摄入量为25~30克（2.5~3白瓷勺的量）。但调研数据显示，经常在外就餐的人的油脂摄入量基本上都超过50克，偏好重口味的人每日脂肪摄入量逼近80克甚至更高。若经常这样超量摄入脂肪，那么长胖几乎是逃不掉的了。

油，是一类食物的统称，在专业角度上我们也会称它为脂肪、油脂。油是由脂肪酸和甘油组合而成的。不同的油，各种脂肪酸的含量不同，营养价值也就不一样。所以，我们一边要选好油、吃好油，一边要限制油的摄入量，这是值得好好学一学的功课。

脂肪的微观世界

为了能精准理解油的不同，我们很有必要学习一下脂肪酸的知识。这部分内容需要有一点化学知识作为基础，我尽量讲解得简单清晰，你也可以尝试通过图片理解。

咱们先来认识一下脂肪，一个脂肪分子是由三个脂肪酸分子和一个甘油分子构成的。

我们吃的烹饪油也好，鱼肉蛋奶这些食物中的脂肪也好，它们所含的脂肪分子大都长这样。但是脂肪分子体积太大，我们的肠道无法直接将它们吸收，就需要一些脂肪酶参与进来，将脂肪酸从甘油上卸下来。

甘油分子可以直接被吸收、代谢。但脂肪酸可就五花八门，各显神通了。每一个脂肪酸都是由好多个碳原子连起来的，食用油里常见的脂肪酸大多有18~22个碳原子。每个碳原子上都有4个化学键的位置，它们通过这些化学键就可以相互串联在一起。

饱和脂肪酸

如果一条脂肪酸链上所有碳原子的化学键都用上了，一个空位都没有，我们称之为饱和脂肪酸。

由于化学键都用上了，所以饱和脂肪酸的结构最为稳定，不容易被氧化破坏。饱和脂肪酸含量高的油，在常温下就会呈固态，比如猪油、牛油、黄油、椰子油、棕榈油。

椰子、棕榈都是热带植物，每天都要接受强紫外线照射，环境温度很高，种子里的脂肪就需要十分稳定才能不在高温下被氧化破坏，所以用它们的种子所榨的油里饱和脂肪酸含量很高。食品加工行业里常常需要用到这样饱和程度高的油脂，以减少氧化、延长食品保质期。所以在超市里的饼干、蛋糕、油炸食品的配料表里，常常能看到棕榈油。这是食品加工业中使用量最大的油。

有大量的科学证据显示，饱和脂肪酸摄入过多会对心血管健康造成危害。世界卫生组织建议每天饱和脂肪酸摄入量占比应限制在全天总热量的10%以内，如果存在血脂异常，摄入量应限制在7%以内。

每克脂肪可以提供9千卡热量，全天总能量摄入若按照1600千卡来算，10%也就是160千卡，相当于18克饱和脂肪酸。虽然没有任何证据显示我们需要摄入饱和脂肪酸（一点不吃可能更好），但日常饮食中摄入饱和脂肪酸是不可避免的，我们要吃肉类和奶类，而它们都含有较多饱和脂肪酸。所以，选择烹饪油时就尽量不要再选择饱和脂肪酸含量较高的油脂了。用"网红"椰子油来炒菜，并不是健康生活，你反倒会因为摄入过多饱和脂肪酸而使健康受损。当我们知道了这些基础营养学知识，面对像椰子油这种新兴事物时，就更容易看得清楚了。

单不饱和脂肪酸

如果一条脂肪酸链上的碳原子之间存在一个双键，那它叫作单不饱和脂肪酸。

食物中的单不饱和脂肪酸主要是油酸，橄榄油、菜籽油、牛油果、蛋黄、巴旦木等食物都含有大量单不饱和脂肪酸。

单不饱和脂肪酸只有一个不饱和键，所以还算相对稳定。有大量研究数据显示，食用单不饱和脂肪酸含量较高的油，可以让心脑血管更加健康。如果经常在外就餐，单不饱和脂肪酸的摄入就会比较有限，家里可以选择用低芥酸菜籽油炒菜，增加单不饱和脂肪酸的摄入量。

多不饱和脂肪酸

如果一条脂肪酸链上的碳原子之间，存在不止一个双键，那它就叫作多不饱和脂肪酸。不管一共有几个双键，从有氢原子的尾巴开始数，第一个双键出现在第几个碳原子上，这个多不饱和脂肪酸就是几系列。多不饱和脂肪酸通常分为亚油酸和亚麻酸。

亚油酸含有18个碳原子，碳原子之间含有两个双键。从左边有氢原子的尾巴开始数，第一个双键出现在第6个碳原子上，所以它就是Omega-6脂肪酸，而Omega-6又常被简写为ω-6。

亚麻酸也含有18个碳原子，碳原子之间含有3个双键。从左边有氢原子的尾巴开始数，第一个双键出现在第3个碳原子上，所以它又叫作ω-3脂肪酸。

亚油酸和亚麻酸都是人体必需脂肪酸，人体无法自行合成，需要通过食物来摄入。比如，α-亚麻酸可以在体内转化合成DHA、EPA。DHA与大脑健康密切相关，而EPA与心血管健康密切相关。

但是双键越多，脂肪酸分子越不稳定，越容易被氧化。如果摄入过量，也容易在体内被氧化，从而生成过氧脂质，对人体造成危害。

按照脂肪酸在食物中的分布情况来看，我们日常获得ω-6脂肪酸是非常容易的，它们存在于绝大多数常见的油脂和含脂肪食物里，所以自然吃得比较多。可越来越多的科学研究发现，过量摄入ω-6脂肪酸，会引发体内炎症。这一点，是我们需要知道并且重视的。

此炎症非彼炎症

这里说的炎症并不是常规的发炎，不是那种伤口感染引起的红肿、胀痛，而是发生在细胞分子层面的异常炎性反应。这类炎性反应往往会引起一系列急性或慢性疾病，比如心血管疾病、癌症。

《英国医学杂志》发表的研究表明：较低比例的ω-6脂肪酸与ω-3脂肪酸对于慢性病的防治效果更为明显。优化ω-6脂肪酸与ω-3脂肪酸的比例，对于可诱发慢性疾病的炎症，有相应的调节作用。

科学研究显示，ω-6脂肪酸会促使慢性炎症的产生，而ω-3脂肪酸可以抵抗炎症，减少体内炎症因子。《中国居民膳食营养素参考摄入量》中所推荐的ω-6脂肪酸与ω-3脂肪酸摄入比例为（4~6）:1，世界卫生组织推荐的比例为（3~4）:1。

但是，中国饮食结构中，大众烹饪油占比太高，而摄入深海鱼、亚麻籽油的机会太少，因此ω-6脂肪酸与ω-3脂肪酸的摄入比例严重失调，可达到（10~30）:1。

虽然ω-6脂肪酸和ω-3脂肪酸有这样大概的比例推荐，但是因为不同食物、食用油所含有的脂肪酸都不同，实际生活中非常难以量化。相关的研究和实验也有一定的局限性，目前还没有令人信服的精确比例，所以我们也不必焦虑，只需要有意识地增加ω-3脂肪酸的摄入量，就可以得到不少健康益处。比如，每周吃1~2次深海鱼虾，凉拌菜食用亚麻籽油，会让脂肪酸摄入更加平衡，更有利于健康。

关于深海鱼的选择，前面水产类食物部分已经讲解得很详细。这会儿如果想不起来，也可以再去翻看一下。

反式脂肪酸

学习脂肪酸，当然少不了要认识一下脂肪酸里的大反派，那就是反式脂肪酸，尤其是人工反式脂肪酸。

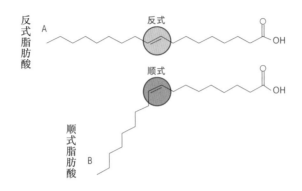

在正常情况下，不饱和脂肪酸中双键两端的两个碳原子所结合的两个氢原子在碳链的同侧，空间构象呈弯曲状，是顺式不饱和脂肪酸，这也是自然界中绝大多数不饱和脂肪酸的存在形式。而在反式脂肪酸中，双键两端的两个碳原子所结合的两个氢原子不在同一侧，空间构象呈直线。

对液态脂肪进行人工加氢来制作饱和状态下的氢化植物油时，容易生成反式脂肪酸。在植物油精炼脱臭的过程中，也会产生反式脂肪酸。甚至在家里烹饪，高温下的烹饪油也会产生反式脂肪酸。

刚才讲到的各种脂肪酸，要么对人体有重要的作用，要么是天然食物带有的，几乎无法避免摄入。但人工反式脂肪酸对健康没有任何益处，不仅导致肥胖，还会增加患冠心病等心血管疾病的风险，甚至可以通过母乳进入婴儿体内，影响孩子的健康。我们可以尽量避免摄入，离它们越远越好。

世界卫生组织发布的数据显示，每年约有54万例死亡与摄入工业生产的人工反式脂肪酸有关[1]。反式脂肪酸摄入量高，会使全因死亡风险增加34%，死于冠心病的风险增加28%。[2]也因此，世界卫生组织建议，反式脂肪酸所提供的能量，要低于膳食总能量的1%，如果总摄入量在200千卡，就要少于2克。[3]

牛羊等反刍动物的肉和奶中，也会存在少量的天然反式脂肪酸，但目前为止并没有证据证明天然反式脂肪酸比人工反式脂肪酸有更多好处。不过按照肉和奶的推荐量来摄入的话，风险还是比较小的，不需要特别紧张。[4]我们要关注的重点，依然是工业化深加工食品、烹饪油，以及烹饪方式。

深加工食品常会用到人造奶油、植物黄油、代可可脂、起酥油等，它们有些在生产时会用到氢化工艺（当然有些起酥油也会用到脂化等其他工艺，以此降低反式脂肪酸含量），使用这些油脂制作的各式各样的饼干、蛋糕、小甜点，以及孩子们爱吃的薯条、炸鸡、冰激凌，就很容易含有反式脂肪酸。

需要注意的是，预包装食品的营养标签中常会见到反式脂肪酸含量

1　Wang Q, Afshin A, Yakoob MY, Singh GM, Rehm CD, Khatibzadeh S, et al. Impact of nonoptimal intakes of saturated, polyunsaturated, and trans fat on global burdens of coronary heart disease [J]. Journal of the American Heart Association. 2016;5(1):e002891.

2　De Souza RJ, Mente A, Maroleanu A, Cozma AI, Ha V, Kishibe T, et al. Intake of saturated and trans unsaturated fatty acids and risk of all cause mortality, cardiovascular disease, and type 2 diabetes: systematic review and meta-analysis of observational studies. BMJ. 2015;351:h3978.

3　Nutrition: Trans fat. World Health Organization. World Health Organization. (2018, May 3). [EB/OL] https://www.who.int/news-room/q-a-detail/nutrition-trans-fat.

4　Trans Fats. American Heart Association. (2017, March 27). [EB/OL] https://www.heart.org/en/healthy-living/healthy-eating/eat-smart/fats/trans-fat.

为 0，这并不代表这种食物一点也不含有反式脂肪酸。根据我国《预包装食品营养标签通则》的规定，产品每 100 克或每 100 毫升的反式脂肪酸含量小于等于 0.3 克，可标注反式脂肪酸含量为零。可如果我们高频次、大量地在日常饮食中选择这些深加工食品，那么反式脂肪酸摄入量依然有可能超过红线。

除了深加工食品，日常炒菜做饭也会产生一些反式脂肪酸。精炼植物油本身免不了含有少量反式脂肪酸，如果炒菜做饭时总是用很多油，那么我们会从这些高油脂饭菜中摄入更多的反式脂肪酸。如果习惯把油烧到冒油烟再炒菜，或者经常食用煎炸食物，那么反式脂肪酸的总摄入量会更高。

脂肪的宏观世界

了解了不同的脂肪酸，以及这些脂肪酸所对应的油脂和食物后，我们就比较容易分析在生活中该如何选择了。

表 2-27 不同油脂解析

油脂名称	是否耐高温	饱和脂肪酸（非必需脂肪酸）占比（%）	单不饱和脂肪酸（非必需脂肪酸）占比（%）	多不饱和脂肪酸（必需脂肪酸）	
				ω-6 脂肪酸（%）	ω-3 脂肪酸（%）
玉米胚芽油	是	14.7	31.3	50.8	0.6
大豆油	是	15.6	23.8	51.5	6.5
葵花籽油	是	11.4	31.6	53.7	0.2
葡萄籽油	是	11.3	13.1	70.8	1.6

核桃油	否	7.6	19.6	64.9	7.7
稻米油	是	18.4	42.7	35.6	1.4
花生油	是	19.3	44.5	34.3	0.1
香油	否	14.6	39.6	43.6	0.3
山茶油	是	10.0	82.4	6.8	0.0
特级初榨橄榄油	否	13.9	79.6	5.4	0.5
精炼橄榄油	是	14.1	78.6	6.3	0.6
菜籽油	是	7.3	64.0	19.3	6.8
亚麻籽油	否	8.5	19.5	14.8	56.0
椰子油	是	91.4	6.9	1.7	0
黄油	是	56.2	36.7	4.2	1.3
猪油	是	43.2	47.9	8.9	-
牛油	是	61.8	34.0	1.9	1.0
棕榈油	是	41.9	44.9	12.5	0.2

* 数据来源：《中国食物成分表（标准版）》第一册、第二册。

* 稻米油、花生油、香油中脂肪酸较为均衡。

现实生活中，大多数人在外面吃饭多，外卖叫得多，在家做饭时吃炒菜多，整体评估下来烹饪油的摄入量非常容易超标。而这些场景下用到的主要是大豆油、花生油等富含ω-6脂肪酸的油。

所以，我们可以尝试通过改变用油方式，采用更科学的食物搭配思路，来调节脂肪酸的摄入比例，让饮食更加健康。

表 2-28 不同用途油类推荐及解析

用途	油脂推荐	是否耐高温	理由
炒菜	低芥酸菜籽油 山茶油	是	适合经常在外吃饭，每天最多一顿在家做饭的家庭。单不饱和脂肪酸含量较高，有助于减少ω-6脂肪酸的比例。
	花生油 葵花籽油 玉米胚芽油 稻米油	是	适合经常在家做饭的人，满足ω-6脂肪酸的摄入（ω-6系列亚油酸是必需脂肪酸，还是要吃，只是不希望比例太高）。
凉拌	特级初榨橄榄油	否	不仅油酸含量高，而且维生素E、抗氧化物含量高。
	亚麻籽油 紫苏油	否	富含ω-3脂肪酸，有助于平衡ω-3、ω-6脂肪酸的比例，抗炎。
调味	香油	否	脂肪酸比例均衡，适合混入亚麻籽油，改善香气。

日常生活中的用油方式也亟待升级，需注意以下几点：

所有的油都建议买小瓶装，既可以在潜意识里提醒我们做饭别用太多油，又可以时常吃到新鲜的油。如果不想买太多品种，或者短期内吃不完太多瓶，也可以选择搭配得比较好的调和油，比如我会买亚麻籽油和香油以1∶1调和的油。

油脂特别容易氧化酸败，从而产生有害物质，尤其是放置在温度较高的炉灶旁，以及阳光可以晒到的地方时。开封半年以上还没吃完的油，可以考虑丢弃。

将油放置在做饭时方便取用的柜子里，不仅可以避光存放，而且可以避免油太快氧化酸败。我的做法是在灶台下方的柜子里安装拉篮放油、调味品，并远离炉灶。

选购同一类油时，可以对比产品等级和生产方式，等级越高越好。优先选择，品质比较有保障的知名品牌。橄榄油、亚麻籽油、香油这类采用冷榨的方式制作的油脂，品质会更高，因为油脂中会含有更多有益于健康的营养物质。

不要轻易购买浑浊的农家土榨油，这样的油不仅杂质多、品质差，而且有可能存在原料污染变质的风险。尽量不买猪肉等动物脂肪以及椰子油、黄油、人造奶油、棕榈油和低品质的大桶精炼油。

好吃又有营养的坚果

坚果是植物生长初期的生命包，营养物质非常丰富。绝大多数坚果的脂肪含量很高，一般超过50%，少量坚果以淀粉为主，比如栗子、银杏白果等。

高脂肪坚果中的脂肪都是以不饱和脂肪酸为主，同时含有维生素E

等重要的脂溶性维生素，是日常生活中非常重要的健康脂肪来源。在这个食物类别中，除了个头较大的坚果，比如核桃、杏仁、榛子、开心果，还有个头比较小的油籽，比如瓜子、芝麻等。

《中国居民膳食指南（2022）》推荐，每周50～70克坚果即可，平均每天10克左右，差不多8～10粒巴旦木。一份坚果，相当于半份油脂，所以如果吃多了坚果，烹饪油就可以适当减量。

"每日坚果"是个特别好的产品创意，既方便了食用，也逐渐帮助大众树立控制坚果食用分量的意识。市面上常见的每日坚果总分量大多数为25克，但是为了调整口感往往会增加水果干，坚果的部分大约在15克，每天吃一包也是挺合适的。

坚果形态各异，风味不同，脂肪酸的组成也不一样，对我们来说营养价值自然不同。坚果中含有越多我们需要的营养物质，营养价值也就越高。

知己知彼，量身选择

前面详细讲了脂肪酸的类别，其主要分为饱和脂肪酸、单不饱和脂肪酸、多不饱和脂肪酸（又分为ω-3系列和ω-6系列）。

我们也了解到，中国饮食模式下，炒菜时油用得较多，已经摄入了超量的ω-6脂肪酸。所以，在选择坚果时，优先选择单不饱和脂肪酸、ω-3脂肪酸含量比较高的坚果，能够带来更高的营养价值。

查阅不同的文献后，我汇总了一些脂肪酸的参考数据（每100克），我们一起来分析一下。

表 2-29 每 100 克坚果脂肪酸数据汇总

名称	饱和脂肪酸占比	单不饱和脂肪酸（仅油酸）占比	ω-6 脂肪酸占比	ω-3 脂肪酸占比
巴旦木	8.4%	75.9%	15.6%	0.12%
榛子仁	6.0%	74.3%	19.7%	-
腰果	21.8%	57.8%	20.4%	-
夏威夷果	20.9%	52.5%	-	-
碧根果	8.5%	64.8%	24.6%	1.36%
甜杏仁	9.2%	69.2%	21.6%	-
松子仁	13.3%	39.7%	34.7%	11.0%
核桃	8.5%	15.7%	64.0%	12.2%
花生仁	19.8%	38.6%	37.7%	0.9%
葵花籽	8.9%	13.5%	77.1%	0.1%

* 数据来源：《中国食物成分表（标准版）》第一册。

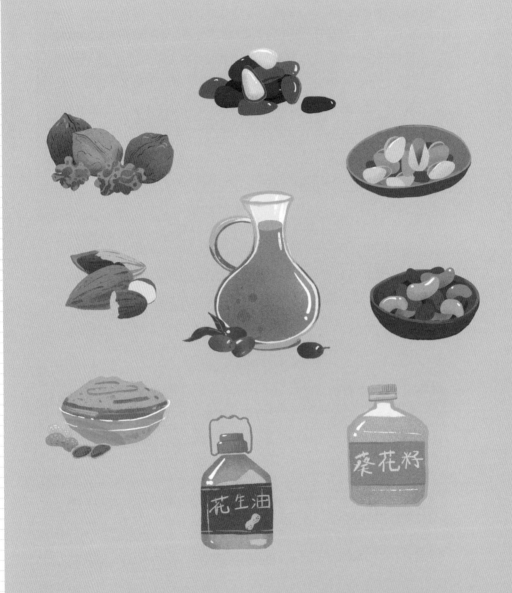

图 2-28 不同油脂示意图

单纯在脂肪酸这个层面，我们可以看出：

- 价格略贵的巴旦木、碧根果、腰果、甜杏仁中，单不饱和脂肪酸含量比较高，把这些坚果当作日常饮食补充，营养性价比更高。
- 松子仁和核桃中ω-3脂肪酸含量比较高，可以平衡多不饱和脂肪酸的比例，更有益于心血管健康，也非常值得选择。
- 葵花籽中ω-6脂肪酸含量较高，跟平时烹饪油的脂肪酸有些重复，不太适合作为日常坚果食用。

除了脂肪酸，脂溶性维生素等特色营养物质也是一个参考维度。富含脂溶性维生素，尤其是维生素E，也是坚果的一大营养特色，同时膳食纤维、钙的含量也不算低。

表 2-30 每 100 克坚果其他营养素分析

名称	维生素E(毫克)	膳食纤维（克）	钙（毫克）
巴旦木	23.9	10.9	268
榛子仁	22.18	9.6	86
核桃	43.21	9.5	56
腰果	6.7	10.4	19
夏威夷果	0.57	8	70

松子仁	32.79	12.4	78
碧根果	1.4	9.6	70
甜杏仁	27.17	11.S	248
花生仁	14.97	6.3	284
葵花籽	79.09	4.5	115

* 数据来源:《中国食物成分表（标准版）》第一册，美国农业部网站。

市售坚果怎么选?

- 查看营养成分表，钠这一栏的数值尽量为0或很小。
- 配料表最好只有坚果，尽量不要有白砂糖、植物油、盐。
- 产品类别尽量选择烘烤类，而不是油炸类坚果。
- 不要选择裹有脆壳、糖衣的坚果。

我们从其他营养素这个层面可以看出：

·葵花籽、核桃中维生素E含量较高。

·杏仁、巴旦木中各种营养物质含量确实都挺丰富，受欢迎有道理。

图表中只列了三种含量较高的主要营养物质，如果只想简简单单吃出健康，参考这些主要数据就足够了，不必再继续深入，遵循抓大放小的原则就好。

食用坚果的注意事项

　　坚果并不像米面那样容易发霉、腐烂，但是坚果中含有的脂肪酸非常容易氧化变质。当坚果放久了，这些油脂会在氧气的作用下酸败分解，产生油哈喇味，不仅味道变差，营养价值也变得更低。每次少买一些、买小包装的，或者用保鲜罐、干燥剂包来隔绝氧气、防潮，都有助于尽量减慢氧化速度，保持坚果新鲜。

　　如果买了一大袋或者一大罐，用这一大袋的总克数除以10~15，这个结果便是适合食用的天数。在这段时间内把它们吃完即可。最好可以分成几小份，避免每次都从大袋子里手抓，因为经常与氧气和细菌接触容易导致坚果的变质速度加快。

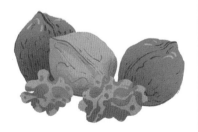

第三章

美味，
让生活更美好

健康与美味如何兼顾

究竟什么是好吃？

健康就不好吃，好吃就不健康，这是很多人对食物的误解。

最初，这句话可能用于形容深加工食品。比如，又香又甜的饼干，比没有甜味的饼干好吃。酸酸甜甜的饮品，比普通白开水好喝。它也用来形容一些饭菜，有些菜油盐放少了确实不好吃，有些菜不麻不辣就失去了灵魂。

不过，如果用这句话形容大千世界里的所有食物，就有些以偏概全了。第一个举手反对的，可能就是那些手艺了得的大厨。

2017年，为了筹备年度社群课程（烹饪板块），我几乎翻遍了常去的那几家书店里的美食书。很多大厨认为，在食材风味最佳的时候，任何多余的烹饪都是对美味的亵渎。如果浓油赤酱、香酥麻辣盖过了食物本来的味道，就尝不到天然食材可以呈现的多层次美味了。这样品鉴食物很可惜，而吃多了这样的食物，也难免觉得单调乏味。

好吃，每个人来说有不同的定义。你眼中的美味，在另一个人看来可能糟糕到难以下咽。哪怕是一家人，爱吃的与不爱吃的食物都可能相去甚远。清淡、浓郁、咸鲜、酸辣、甘甜、油香，不同的人有不同的偏好。除了风味，食物还有不同的质感和形态，冷的或烫的，生的或熟的，炖的或烤的。

此外，每个人对食物的态度和追求也不相同。有的人为了吃上一口流行美食，愿意不辞辛劳驱车几小时；有的人却觉得吃饭是件麻烦事儿，对食物没有太多要求，要不是为了健康活着，怕是恨不得不吃；有的人在选择食材和食物上十分讲究，追求最佳产地、最好的成熟状态，时令美味再贵也要尝口鲜；有的人可以忍受天天点外卖，习惯狼吞虎咽，夜里去撸串时吃的到底是羊肉还是牛肉都分辨不出来。

既然如此，我们又怎能简单地定义好吃，然后下结论说好吃就不健康、健康就不好吃呢？我思考了很久，觉得之所以这样简单推论，也许跟我们自身的经历有关。

浓郁、油香的菜肴，脂肪含量往往比较高，而甘甜的菜肴里糖放得比较多，炖煮煎炸的食物营养损失较多。如果你从小就喜欢浓郁、油香的风味，喜欢久炖或油炸的口感，那么相较于从小就喜欢清淡口味、新鲜食材的人，你出现肥胖、三高、营养不良等不健康状况的概率更高。你也就很容易得出"好吃就不健康"的结论。而那些本来就喜欢吃清淡口味、用新鲜食材简单烹饪的人，会很自然地反对"好吃就不健康"的说法，他们认为好吃和健康从来都不矛盾，可以兼得。

我们的口味习惯是顽固的，我们会贪恋"妈妈的味道"。如果我们从家庭中沿袭的饮食习惯是健康的，那么成年后无须挣扎也会吃得很健康，不容易出现肥胖、"三高"问题。但如果你从家庭中沿袭的饮食方式不太健康，那么到了成年阶段，在获得了新的知识，知道什么饮食方式对健康更有利后，就容易陷入理想与现实之间的挣扎。要想对抗几十年来的习惯，就需要输入更多知识，彻底让认知进行迭代，然后逐步让自己适应新的习惯，直到形成新的生活方式。自此，在时间的见证下，我们才能见到一个全新的自己，一个不容易吃胖、也不容易出现慢性病的自己。

所以，正在读这本书的你，有机会重新定义"好吃"，这个概念专属于你。这一章我会从工具到食材，从烹饪到调味，带你逐步找到健康又美味的食物。

即便你认为自己厨艺不好，觉得张罗饮食有心无力，也别着急。实践才是真理，哪怕再不擅长，只要有一点点进步，也会改善和更新你的生活。如果有孩子，那么你努力推动的改变，将会塑造你家的饮食新风格，而这将会成为孩子未来的日常，也是你送给孩子并能伴其一生的重要礼物。

"211法则"下的万能食谱

中国的饮食文化悠久且厚重，重新定义"好吃"并不是要颠覆传统，而是要从繁杂的信息中提炼在现阶段最有用的知识。如果在满足了基础生活需求后，你仍然对美食烹饪有着浓厚的兴趣，就完全可以继续深入学习。而那时候，你就可以在面对纷繁复杂的新知识时，取其精华，将烹饪艺术中的高阶技能纳为己用。

回到今天的任务，首先从食材开始，按照"211饮食法"列出一份自己喜欢的食材清单。在这个清单的基础上，我们要练习从不同板块中挑出合适的搭配组合，把过往喜欢的那些美食通过"211饮食法"串联起来。这样，我们就可以逐渐形成适合自己的食谱。

我先帮大家列一个食材清单，按照"211饮食法"的框架将食物分类，组合成一个食材库。然后我们就可以按照框架和分量需求，从这个食材库中找出无数种组合。只有组合对食材，能量和营养素的含量才能满足我们的需求，最终食谱也不必落实到菜名上了。

表 3-1 "211 饮食法"的框架表格

类别	推荐分量 （全天、生重）	推荐清单	尽量少选择的 食材或菜肴
蔬菜	300~500 克	叶类菜：菠菜、芹菜、生菜、油菜、菜花、茼蒿、莜麦菜、西蓝花、娃娃菜、上海青、芥蓝、菜心、红薯叶、奶白菜、苦苣、荠菜、蒜薹、芦笋、羽衣甘蓝等 彩色菜：口蘑、蘑菇、香菇、杏鲍菇、青笋、莴苣、春笋、木耳、银耳、胡萝卜、番茄、西葫芦、圣女果、茄子、紫甘蓝、黄瓜、冬瓜、南瓜、海带、紫菜、荷兰豆、四季豆、芸豆、绿豆芽 香辛菜：洋葱、尖椒、杭椒、线椒、青椒、彩椒、大红椒、蒜苗、大葱、香菜、生姜、大蒜、小米辣	咸菜、地三鲜、油爆茄子、干炸香菇
主食	米面豆： 150~300 克 薯类： 50~100 克	杂粮：糙米、紫米、红米、黑米、燕麦、荞麦面、全麦面、高粱米、玉米、薏仁米、藜麦、小米 杂豆：红豆、绿豆、芸豆、红腰豆、鹰嘴豆、蚕豆、豌豆 薯类和其他：土豆、红薯、紫薯、山药、芋头、莲藕	大米、标准粉、糯米、藕粉、芋圆、汤圆、宽粉、粉丝、水晶粉、土豆粉

高蛋白食物	水产类：40~75克 肉类：40~75克 蛋类：40~50克 奶类：300毫升 大豆：25克	少油少盐简单烹饪以下食材： 三文鱼、鲈鱼、黑鱼、鳜鱼、带鱼、鳕鱼、鲳鱼、龙利鱼等常见鱼类 基围虾、大头虾、黑虎虾、皮皮虾、河虾、对虾、小龙虾、大龙虾等常见虾类 扇贝、蛤蜊、生蚝、蛏子、青口贝、海蛎子等贝类 大闸蟹、梭子蟹、面包蟹、青蟹等蟹类 猪牛羊的里脊肉、腿肉、腱子肉等瘦肉，鸡胸肉、鸡腿肉 鸡蛋、鸭蛋、鹌鹑蛋 牛奶、无糖酸奶、低盐天然奶酪（大孔奶酪、新鲜马苏里拉奶酪、乳清奶酪、白奶酪） 豆浆、南北豆腐、素鸡、内酯豆腐、千张、豆腐干	咸鱼、炸鱼、脑花、鸡皮、鸭皮、五花肉、肥牛卷、猪颈肉、鹅肝酱、炸酥肉、炸鸡腿、雪花肥牛、肥羊卷 培根、腊肉、咸肉、火腿肉、午餐肉、火腿肠、麻辣烫丸子 咸鸭蛋、松花蛋、毛蛋、炸鸡蛋、鸡蛋干 含糖酸奶、天然乳成分含量低于50%的再制干酪、很咸的奶酪、奶油、黄油 炸豆腐包、油豆腐、零食豆腐干、含糖豆浆粉
其他	水果：200~350克 坚果：10~15克	新鲜水果、坚果、黑咖啡、拿铁咖啡、浓缩咖啡、70%以上的黑巧克力	果脯、蜜饯、油炸坚果、脆壳坚果、甜品、曲奇、冰激凌、牛角面包、起酥面包、膨化零食、70%以下巧克力、牛奶巧克力

这份清单中，每一行的推荐分量都是一天的量，而且是未烹饪的食材的重量。这么多食物可以分散到三餐中，从表格中挑选喜欢的食材进行组合。获得分量数据也不难，比如在采购的时候根据称重或者包装上的克数来估算。家里如果有食物秤，也可以将不熟悉的食材反复称量几次，找找感觉。不是说每次做饭前都要称一称，称量食材这个动作是为了让我们尽快对食物分量有概念。等熟悉之后，即便不称心中也有数了。

用万能食谱组合一餐，逻辑非常简单。

第一步：先选择占主导位置的高蛋白类食材，比如选择一种鱼或虾，或是某种肉。

第二步：看选好的肉类食材搭配什么蔬菜更适合。想要完成这一步，可以凭借以往的经验，也可以通过相关App查看食谱寻找灵感。

第三步：看看搭配好的菜式里是否含有土豆、莲藕、山药、玉米等可以作为主食的食材，如果有且分量足够就不需要额外做主食了，如果没有或者分量较少，再考虑搭配适量的主食，可以选择杂粮饭、杂粮粥、荞麦面、煮玉米等。

早餐、中餐可以按照自己的喜好、环境条件等来安排，晚餐查漏补缺即可。晚餐安排的思路如下：

● 观察全天蔬菜总分量是否能达到一斤，如果没有达到，补齐。

● 观察绿叶类蔬菜够不够一半，如果没有，重点选择这一类。

● 主食是否超过一半为杂粮或薯类，如果没有，晚餐就选择它们。

● 鱼肉蛋奶豆是否都达到推荐的摄入量，如果没有，晚餐补齐。

将全天蔬菜、主食、高蛋白食物中还未摄入的部分进行组合，就可以轻松搞定晚餐，非常简单快捷。先抓好"211法则"，再检查水果、坚果、油和盐等细节，这样一天的饮食组合就搭配完毕了，既均衡、好吃，有营养，吃得饱，又不容易吃胖。不要总是单一地思考一顿饭，有全局思维才更能简简单单吃出健康。

实际应用举例：

● 早餐时间紧，选择煎鸡蛋（1个）、煎三文鱼（100克），同时煎一些口蘑（50克），主食搭配杂粮粥。

● 午餐时荤菜食材选择猪里脊（80克），搭配蔬菜选择蒜薹（150克），大蒜适量，主食选择杂粮饭。

● 全天高蛋白食物还差大豆，那么晚上选豆腐。全天蔬菜还不够，可以用娃娃菜（150克）、胡萝卜（30克）、木耳（50克）补齐，和豆腐搭配。主食选择荞麦面（或者玉米）。

● 如此安排完之后，上午加餐选择拿铁咖啡（含牛奶）加坚果，下午加餐选择水果和酸奶，全天就安排妥当啦！

按照这样的思路，对自己想吃的菜肴进行组合就可以。这样既不必费力计算热量，也不必按照固定食谱盲目地找食材，一切都变得更简单。

如果你是求知好学的人，也可以跟着书中提到的方法搭配食物，同时用可以计算营养数据的App来记录，计算出全天饮食的热量、三大营养素供能比例，以及各种营养素的摄入状况。记录几天后你就会发现，在这样的大原则下，只要类别和食物分量控制在推荐范围内，最终的食物数据就会维持在一个合理的范围内。

做好搭配，是健康饮食的第一步。只要食物足够新鲜，简单调味也可以很好吃。想要进阶的话，油、盐、调味品的选择，火候的把控，刀工、烹饪器具的选择当然也重要，接下来我会逐步讲解。我将会帮助你从科学的角度了解味道，也会逐步揭开健康烹饪的奥秘，助力你提升厨艺，留住食物的美味和营养。

水，成就美味的双刃剑

让食物从生到熟，有两件重要的事情要做，那就是保留营养、优化风味。如果说在烹饪过程中需要抓住一个核心变量，那一定是水。

这里的水分为食物内的水和食物外的水。食物内的水分很充足，生鲜食物 70% 左右都是水，有的甚至更多。水可以溶解各种水溶性维生素、矿物质、氨基酸。如果烹饪过程中任由食物中的水分流失，营养、风味、口感就会大大折损。

冷冻食物要科学解冻。食品在冷冻的时候，细胞内部的水结成冰晶，体积会增大，可以形象地理解为这些冰会胀破或戳破细胞。解冻速度越快，细胞内水分流失越严重，食材口感越差。而用科学方法慢慢解冻，可以尽量减少水分流失，让食材恢复原样，保持风味。比如，头一天晚上提前从冷冻室拿出来放到冷藏室，在冷藏室的低温下缓慢解冻。这样做既能保持口感，又能避免细菌大量繁殖，让食物营养、美味、卫生。

食材要先洗后切。如果蔬菜水果切完后再去用水洗，大量营养物质就会从切面随水流失，味道也大打折扣。

烤鸡、煎牛排，如果可以快速烤熟外皮，保留肉中的水分（肉汁），就可以得到口感鲜嫩的肉。如果烹饪不当导致水分流失，肉的口感就会变柴。

反过来，采用盐渍、糖渍、烤干、晒干等方式脱水，是为了减少食物中的水分，浓缩干物质和风味。制作凉拌圣女果时，大厨会先用盐腌制一下，沥去部分水分后再凉拌，圣女果的风味会因此变得更浓郁。其实很多凉拌菜都会用到相似的方法。果脯、蜜饯在制作时需要加入大量的糖、盐，将水果内的水置换出来，让果干风味更浓，同时天然防腐。晒干、烘干的食材中水分含量非常低，细胞内的酶已经失活或者活跃度非常低，可以长期保存。所以，除了以上这些主动脱水的操作，在日常烹饪时，我们都要想办法保留食物中的水分。

除了食物内的水分，另一个不能忽视的就是食物外的水分。烹饪时，食材外围的水会瞬间降低锅内烹饪温度，导致烹饪时间延长。出水增加的话，菜就不好吃了。凉拌时，蔬菜外周的水分也会融入凉拌汁，使风味变淡。

蔬菜清洗完毕后，放在蔬菜筐中沥干水分，等待下锅。使用蔬菜甩干篮效果更好。煎炒大块的鱼、肉等食材时，要用厨房纸巾擦去表面的水分。这样既可以避免因为水遇油而出现迸溅的危险，又可以使食物迅速抵达烹饪温度，缩短烹饪时间。

当你开始能够感知水在烹饪与营养中扮演的角色时，你就能更好地利用水，也能做出恰当的取舍。

当你为了洗去土豆丝的淀粉而选择先切丝再泡水的做法时，就要明白，在这个过程中也会损失其他水溶性营养物质，比如钾元素、维生素C。你可以说："我想做爽脆的土豆丝，这样的土豆丝特别好吃！"这是你在知晓相关信息之后做出的选择，应该被尊重。但这么做土豆丝时，如果你说"营养专家说了，土豆的钾元素含量丰富，可以帮助代谢体内的钠，对高血压有帮助，还能减轻水肿"，那就有问题了。这说明你并不知道这样做会损失营养素，也就不会有意识地在其他餐食中去补充你以为已经获得的营养素。

所以，营养知识不是来束缚我们的，而是为我们提供更多真实的信息，帮助我们做决策的。

我们并不能黑白分明地对食物做出评价，因为食物的价值不是单一的，它有美味、文化、营养等多角度的意义。也正因为如此，生活才鲜活得让人觉得可爱，而我们也通过食物获得很多乐趣。所以，我一直认为，我们学习营养知识、科学烹饪的目的，是帮助自己生活得更智慧，而不是把自己变成一个了无生趣的人。

温度与时间，决定了营养与风味

据历史记载，人类在170万年前就已经懂得如何用火。可以用火烹饪，也就意味着我们进入了一个崭新的饮食时代。

古人的烹饪方式，大体经过了火烤、石烹、陶烹几个阶段。火烤非常直白，即用明火烤熟，没有什么中间介质，温度并不好掌控。石烹的导热物质是水或者石块，陶烹主要是以陶器为容器，水为导热介质，温度便不会超过100摄氏度。如今，烹饪食物的方式更多元，蒸汽、油、微波，甚至是加热的干燥空气，都可以成为导热介质来将食物烹熟。烹饪可使用的温度范围也进一步变宽，让食材有了更多可能性。

一定的高温条件可以让蛋白质变性、让淀粉糊化，使得食物更好消化和吸收，同时能减轻胃肠负担。蛋白质和碳水化合物所产生的美拉德反应，可以让肉和面包表面逐步焦黄，香味四溢，带来味觉上的享受。高温还可以杀灭食物表面的细菌，让食物更加安全，减少细菌性疾病的产生。食物在高温下还会发生很多其他变化，给我们带来诸多好处。

同时，高温也带来一些坏处。很多维生素（比如B族维生素、维生素C）、植物化学物（比如花青素）等营养物质都很怕热，在高温下容易分解。在持续高温下焦煳的食物，会产生苯并芘、杂环胺等各类致癌物。高温还会使得脂肪分解，生成过氧脂质，同时生成有毒有害的物质。

温度是一把双刃剑，所以我们需要合理使用温度，搭配合适的烹饪时间，让烹饪恰到好处。"急火快炒""小火慢炖"，便点破了温度与时间的关系，即烹饪时间和温度的协作决定了营养流失率。温度高，就得缩短烹饪时间，温度低烹饪时间就得长一些！

这些年，餐厅后厨开始流行一种低温慢煮工具——低温料理机，将食物放入一个可以抽真空的塑料包内，密封后放在65摄氏度左右的水中烹饪几个小时。这样烹饪出来的鸡胸肉、鱼肉等的汁水流失很少，口感非常嫩。

而在日常生活中，我们有些容易忽略的小细节，比如将煮好的米饭长时间放在电饭煲里保温，大量损失不耐热的B族维生素。长时间炖卤的肉中，B族维生素也损失严重。这都是在特定温度下，为了省事或者入味，烹饪时间超出合理范围的结果。

我们要多留意烹饪时间和温度，以便更准确地了解食物的营养价值。

开启"厨房革命"，让生活健康又高效

日子再忙，我们也希望能保留一处有烟火气的地方，让自己感到温暖和安心。想要掌控自己的食物，就要先掌控厨房。

提倡大家掌控厨房，既不是说只有在家做饭才能吃得健康，也不是说每个人都需要遵从在家做饭这种生活方式，而是说做饭本身是一项非常值得拥有的技能。能做会做，也就有了更多选择的权利。忙起来可以不做饭，但想做饭了，或者迫不得已只能做饭了，也可以随时转个身，吃一顿饱饭。

设想一下，当你身处国外，思念中国味道时，你完全可以走进超市采买熟悉的材料，做上一顿以解乡愁。或者，你们办公室所在的商圈餐饮价格不低，想要吃好一点就要花更多钱，那么自己亲手做的便当既能消除这种尴尬，又能保证饮食质量。再者，你可以通过厨艺联络老朋友、结交新朋友，毕竟吃吃喝喝总能聚拢人气。

当有了掌控厨房的能力，无论走到哪儿，我们都能好好生活。

让厨房组织更高效

关于厨房，大家总结出很多规则和技巧，掌握这些技巧不仅能让我们在厨房里的操作更高效，而且让我们做出的食物更安全、更健康。在通往目标的路上，不走弯路就相当于走捷径，值得咱们花点时间去研究。

采购禁忌：贪小便宜吃大亏

不同于以往，现在不论生活在大城市还是小城市，物资都十分充足，食物采购也更方便。如果生活在大城市，还有很多生鲜电商可以提供即时上门送货的服务。所以我们要改变采购思路，养成规划饮食的新习惯，尽量不让冰箱里的新鲜食物隔周存放。

同时，我们要小心打折促销的诱惑。看到"大包装更划算""买二送一"等优惠时，难免忍不住凑个热闹多买一点，但这容易让我们的采购超出实际所需，不仅会占用厨房储物空间，还存在食物腐败变质的隐患。最可惜的是，辛辛苦苦买回来，到最后换算一下实际用量，价格可能也没便宜多少，甚至更贵了。

为了避免食物变质、减少不必要的浪费，不管是蔬果、肉类、海鲜，还是粮油、干货、日常调料，都尽量买小包装。

储物安全：防霉防潮

即便遵守第一条，生活中也仍然避免不了要储存食物。有一定的物资储备可以让生活方式更具弹性，让我们随时应对变化。但储存方法要仔细考量评估，如果食物储存不当，即便还在保质期内，也有可能提前变质。营养价值减少还是小事儿，万一产生有毒有害的物质，就会进一步威胁我们的健康。

现在很多冰箱已经有了不错的收纳规划，有温度分区，甚至有干湿分区。在此基础上，自己还可以购买一些用于划分区域的收纳盒，进一步提升冰箱储物效率，同时尽量避免食物交叉污染。

鸡蛋、蔬菜等表面可能携带微生物的食物，最好在固定区域存放，而不要随意乱塞。按固定区域存放不同类型食物，还能让你对食物储存状况了然于心，避免因为忘记而重复购买，从而造成食物和金钱的浪费。

粮食、豆类、坚果、干制香料都怕潮，所以在南方生活的朋友可能更得留意。可以利用密封夹或者密封罐等工具储存，并放置在干燥、阴凉的柜子里。也可以网购食品级防潮包，跟这些易潮的食材密封在一起。不过，即便如此，也不要一次性囤太多，要有计划地消耗掉，而且最好定期观察食物质感的变化。

之前有朋友送我一些海鲜干货，我拆开包装之后就装进保鲜罐放柜子里了。可不到两个月的时间就长毛了，大大出乎我的意料。经我分析，可能是这些食材本身含水量不够低，所以特别容易变质。

其实，食物放太久，又临近保质期，但是看不出来到底坏没坏时，最让人纠结。怕万一有什么问题吃坏身体，又有些舍不得扔。但结局很有可能是继续被放在一边，等到最后真的过期了、明显坏了，然后再丢弃。你看，这些食物白白占用厨房空间那么久，造成这么多麻烦。为了避免发生这种事情，我们还是尽量别囤太多。

隐形忧患：食用油氧化变质

食用油氧化变质是最容易被忽视的厨房健康隐患。

在大家的印象中，食用油应该没那么容易坏，好像不会发霉、不会腐烂、不会浑浊。但油脂其实很容易坏，而且是静悄悄地坏。因为紫外线、高温等环境会促进脂肪酸氧化，所以将烹饪油放在光照充足、温度较高的环境中，就会加速它的变质，其营养价值和风味都会改变。

油脂氧化会产生导致衰老的自由基、过氧脂质等有害物质，说它有毒也不过分。没有哈喇味之前，氧化酸败就已经开始了，如果能闻到不新鲜的味道，就说明已经严重氧化，对健康危害很大！

所以，无论是炒菜油、凉拌油还是营养油，都建议买小瓶。如果有一时半会儿吃不完的大瓶油，也可以分装到小油壶里供日常随时使用，而剩下的大瓶油继续放在阴凉避光处保存。提醒一下，小油壶中不要随用随添，而是要彻底用完一壶，把小油壶洗净晾干后再装新油。否则小油壶里残留的旧油，会迅速"传染"新油，加速这一整壶油的变质。

倒入小油壶里的油，尽量在1~2周内用完。大桶的油，尽量在3个月内用完。开封后的油（尤其是放在灶台边上的油）如果过了半年还没有消耗掉，那么为了健康，建议还是丢弃吧。

所以我要再次强调，为了健康和钱包，尽量买小瓶装的油。

生活细节：有些酱料需要冷藏

日常生活中，很多家庭会将调味品放在灶台边，方便烹饪时随手取用。如果你家就是这样，那么下次烹饪时用手贴着调味品的瓶子感受下温度。如果发现温度很高，可就要注意了！

在这样的环境中放置调味酱料，其保质期会大幅缩短，而且很容易变质。特别是未添加任何防腐剂，或者是脂肪、氨基酸含量较高的调味酱料，更容易变质。所以，尽量重新规划一下厨房收纳的方式，腾出一个距离灶台较近、取用较方便的空间来放置烹饪时所需的调味品，另外的需要放进冰箱里冷藏储存。瓶身上会明确标注储存方式，购买时一定要拿起来看看。像蚝油、海鲜酱、辣椒酱、剁椒酱、沙拉酱、拌饭酱、番茄酱等，开封后都要放冰箱储存。

某年8月，我外出旅行十几天，而上海正是炎热潮湿的夏季。回家后的某天，我做饭时，正拧开蚝油瓶的盖子准备往里倒，突然发现手里的瓶盖上竟然长毛了！还好我多看了一眼，当时真是犯了好一阵儿恶心。自那之后，我会有意识地检查我家的调味品，因为它们真的会坏。瓶瓶罐罐一买就是好多种，经常用着用着就过期了，可别大意哦。

以上就是开启"厨房革命"时最值得养成的几个新习惯。今日不同往昔，新一代人的生活方式、生活理念，与上一代人有很多不同。学习固

然需要从模仿开始，比如传承父母积累的生活技能。同时，我们要努力
迭代，形成更高效、更科学的生活习惯，践行更有质量的生活方式。当
这些基础生活方式成为习惯，自己就能逐步掌控健康的生活。

好吃又健康的烹饪法

说到烹饪，有些人以为只有凉拌、水煮才健康，这也是一个常见的误区。虽然凉拌对食物营养的破坏比较少，水煮的烹饪温度比较低，但都无法满足全部的烹饪需求。操作不合理还会带来一些风险和负面影响。比如，凉拌食物如果不够卫生，容易吃坏肚子，而食物煮的时间太久会导致营养大量流失。

所以，我们需要了解不同烹饪方式的优势和劣势，合理组合运用，而不再被一些笼统的观念束缚和影响。

食材处理要得当，不能越洗越脏

厨房是烹饪食物的地方，一定要保持洁净、安全。

食材下锅前，要预先经过清洁处理，但看似简单的洗洗涮涮，其实也常有误区。食材所谓的脏，不仅有我们肉眼看得见的泥土、灰尘，而且有肉眼看不见的化学物质、细菌、病毒。尤其是微生物，它们往往是厨房里的"隐形杀手"。

肉不要用流水冲洗

肉的脏，并不像蔬菜表面残留着泥土或农药那样，而是肉眼看不见的微生物。要洗的话，也千万不能用流水冲洗肉。当我们像洗水果蔬菜那样用流水冲洗肉类时，随着水花的飞溅，肉上的细菌就会扩散至水池、操作台、餐具上，甚至会污染其他食物。

中央电视台的一档节目里曾做过一个实验来验证这个问题。远红外线镜头下，在用流水冲洗肉时，细菌飞溅污染的程度非常广，远远超出了我们的想象。

如果你买的是塑封盒装肉，那么这些肉本身很干净，肉表面的细菌也会在加热烹调的过程中被杀灭，烹饪前无须清洗。如果你觉得从菜市场买的肉会比较脏，那么买回来后可以放在水盆中轻柔地清洗，并妥善处理好洗肉的污水，及时清洗水盆。

小心鸡蛋的表面

家禽类、蛋类，十分容易遭受沙门氏菌的污染。沙门氏菌是赫赫有名的致病菌，吃了被沙门氏菌污染的食物，轻则腹泻，重则可能发生严重的食物中毒。由沙门氏菌污染所导致的食物中毒，也是中国夏季食物中毒事件中最常见的原因之一。

超市里的盒装鸡蛋看着干净整洁，出品时也经过了一定的灭菌处理，但鸡蛋表面仍可能存在沙门氏菌污染的风险。而散装蛋或者小菜场、小超市售卖的鸡蛋壳上甚至还有粪便污迹，沙门氏菌的携带风险则更高。

鸡蛋最好放置于冰箱中的独立区域，拿出来的鸡蛋以及碎掉的蛋壳不要在操作台乱放，摸过鸡蛋的手在洗之前不要摸其他直接入口的食物或餐具。养成这些好习惯，可以很大程度上避免沙门氏菌污染。

防止霉菌出现

开过封，以及用保鲜罐储存的干货、米面，都要时常检查，避免发霉误食。一旦发霉就要整包丢弃。米面、坚果、玉米食物发霉时容易出现一种叫作黄曲霉菌的腐生真菌，它所分泌的黄曲霉毒素在高温下都无法被分解，是有名的致癌物。

如果水果有一部分发霉腐烂，那么最好整个都丢掉，因为没有腐烂的部分很可能已经被细菌所分泌的毒素污染，十分不安全。况且，久置到发霉说明食物已经很不新鲜了，不吃也罢，不要舍不得。如果不想如此浪费食物，最好的方法就是按需购买，努力从一开始就把好关。

带土的蔬菜不要直接放冰箱

如果你买来的胡萝卜、土豆、红薯、莲藕等食材上面带有较多的泥土，那么不要分散着直接放入冰箱，以免泥土中的细菌微生物对冰箱里其他食物造成污染。可以先用厨房纸巾把泥土擦干净，然后装入保鲜袋，或者用水清洗后将表面水分擦干、晾干，再放进冰箱。再或者，直接放在室内阴凉通风的环境中储存。

当我们开始形成新的生活方式，逐渐习惯在家做饭，与生活质量有关的知识都会派上用场。有知识就可以让我们少走弯路、少犯错。如果你还没有开始下厨，那么这些知识不妨先储备着，早晚用得上。

炒菜的方法该迭代了

"中国味"到底是什么味？很难形容，有厨师说是炒菜时的一团"锅气"。凝聚中国味道的油盐酱醋在高温下形成无数微小粒子，附着于食物上，形成了特殊的风味。

说到炒菜，"炒"这个烹饪方法几乎可以说是中国家庭最常用的了，但一些年轻朋友告诉我，她们不喜欢做饭的一个重要原因就是讨厌炒菜时的"油烟"。之前在我们工作室实习的一个女生说，她住的公寓是大开间，厨房是开放式的，而她坚决不在家做饭的原因，就是发现做完饭之后被子上会有油烟味，这让她十分厌恶。

我的一位女性朋友也很抗拒下厨，原因竟然是她觉得自己做饭不健康。我仔细追问后才明白，她之所以这么说，是因为听说做饭的油烟致癌。油烟确实不健康，是我们烹饪时一定要避免的。脂肪遇热开始分解，达到一定温度后，便生成了肉眼可见的烟气，而这个温度则被称为"起烟点"。高温产生的油烟不仅会让周围环境充满难以清洁的油污和令人生厌的气味，而且会污染空气。炒菜锅旁的油烟可以让PM2.5（细颗粒物）的数值上升到200多，对身体健康尤其是皮肤、肺部的健康非常不利，所以减少油烟非常重要。

炒菜时用的常规精炼植物油会有"生油"的气味，所以需要加热"熟化"，同时炒菜时也需要油这个介质来提供足够的温度，保证食物发生一系列的化学反应，让食物由生到熟，呈现美味。

我们炒菜时之所以习惯用"烟点"来判断温度，是因为以前用的油的品质没有现在的好，爷爷奶奶那一辈甚至还会用粗油、毛油，这些油的杂质多，烟点比较低。而现在的精炼油杂质非常少，烟点也比原来高，如果等到冒烟时再下锅，油温就已经很高，不仅容易产生有害物，而且容易煳锅。

如何减少油烟危害？

急火快炒没有错，但油温过高着实没必要。急火快炒是为了缩短烹饪时间，尽可能多地保留食物的营养和风味。烹饪时，锅里有滋滋的响声即可，但完全不需要等到油冒烟，甚至食材局部焦煳。

在中国，"炒菜"的"菜"不是指蔬菜，而是泛指所有食材，实际上，

- 先把锅烧热，再加入油，然后直接开始炒菜。也可以在油锅中放入一片生姜或蒜片，待周围开始微微冒泡时就可以炒菜了。
- 选择锅体或锅底比较厚的锅具，避免油温上升过快以及受热不均匀。
- 安装吸力强的抽油烟机，开始炒菜时就打开油烟机，炒菜结束后再继续抽几分钟，保证还没有充分燃烧的废气和油烟都被吸走。
- 除了炒菜，还可以交叉采用蒸、煮、炖、凉拌等烹饪方法，减少油烟出现的可能。

有些蔬菜反倒不适合直接炒，而是适合先焯水。

水的包裹性好，所以可以用最短的时间让食材均匀烹熟。芥蓝、菜心、西蓝花这些叶片较大或者有点块头的蔬菜，在炒制时接触锅底的面积较小，想要受热均匀就比较难。等炒到全熟又容易烹饪过头，花费的时间也较长。而用水焯的话，只要几十秒蔬菜就断生了！

豆角、芸豆、鲜黄花菜等食材含有容易导致人食物中毒的植物血凝素，炒菜前可以先用沸水煮2~3分钟，捞出后再搭配其他食材炒，安全、好吃又方便。

快速焯煮蔬菜，可以杀灭蔬菜表面的细菌，去掉一些农药残留，同时通过溶解去除一部分影响矿物质吸收的草酸、植酸、鞣酸等成分。焯煮还可以大幅缩小叶类蔬菜的体积，帮助我们一顿吃掉更多的蔬菜。

所以，合理焯烫蔬菜，可以吃得便捷又营养。

蔬菜焯烫技巧

时间：焯烫青菜时，要等水沸腾再让菜下锅，等叶片一变软、变色就可以马上捞出，然后平摊开帮助蔬菜迅速散热。这个过程短则十几秒，一般不要超过1分钟，豆角等蔬菜除外。

水量： 焯水时也不必使水没过蔬菜，水越多，所需的煮沸时间越长。早上准备一人份蔬菜的话，往平煎锅内加半杯水就行，水沸后放入蔬菜盖上锅盖，以半蒸半煮的方式也可以将蔬菜迅速烹熟。

技巧： 提前加半勺油可以使蔬菜纤维更柔软，口感更好，颜色也会更加翠绿。水中加少量盐或者酱油，能让菜更有味道。

风味： 煮完的青菜直接吃多半是不好吃的，所以调味很重要。常见的香油、酱油、蚝油、醋，甚至有些调味酱（牛肉酱、芝麻酱、辣椒酱），都可以用起来。好吃的酱汁能让蔬菜更美味，不过要注意别太咸。

注意事项

如果蔬菜量比较大，可以分几次焯煮，避免一次性放入过多蔬菜导致锅内温度骤降，延长烹饪时间（这一点同样适用于炒菜）。

蔬菜的重要使命，就是为我们提供大量的维生素、矿物质、抗氧化物、膳食纤维、植物化学物等。这些营养物质中很多都比较脆弱，容易在烹饪过程中损失掉，以生熟参半搭配的方式摄入蔬菜是更恰当的安排。比如，黄瓜、小番茄、生菜等质感较为水嫩的蔬菜可以直接食用。但大多数蔬菜的纤维粗糙，所含抗营养吸收的物质较多，这时水焯、快炒等烹饪方法就能派上大用场。

如果想尽量保留蔬菜中脆弱的营养素，那么有些细节还是要提醒你注意的。做炖菜、烩菜、蔬菜粥、蔬菜面等食物时，绿叶菜要最后放，搅拌几十秒即可离火，避免过度烹饪。涮火锅时不要一股脑把蔬菜丢进去，一边慢慢煮，一边慢慢捞，而是要现吃现烫，或者一次性多烫一些，一分钟左右就捞出，放在一个干净的碗盘里，供大家分享取用。

千万别过度烹饪蔬菜，当蔬菜原本的颜色褪去，由绿色转变成褐色或黄色时，蔬菜中的营养物质也就大量流失了。这是我们在烹饪蔬菜时最需要注意的事！

1 > 经典咸辣酱汁

原料：

葱、蒜、小米辣、酱油、醋

步骤：

1. 将葱、蒜、小米辣切碎；
2. 倒入少量酱油、醋搅拌均匀；
3. 腌制1~2分钟出味后，淋到蔬菜上即可。

2 > 香菜柠檬酱

原料：

香菜、柠檬、酱油、香油

步骤：

1. 将香菜、柠檬果肉切碎；
2. 倒入少量酱油拌匀后滴入香油；
3. 腌制5~10分钟后，直接淋到蔬菜上。

3 > 芝麻香醋酱汁

原料：

芝麻酱、酱油、
醋、香油、芝麻

步骤：

1. 取2汤匙芝麻酱，加入少量水搅拌均匀；
2. 加1汤匙酱油、1/3汤匙醋继续搅拌，然后滴上几滴香油；
3. 调制好后，淋到蔬菜上，再撒上少许芝麻点缀。

肉，做法恰当才好吃

中国人餐桌上比较常见的肉类，就是猪肉、牛肉、羊肉和鸡肉。

猪肉烹饪起来比较简单，即便不上浆也能做出味道不错的菜品。鸡块、羊肉也相对容易。比较难烹饪的当属牛肉和鸡胸肉。

牛的体型很大，不同部位的肉口感差距也很大。肩背部的肉比较嫩，烹饪所需要的时间较短，比如牛排、里脊肉以及潮汕牛肉火锅里的鲜牛肉片。牛排哪怕厚一些，煎烤几分钟也能吃了。而涮火锅的薄牛肉片，只要十几秒甚至几秒，烫熟就能吃。臀、腿部的肉，纤维更粗壮，相对没那么好烹饪，做不好就容易又硬又柴，更加考验烹饪技术，比如牛腱子肉。这些肉更适合炖、煮、卤，我们常吃的卤牛肉就是用的这些部位。牛胸腹部的肉比较嫩，但也较肥，比如牛腩、肥牛片。这个部位的肉可以理解为牛五花肉，好做也好吃，只不过脂肪含量高、蛋白质含量低，不如其他部位的肉那么有营养。

需要注意的是，肉中所谓的血水并不是什么脏东西，它的主要成分是肌红蛋白，我们也会称之为肉汁。饱含肉汁是肉维持软嫩口感的秘密，就像橘子被挤掉汁一样，肉汁流失使肉变得干柴，不好吃。冷冻肉最好放冷藏室缓慢解冻，让细胞缓慢吸收肉汁，避免冰晶刺破细胞导致肉汁流失。牛排煎之前不要洗，用厨房纸巾将表面的水分吸走即可。不要用力按压肉，以免破坏细胞结构，导致肉汁流失。煎烤之前抹少许油，或者炒之前裹蛋清或者淀粉，都是为了给肉"封层"，避免肉汁流失。所以，烹饪牛肉时非常重要的细节就是保留肉汁。

这里有个小知识也需要我们了解，就是肉中的B族维生素容易被破坏，比如维生素B_1、B_2、B_{12}。炖牛肉、卤牛肉需要较长时间，对维生素的破坏较多，而烤厚牛排、涮肉烹饪速度快，对维生素的破坏更少。

从生活应用来看，我们可以选择炖牛肉、卤牛肉之类的方式来制作牛肉，保证蛋白质和铁元素的摄入，同时用涮煮、快炒等方式做牛肉，获得更多重要的B族维生素。尤其是维生素B_{12}，它在植物性食物中含量非常低，我们主要通过肉类来获得。

牛肉几乎没有什么寄生虫，断生就可以吃，烹饪到刚刚变色时吃，口感最嫩，营养素保留率也高！我记得有次去台湾省台南市玩，当地一位朋友带我去喝牛肉汤，只见一勺沸腾的汤浇在嫩嫩的牛肉片上。上桌后，朋友非常夸张地赶紧把牛肉往外捞，还念叨说："快捞出来，时间够了，不能再烫了，不然口感会不好！"那一片片粉红的牛肉，真的鲜嫩无比，直到现在我都印象深刻。

我平时很爱吃潮汕牛肉火锅，主要是因为可以吃到鲜嫩好吃的瘦牛肉。涮进去后以秒计时，变色就捞出，蘸着酱汁吃，十分软嫩美味。我在家里也做过"小火锅"，一个简单的锅底搭配叶菜、菌菇、玉米、莲藕、土豆、鹌鹑蛋，买适合涮火锅的嫩牛肉片，这么一顿吃下来既方便又好吃，还十分有营养。

炒牛肉也是我经常做的菜，秘诀是一定要在配菜都炒熟之后放肉片，这一点与炒猪肉的常规方法正好相反。想让牛肉更嫩的话，还可以提前用一颗鸡蛋的蛋清或者放少许淀粉抓匀（这些是加分项，没有这一步肉一样好吃）。我会先把洋葱炒熟，然后把牛肉片放入锅中迅速翻拌，一旦变色就马上调味准备出锅，一般不超过1分钟。除了洋葱，我还搭配过青椒、番茄等蔬菜，味道都很好。

除了牛肉，另一种不容易烹饪的就是鸡胸肉。鸡胸肉本身的脂肪含量比较低，水分也难以保持，虽然鸡肉纤维并不粗糙，但如果烹饪过度，口感就会非常干柴。如果要烤，那么可以在表面抹一点油，或者在腌制的酱汁中加一些油来帮助锁水。如果要煎，最好用中火慢慢煎，不能像煎牛排那样用大火，千万别让鸡肉熟过头。

另外，如果为了健康不想吃得太肥腻，倒也不必非选择鸡胸肉。琵琶腿也不错，而且脂肪含量不高，但口感要嫩很多，炒、焖、炖都好吃。

肉与蔬菜同炒时的先后顺序

猪肉：相较而言，猪肉的脂肪含量高，与蔬菜同炒时，适合先下锅炒出香气，再加入蔬菜同炒，或者将肉炒至七成熟时盛出来，待蔬菜炒至五成熟，再将肉倒入一同炒熟。猪肉存在寄生虫的风险，生吃或没完全做熟时，肝脏或脑部可能会寄生钩绦虫，所以应完全炒熟。

鸡肉：鸡肉适合与水分含量较高的蔬菜一起炒，先将蔬菜炒出汁水，然后倒入鸡肉，用锅内的汁水将鸡肉焖熟或者烩熟，这样肉质会更嫩。鸡肉容易携带有致病性的沙门氏菌，所以也必须充分炒熟才可以。但是所谓的熟，并不是说肉的温度非得超过100摄氏度。其实鸡肉的内部只要达到75摄氏度左右，就可以使蛋白质变性，达到"熟了"的程度，同时可以杀死寄生虫和细菌。

牛肉：牛肉与蔬菜同炒时，适合先将蔬菜下锅炒热，再加入牛肉，牛肉变色即可出锅，避免因为加热久了牛肉口感变硬。牛肉几乎不会有寄生虫，所以煎牛排时甚至可以吃三分熟。

做饭想偷懒？学学合理备餐

新鲜制作的食物固然营养素保留率更高，但现实生活往往节奏太快，时间太少。为了让自己吃到比外卖更健康的食物，我非常推荐适当备餐。"隔夜菜"不是原罪，食物被二次加热确实会有一定的营养损失，但只要方法合理，就依然比高油高盐、搭配不合理的外卖更健康。

想让食物科学地"隔夜"，我们就需要对食物，特别是食物中营养物质的特性有更多的了解。

从营养素角度来说，三大营养素当中碳水化合物、蛋白质非常坚强，不容易被破坏，而脂肪比较容易被氧化，不饱和程度越高，越容易被氧化，即便在低温下也是如此。而维生素、矿物质、抗氧化物、膳食纤维这几类营养物质中，维生素C、B族维生素、抗氧化物都比较脆弱，在高温条件下容易被破坏，而钾、钙、锌等矿物质以及膳食纤维都不容易被破坏。

由此，我们就可以得出哪些食物适合预先储存备用了。接下来我们按照主食、蔬菜、高蛋白食物的顺序来看。

先说说主食。我们摄入主食，主要是为了获取碳水化合物，与精制主食（比如白米饭）相比，杂粮薯类这些优质主食富含更多的膳食纤维、B族维生素、矿物质等营养物质。其中，除了B族维生素有些怕高温加热，重要的碳水化合物、膳食纤维、矿物质等营养物质，都不会因为冷冻或者反复加热而遭受损失。再想想，绝大多数外卖都是精制主食，维生素、矿物质、膳食纤维含量本来就很低，而自制的杂粮主食、薯类即便冷冻储存再二次加热，营养价值也仍远胜于白米饭。

综合来说，预制主食冷冻储存，从营养和时间性价比上来说，都是很划算的！

不过，做好的主食要记得放冷冻室，而不是冷藏室。主食中的淀粉在0~4摄氏度的冷藏温度下会发生老化，口感会变差，复热也很难恢复口感，但直接冷冻的话，淀粉老化的现象就不明显。从冷冻室取出后直接用微波炉加热，或者再蒸熟，都可以较好地恢复口感。

主食备餐方法

● 一次性蒸好的馒头放冷冻室保存。可以做杂粮馒头、牛奶南瓜馒头、红枣馒头等，换着花样增加营养。

● 蒸米饭可以一次性多蒸一点，按照70~100克（生米）为一份来划分，比如蒸了400克米，可以划分为4~5份。蒸好之后按份分装放入保鲜盒，冷冻储存。

● 提前蒸煮红薯（紫薯）、玉米，分装放冷冻室里。

再来看看蔬菜。膳食纤维和矿物质不容易因为反复加热而损失，而维生素、抗氧化物、很多植物化学物统统经不起折腾，反复烹饪很容易导致其产生损失。

绿叶类蔬菜本身就很娇嫩，叶片大，水分也容易蒸发流失。如果烹熟再储存，营养损失更大，还容易产生一定量的亚硝酸盐。而且它们烹饪起来很快、很方便，沸水煮半分钟到一分钟即可捞出调味。所以，绿叶类蔬菜不适合提前备餐，也完全没必要。

如果想节约时间，可以提前将泥土和烂叶清理掉，尽量吸干叶片上的水分，用厨房纸巾裹好放入保鲜袋储存，放一周都没问题，拿出后洗洗就可以用，非常方便。

洗切备餐的注意事项

● 关于蔬菜储存，建议只做简单处理，不要洗切。如果要洗切，装袋时就需要将水分吸干，否则更容易坏，反倒更麻烦。

● 容易氧化变黑的食材（比如土豆、茄子），不适合提前切好备餐，实在需要的话可以泡在水里放入冰箱。

● 土豆十分容易生芽，即便避光保存也难以避免，要少买一些。如果买多了，可以削皮切块，煮5分钟后冷冻储存。

● 番茄适合室内低温储存，大约在10摄氏度即可。如果是夏天，放冷藏室或常温储存都不合适。如果是用来做菜而非生吃，那么不如洗净擦干，直接冷冻。使用时也不需要完全化冻，切开即可烹饪，还能保证新鲜多汁。

最后，来看看高蛋白食物。高蛋白食物分鱼、肉、蛋、奶、豆五大类。我们不仅可以通过它们获得重要的完全蛋白质，还可以获得重要的矿物质、脂肪酸、B族维生素等营养物质。蛋白质、矿物质这两大类营养物质不容易因为反复烹饪而损失，除非烧焦完全吃不了。鱼虾类所含的脂肪酸略脆弱，容易氧化酸败，从而产生有害的过氧化物。而肉类的饱和脂肪酸含量较高，相对稳定一些。维生素也很容易被破坏，尤其是动物性食品所含的维生素B_{12}。

综合来看，肉类、水产类也适合提前备菜。而蛋、奶、豆比较简单，都可以直接拿来食用。

但要注意的是，这些高蛋白食物的风味对新鲜度要求很高。食材不新鲜，或者冷冻再解冻的过程操作不当，就会导致风味大幅折损，变得不好吃。

高蛋白食物备餐方法

● 买肉的时候让师傅帮忙切50~70克一份，比如500克瘦肉切成6块，分别装进保鲜袋冷冻储存。或者直接购买小盒的鲜肉，现吃现买。

● 尽量合理规划饮食，头一天晚上把第二天要用到的食物拿到冷藏室，让它们在低温下缓慢解冻。速度越慢，营养素保留率越高，口感越好。解冻不得当的话，食材的口感就会变得很差。切忌用热水解冻，不然营养及风味损失较大。

● 肉可以提前炒好、烤好、卤好，冷藏保存可以吃2~3天，不建议冷冻。

有了这些基础备餐方法，我们就可以在保证效率的情况下，尽量吃得健康一些。虽然现在有越来越多的方便食品、预制菜，但这些食物整体的营养价值还是有限的，无法满足全部的营养需求。选择一部分方便食品、预制菜与生鲜食品进行搭配，不仅让生活更便利，而且会降低烹饪难度。

这一章里提到的知识和经验，在2022年上海接近三个月的封控期间很好地帮助了我，让我可以在条件受限的情况下，依然每天都能吃到相对新鲜的食物。

食材有没有得到有效保护，新鲜度差别会非常大，而这一差别出现的时间窗口非常短，可能仅仅是短短的几个小时。虽然可以一次性多采购一点食材，但越快处理越好，要及时分装，放入适宜的保鲜环境，不能让它们在不适宜的环境下停留太久。绿叶菜常温下放置越久，亚硝酸盐含量越高。肉类在常温放置几个小时，细菌数量就会呈指数级增长。我们要意识到这些，在对待食物上别偷懒。

新鲜食物给我们带来的治愈力，是深加工的方便食品很难企及的。只有珍惜食物，保护食物，通过食物获得更大的健康益处，我们才不会辜负这些经过无数人的努力才到达我们手中的食物。

味道的秘密

前面提到，健康与美味可以并存。了解完食材的搭配、处理方法，接下来就可以真刀真枪上灶台创造美味了。

而调味是有科学逻辑的，不同味道之间也会相互影响。只要掌握基本逻辑，调味就不再是难题。

"百味之王"——盐的使用和挑选

盐，能带来咸味，又被称作"百味之王"。

烹饪调味时，咸味是菜肴的基本味，盐不仅可以引出食物固有的味道，而且可以将隐藏在菜肴深处的鲜美发挥到极致。

盐的化学成分是氯化钠，氯化钠在人体新陈代谢中起着重要的作用。钠元素在人体中以离子的形式存在于细胞外液中，它具有维持渗透压、调节酸碱平衡、组成胃酸等生理作用。比如，运动过程中大量流汗导致身体脱水，就要及时补充含有钠、钾等离子的饮品。简单来说，盐不仅仅是提供味道，它对于人体的健康起着至关重要的作用。

但是，盐确实不能多吃。中国营养学会、世界卫生组织都建议健康成人每天的食盐（包括酱油和其他食物中的食盐）摄入量不应超过5克，[1]盐摄入超量也会引发一系列健康问题。但截至2020年的调查数据显示，中国人均烹调用盐摄入量为9.3克，[2]几乎翻倍了。

高血压流行病学调查证实，人群的血压水平和高血压的患病率均与食盐的摄入量密切相关。[3]

《中国居民膳食指南（2016）》曾指出，50岁以上的人、有家族性高血压的人、超重和肥胖者，其血压对食盐摄入量的变化更为敏感，膳食中的食盐如果增加，发生心脑血管意外的危险性就大大增加。

盐分摄入超量，会使得胃部屏障受损，增加患胃部疾病的风险，反复的炎症还会诱发胃癌。韩国人的饮食包含腌菜、泡菜、酱汤等高盐食物，平均盐摄入量高达12克，[4]胃癌患病率世界第一。

盐摄入超量还会使得大量水分滞留体内，引起水肿，同时加重肾脏负担。

为什么盐摄入量会超标呢？毕竟太咸的食物也不好吃，吃完还会感到口干舌燥呢。

确实，如果只是单纯的咸味，我们能接受的咸度很快就能抵达上限，

1　World Health Organization. (2020, April 29). Salt reduction. World Health Organization. https://www.who.int/news-room/fact-sheets/detail/salt-reduction#:~:text=For%20adults%3A%20WHO%20recommends%20that,relative%20to%20those%20of%20adults.

2　沈丹洋，张晓畅，殷召雪，等. 中国六地区家庭主厨和家庭成员尿钠、尿钾和钠钾比及影响因素探究 [J] . 中华流行病学杂志，2021, 42（6）：1056-1060. DOI: 10.3760/cma.j.cn112338-20200926-01189.

3　Grillo, A., Salvi, L., Coruzzi, P., Salvi, P., Parati, G. Sodium Intake and Hypertension [J]. Nutrients [J], 11(9), 1970. DOI: 10.3390/nu11091970

4　Park, J., Kwock, C. K. Sodium intake and prevalence of hypertension, coronary heart disease, and stroke in Korean adults [J]. Journal of Ethnic Foods.

只要超过一定的咸度，我们对味道的评价就会降低。但如果咸味结合了其他的风味（比如甜味），那咸味带来的感受就会下降。这时我们可以接受更咸的味道，并且依然觉得好吃，不知不觉摄入了更多的盐分。

另外，我们也能观察到这样的现象。当很多人一起吃饭时，大家对食物的口味评价并不同。明明是同一道菜，有的人觉得太咸了，而有的人感觉正好。但是味蕾会逐渐适应咸味的浓度，我们可以被逐步驯化为口味重的人。想要减少用盐量，培养更清淡的口味时，我们同样需要一个逐步适应的过程。

生活中常见的盐

● 碘盐

碘元素是人体必需的微量元素，缺乏碘元素会引发"大脖子病"。碘元素是甲状腺激素的重要合成元素，而缺乏甲状腺激素会影响生长发育，对于孕妇、儿童来说尤其关键。所以不要盲目选用无碘盐，而且碘强化针对我国绝大多数人来说仍有重要意义。

当然，总有例外。患有"甲亢"（甲状腺功能亢进）的人，需要按照医嘱限制碘元素的摄入，比如购买无碘盐，少吃海带、海藻类高碘食物。不过，生活地域靠海同时经常食用海带、紫菜等高碘食物的人，或者其他单纯很爱吃海带、海藻的人，也可以根据自己的饮食情况选择无碘盐，以免碘摄入过量。

● 低钠盐

低钠盐使用氯化钾替代了一部分氯化钠，同等分量，钠含量可以降低30%左右，而且口味差异不大，可以帮助我们在不知不觉中减少钠的摄入。

低钠盐不只是对于高血压患者、重口味人群、肠胃功能不佳的人群有意义，普通人也可以使用。虽然研究数据显示，对于有肾病、心脏病等疾病的人来说，高钾低钠盐总体利大于弊，但安全起见，关于是否可以日常使用高钾低钠盐，还是询问一下自己的主治医师，或者检查一下血钾指标来确认是否存在高钾血症比较稳妥。要注意的是，不要因为使用低钠盐就多放盐，否则就失去意义了。

● **大颗粒海盐**

盐会增加食物内外的渗透压，所以用盐腌渍可以让食物脱水、浓缩风味或是腌制入味。盐的颗粒越大，溶解得越慢，渗透食物的速度越慢，食物出水也越慢。所以在烹饪牛排的时候，为了避免盐过快地渗入肉内导致肉汁流失，一般会选用大颗粒海盐。

● **调味盐**

中国有芝麻盐，国外有混合了香料的盐，都是为了在撒盐的同时加入更多的香味。芝麻盐往往用来点缀汤羹，而混合香料的盐则适合直接撒到烤肉等食物上。

● **夏威夷玫瑰海盐**

这种高颜值粉嫩海盐备受追捧，但实际上营养价值并没有多神奇。我们没必要为了其宣传的营养、健康功效而花大价钱购买这种盐。所谓的补充矿物质只是噱头而已，要想补充矿物质，还是需要通过丰富的食物来获取，而不是通过每天食用量不建议超过 5 克的盐。

生活里的隐形盐

● **调味品**

烹饪会用到很多调味品，而这些调味品中绝大多数都含有盐。像酱油、蚝油、蒸鱼豉油、鸡精、辣椒酱、豆瓣酱、黄豆酱、咖喱料、浓汤宝等，统统含有盐。

在烹饪时，如果需要放各种酱料，那么每一种少一些，组合起来就已经有很多盐了，往往不需要另外单独加盐。

● 预包装食品

加工肉、休闲零食、面点等预包装食物，往往在加工的过程中加入了盐或者含钠离子的添加剂。配料表会显示名字，而营养成分表中也会标注钠含量。

400毫克钠约等于1克盐，所以通过计算钠的数值，可以换算出这份食物在单位分量下相当于含多少克盐。

● 腌制食品

咸鱼、火腿、咸肉、腊肉、咸菜、泡菜、腌菜等腌制食物，都是高盐食品。食材本身吸收了大量的盐，吃起来也确实非常咸。腌制肉不仅盐含量高，而且亚硝胺等致癌物含量高，这使得世界卫生组织把这些腌制加工肉评定为一类致癌物。[1]如果家里有咸菜、腊肉之类的食材，那么也不用丢弃，可以在烹饪时当作调味品少量使用。但绝对不建议把它们当作日常的蔬菜、肉类来看待。

当我们开始重视盐的用量，就能找到很多种减盐的好办法。比如，在餐厅点单的时候，跟服务员叮嘱要少油少盐。也可以再要杯水，太油太咸的食物稍微涮一涮再吃，不是要涮到食物没了味道，而是涮到自己吃着不觉得太咸、口味正好的程度。若是火锅、烤鱼之类的菜肴，也可以多加点儿清汤稀释味道。

点外卖的时候，我一定都会备注："少油少盐，谢谢！"店家一般都能看见，如果不是预熟的半加工食物，一般就会尽量给你做清淡口味。

1　World Health Organization. Cancer: Carcinogenicity of the consumption of red meat and processed meat. [EB/OL] https://www.who.int/news-room/q-a-detail/cancer-carcinogenicity-of-the-consumption-of-red-meat-and-processed-meat.

在家里做饭时，还可以用葱、姜、蒜、花椒、干辣椒、料酒、香醋等给食物增香增味，减少用盐量。

- **加葱姜蒜**：我们吃饭不仅在吃味道，而且在吃香气。如果把鼻子捏住再去吃饭，就会味同嚼蜡，吃什么都觉得不好吃了。葱姜蒜含有大量可挥发的芳香性物质。它们会进入鼻腔，被我们的嗅觉系统捕捉，我们将嗅觉、味觉接收的所有信号在大脑汇集，最终感知到好吃的味道。
- **加辣椒**：辣味可以刺激口腔敏感度，让我们更敏锐地感受到咸味。也就是说，增加辣味之后，我们可以减少一些盐用量，口味一样刚刚好。
- **加醋**：醋在加热时会带来浓郁的香气，也会增强盐的味道。

五花八门的酱油醋

中国味道离不开的酱油，是以大豆（脱脂大豆）、小麦（小麦粉、麦麸）为主要原料，经过微生物发酵制作而成的。而醋，以淀粉、含简单糖的原料、食用酒精等为原料，经微生物发酵酿制而成。除了天然酿造的酱油和醋，还有使用部分酱油，再配以水、食盐、白砂糖、焦糖色等添加物的配制酱油，以及用冰醋酸加水稀释的配制醋。

正规厂家生产的配制酱油、配制醋倒不见得有什么危害，即便使用添加剂也在符合国家要求的范围内。但配制酱油、配制醋的风味与传统发酵的酱油、醋的风味差别非常大。二者名字经常混用，消费者在购买时需要仔细阅读瓶身背后的详情，才能看到区别，否则很容易买到名不副实的调味品。

2021年6月29日，国家市场监督管理总局发布了《关于加强酱油和食醋质量安全监督管理的公告》，从此酱油和食醋生产企业不得再生产销售标示为"配制酱油""配制食醋"的产品；同时，严厉打击使用工业盐、工业醋酸等非食用物质生产食品的违法行为。从这一天起，超市里叫酱油、食醋的调味品，就是由真正的发酵酿造工艺制作而成的产品了。这个规则的出台，不仅降低了消费者选择产品时的难度，而且保护了消费者的知情权。而配制酱油、配制醋这些名字，也成为历史。

不过，配制醋、配制酱油并没有从市场上消失，而是改名为调味汁、调味酱等。这些都属于复合型调味品，选择难度仍然不小，唯一的技巧就是仔细阅读配料表，或者买回家后亲自尝尝味道。

即使是天然酿造的酱油、醋，也有品质高低之分，需要根据一些知识来挑选。

酱油的挑选

酱油的鲜美风味可以通过氨基酸态氮含量的高低来预估，一般来说，氨基酸态氮含量越高，酱油的等级越高，品质和风味也就越好。

根据氨基酸态氮的含量，我国酿造酱油的等级设置如下[1]：

特级：氨基酸态氮≥0.80克每100毫升

一级：氨基酸态氮≥0.70克每100毫升

二级：氨基酸态氮≥0.55克每100毫升

三级：氨基酸态氮≥0.4克每100毫升

三级酱油品质比较低，一般只适合加热烹饪，不适合凉拌佐餐。若是凉拌、蘸食，建议选用一级或者特级酱油。酱油这种调味品本身价格

---

1 全国食品工业标准化技术委员会.酿造酱油：GB/T 18186—2000[S].北京.中国标准出版社，2001.

不高，即便买最贵的有机酱油，也不过一两杯奶茶的钱。一瓶酱油可以用很久，完全值得买。

为了响应国家对减油减盐的号召，不少企业也推出了减盐酱油。按照400毫克钠相当于1克盐来换算，一般10毫升常规酱油大约含有1.5克盐。减盐酱油通过一定的技术手段，可以将钠含量降低至每10毫升酱油0.8~1.2克。也就是说，产品包装上所标注的钠含量数值低于每10毫升480毫克的更值得买。

有了这样的换算标准，日常炒菜时也比较好把握酱油用量。一白瓷勺的酱油差不多10毫升，相当于1~1.5克盐。其他常用酱料也可以用同样的方法换算，做到心中有数。千万别做一桌子酱油色的菜肴，否则整桌菜的盐含量就远远超标啦！

健康酸味的来源

酸味也是烹饪中一种十分重要的味道，不管煮汤还是炖菜，酸味就像关键杠杆，提升食物的味道。比如，在略微油腻的食物中加一勺醋，马上就可以解腻，有的厨师形容说味道更"亮"了，这种"亮"包含清新、干净、爽口的意思！

有关文献记载，我国"吃醋"的历史少说有三千年了。"醋"字是西字旁，跟酒之间还有一段故事。相传，酒祖杜康的儿子黑塔，在学会了酿酒之后，便开始以酿酒为生[1]。有一次，黑塔舍不得丢弃剩下的酒糟，于是将其存放了起来，在二十一日后的酉时，打开一闻，竟收获了惊喜，

1　钟丕瑜．酒圣——杜康［J］．书屋，2010(12)，83.

这便是醋的由来了。

　　酿造醋，要以碳水化合物丰富的粮食作为原料，先酿成酒，再继续由醋酸菌发酵成醋。

第一步：淀粉在曲霉菌或混合菌种的作用下，分解为小分子的葡萄糖。

第二步：在酵母菌的作用下，葡萄糖发酵成酒精。

第三步：在醋酸菌的作用下，酒精转化为醋。

　　中国各地盛产的作物不同，酿造原料也不同，风味也就各具特色，依照习惯的口味和品牌挑选货真价实的醋即可。

南方	糯米和大米为主
北方	小麦、高粱和小米为主

　　在酿醋的过程中，大部分的酒精会被氧化成醋酸，另有一部分会转化成其他有机酸，比如乳酸、柠檬酸、甲酸等。醋酸的挥发性较强，味道比较刺激，而这些有机酸能缓冲醋酸的呛酸味，使得醋的风味变得柔和适口。所以，品质好的醋只要适量使用，就可以起到点睛之笔的作用。

　　醋不仅可以提升味道，而且能保护食物当中的营养呢！

保护维生素C

　　维生素C在高温下易被氧化，但在酸性条件下比较稳定。所以，烹饪时加醋可以对维生素C起到一定的保护作用，减少维生素C在高温下的损失。不过要注意，烹饪绿叶类蔬菜时不适合提前加醋，否则叶绿素在醋酸的作用下会丢掉镁离子，导致叶片变黄。如果要加，开吃前淋上即可。

让食材变得更坚挺、更脆

烹饪土豆等食材时，适量用醋可以保持脆的状态。这是因为植物细胞壁含有果胶，加了醋之后，果胶在酸性的环境中能保持更久，使得蔬菜更脆。

去腥、增咸

食醋中的有机酸还会和鱼、羊肉等食材中产生"腥味"的胺化物发生反应，达到烹饪去腥的目的。甜味会削减盐所带来的咸味，而醋正好相反，可以增强咸味，帮助我们减少盐的摄入量，避免血压升高和肥胖等。

生津开胃

醋可以刺激胃酸的分泌，促进消化并提升食欲。在凉拌菜中放些醋，有机酸还能抑制有害细菌的生长，提高凉拌菜的安全性。

稳定餐后血糖水平

对于人体而言，由于食醋能够延缓胃排空的速度，葡萄糖进入血液的过程自然也随之延迟，餐后血糖波动幅度较小。将食醋加到食物中，可以降低食物的GI（血糖生成指数）值，使受试者的餐后血糖水平下降。有研究显示，加了寿司醋的白米饭，GI值下降20%~30%。[1]

除了酿造醋，天然食材也可以提供酸味。最经典的"酸味"代表就是柠檬了。柠檬果肉富含维生素C、有机酸，柠檬皮还含有挥发性酯类，所以柠檬是天然食材里集多种功能于一身的好物！

1　Sugiyama, M., Tang, A. C., Wakaki, Y., Koyama, W. Glycemic index of single and mixed meal foods among common Japanese foods with white rice as a reference food [J]. European Journal of Clinical Nutrition.DOI: 10. 1038/sj.ejcn. 1601606.

迈克尔·鲁尔曼的《厨艺的常识》中提到："西方厨房中不可或缺的就是柠檬汁！"多数食物都可以靠柠檬汁提升风味。没有盐、洋葱、柠檬汁这些东西的厨房什么也不能做。

柠檬用于烹饪的作用

● 带来酸味

其中丰富的柠檬酸，不仅酸味浓郁，还带有独特的香气，是非常好的风味来源。

● 抗氧化

柠檬中丰富的维生素C、柠檬酸、类黄酮等抗氧化物质，不仅可以防止食物氧化，还可以促进铁元素的吸收。在含有牛油果的沙拉或者果昔中加入柠檬汁，就可以很有效防止食材氧化变黑，让食物拥有更高的颜值。

● 去腥提鲜

在西餐中，经常会用柠檬为海鲜调味，祛除腥味、异味；东南亚菜则直接用它入菜，以凸显菜肴天然的酸甜味道；中国南方地区的烤鸭、烧鹅中，也少不了柠檬这一调味品。

如果你现在还不确定什么菜肴适合加醋，什么菜肴不适合，那么不妨在接下来的日子里分别尝试在每道菜里加一点，味道怪异的就放弃。一旦发现一道菜因为加了醋而变得更美味，就请牢牢记下来。之后再做这道菜时，加点儿醋再享用吧！

糖是甜蜜，更是负担

很多人喜欢甜味，而食物中可以带来甜味的成分往往是简单的碳水化合物，其蕴藏着人类赖以生存的能量。

烹饪时用糖大致有三个目的，第一个是增加甜味，第二个是辅助提鲜，第三个是让糖在高温下发生美拉德反应，产生焦糖色和焦香风味。

甜味可以降低我们对于咸味的感知，如果做菜时不小心盐放多了，就可以加点儿糖来调和一下。即便一开始并不了解其中的作用机制，人们也能通过口口相传得知如此有效的烹饪经验。反过来思考这个问题，你就会理解和发现，像红烧肉、糖醋排骨、照烧鸡腿、锅包肉、鱼香肉丝等甜咸口的家常菜，其实盐的用量很高，这十分不利于我们的健康。

世界卫生组织建议成人每天添加糖摄入量尽量控制在25克以内，[1]这些高糖菜肴自然少吃为妙。而且，如果想要用于提鲜，只需要少量糖就可以做到。分子料理中糖的用量为用盐量的30%~100%，这样就可以达到更好的提鲜效果。想想每顿饭中盐才用那么一点点，糖用的还要比盐少，那差不多一勺尖儿就足够了。

厨房里常见的各种糖

● 白砂糖

砂糖以甘蔗、甜菜为原料，经过榨汁、过滤、除杂、澄清、真空浓缩煮晶、脱蜜、洗糖、干燥后得到。白砂糖是食用糖中最主要的品种，甜味纯正，日常生活中常会用到。在国内，白砂糖占食用糖总量的90%以上。而冰糖是以白砂糖为原料，经过再溶、重结晶而制成的。

● 红糖

红糖含有95%左右的蔗糖，保留了甘蔗中的较多矿物质、植物色素等

1　World Health Organization. (2015, March 4). WHO guideline : sugar consumption recommendation. [EB/OL] https://www.who.int/news/item/04-03-2015-who-calls-on-countries-to-reduce-sugars-intake-among-adults-and-children.

成分，相较于白砂糖，营养略微多一些，含有少量苹果酸、核黄酸、胡萝卜素、烟酸以及铁、锰、锌、铬等矿物质。但是这些所谓的营养，跟其他食物比起来还是太少了。本来糖的食用量就要控制，所以红糖能提供的营养物质更是有限，甚至可以说是贫瘠，起不到什么补充营养的作用。

红糖以及熬炼时间较长的黑糖，反而会因为在加热熬制的过程中加速了美拉德反应，生成较多的致癌物丙烯酰胺，继而影响健康。如果你也曾相信红糖养生，此刻你就应该更理智一些，认识到它不养生。如果很喜欢红糖焦香十足的味道，日常生活中适量使用就好。

● 蜂蜜

蜂蜜主要由葡萄糖和果糖构成。很多人觉得蜂蜜有"润肠通便"的效果，这并不是因为蜂蜜促进了肠道功能改善，而是因为肠道对果糖的吸收能力较差，消化不掉的果糖堆积在肠道中，提升了肠内渗透压，从而刺激肠道加速运动和聚集水分，最终引起便意，造成了轻微腹泻而已。

日常烹调中使用蜂蜜（烤鸡、烤肉等）主要是为了着色。用于糕点制作时，则是为了使糕点质地均匀、更加松软，并伴有特殊的清香。不同种类的蜂蜜还会有不同的香气，你若十分喜欢用蜂蜜来调味，当然没问题。蜂蜜只是一种天然的添加糖而已，不过很多民间养生偏方将蜂蜜的效用夸大了，实际上它并没有美容养颜、养肠通便的作用。

不同类型的糖，在烹饪时会表现出不同的特性，带来不同风味。但总的来说，为了健康，我们还是要减少添加糖在烹饪中的使用量。

如果实在想吃甜味，可以适当选择带有甜味的天然食材。在烘焙或蒸面点时，可以选择用香蕉、红枣、葡萄干等替代白砂糖，它们在带来甜味的同时，还可以带来维生素、矿物质、有机酸、膳食纤维等营养物质，性价比更高。我会用香蕉切片替代酱汁搭配三明治，带来丰富的味道和口感。用草莓、杧果等甜味水果搭配无糖酸奶或冰粥，也有别样好滋味，推荐你试试。

辣味吃对了也健康

关于辣，一直以来都有负面评价。可能是因为它过于刺激，食用后身体会有明显的感受，也可能是因为辣味食物往往伴随着高盐和高脂肪，吃完这些又油又辣的食物后容易腹泻，或者出现长痘等所谓的"上火"症状。

辣味本身是一种痛觉，并不会给身体带来实质性伤害。它是菜肴调味中刺激性最强的味道，可以祛腥解腻，同时具有良好的刺激食欲的作用。辣味入口后，还会提高口腔的敏感度，使得我们对于热、咸味、酸味的识别变得更为敏感。

在外吃饭时，如果菜肴里加了好多辣椒，那么口腔感受到的咸味、香辛料的味道会更加浓郁。在这样的调味下，我们就很难吃出食物的本味，因为我们的味蕾被重口味麻痹了。但在家做饭刚好可以反过来利用这一原理。做菜时稍微放点儿辣椒，盐和其他调味品都可以相应减少一点。因为辣椒使得口腔对味道的整体敏感度提升，所以少放点儿盐反倒吃着正好。这种加了辣的轻口味，非常有利于健康。

《美国预防心脏病学杂志》在2020年发表了一项系统回顾及荟萃分析研究，发现辣椒摄入与全因死亡率及心血管死亡率降低有相关性，与不吃辣的人相比，爱吃辣的人可能寿命更长，死于心血管疾病、癌症等疾病的风险更低。

这个研究中的"辣"包括红辣椒、黑胡椒、新鲜辣椒、辣椒酱和辣椒油等形态。研究汇总分析了57万多人，分别来自中国、美国、意大利和伊朗。研究中，平时爱吃辣的那部分人，与从不吃辣或很少吃辣的人相比，全因死亡风险降低了25%，心血管疾病死亡风险降低了26%，癌症死亡风险降低了23%。研究人员分析认为这是辣椒素的作用。当然，这只是关联分析，并不等于因果关系。

总体来说，关于吃辣有益于健康的研究确实越来越多。所以，如果你可以接受辣味，那么我十分推荐使用健康的辣椒或者辣椒调味品来增加菜肴的风味。要注意，尽量不要又油又咸又辣，否则影响健康的就不是辣椒，而是油和盐了。

单纯的天然辣椒

无论是干辣椒，还是鲜辣椒，本身都是天然食材。新鲜辣椒还是一种富含维生素和矿物质的蔬菜，其维生素C含量在蔬菜中名列前茅，只要烹饪时不高温煎炸，就可以有较高的营养素保留率。

常用的干辣椒当属朝天椒，鲜辣椒经常使用的有小米辣、青尖椒。全国各地也有很多当地知名的辣椒品种和辣椒制品。

在健康饮食中，辣椒完全可以占有一席之地。基础香味有了，再叠加辣味的话，会让风味更加丰富。根据自己的辣味耐受度大胆地吃辣椒吧，不需要有过多健康方面的担忧。

- **青椒、彩椒：**基本无辣味，主要提供味道和色彩，本身也可以作为蔬菜直接生吃。
- **线椒、杭椒：**本身挺辣，但不会让同时烹饪的食材变得很辣。做菜时可以放很多来提升整道菜肴的味道。
- **小米辣、尖椒：**辣味可以蔓延整锅菜肴，一点点刺激就可以逼出食材的鲜味。能吃辣的话，推荐做菜时搭配使用。

加工后的辣椒酱

除了直接使用鲜辣椒，我们在生活中还会用到辣椒酱。按照制作工艺，辣椒酱整体上可以分为两大类：油制辣椒酱和水制辣椒酱。

油制辣椒酱（整体热量高）：用到的原料常常是干辣椒。用油在高温下激发出干辣椒的香气，味道浓郁，香辣十足。老干妈、油泼辣子，都属于油制辣椒酱，脂肪含量较高。

水制辣椒酱（整体热量较低）：用到的原料常是鲜辣椒、制作方法或是腌制或是发酵，味道倒也十分鲜美。泡椒酱、剁椒酱都属于水制辣椒酱，整体热量较低。

配方不同，辣椒酱的口味差异也会较大。大家在选购辣椒酱时，除了认准老字号，跟着爸妈选最熟悉的当地品牌，还要使用我一贯强调的基本技能——看配料表。选择配料表简单的产品，可以帮助我们在满足个人口味需求的同时吃到更加有品质的辣椒酱。

中式烹饪香辛料，提升锅气的好味道

在蔬菜这个大类别中，做菜时有一类配角一定少不了，那就是打底调味的葱姜蒜了。年轻人进厨房少，很多时候容易忽视它们的作用。

葱姜蒜可以提升菜肴风味，调动食欲，刺激消化液的分泌。无论是从美味角度还是健康角度来看，它们都十分重要。

葱

北方以大葱居多，味道比较冲，但有些甘甜风味，平常炖煮禽畜肉都可以放几段，也可以切丝搭配牛羊肉快炒，还可以混进饺子馅，猪肉大葱水饺在北方就十分常见。俗话说"香葱蘸酱，越吃越壮"，指的就是有点辛辣的大葱。

与大葱相比，香葱的味道没有那么浓郁，却是南方烧菜必备之物。做好的肉、海鲜、汤羹，撒上一小把香葱末提味儿，或者直接在油锅里炸个葱油，再或者做成香葱饼干或花卷等面点。

烹饪时调味品下锅的顺序和时间也很关键。除了直接炸葱油，大葱、香葱都比较适合在"中间时段"下锅，并不适合提前爆香。先让其他食材下锅，到"中间时段"再让葱下锅，更加有利于它散发香气。如果是为了提升颜值和香气，出锅时再撒入即可。

姜

鲜姜一般在夏天到初秋之间上市，皮薄光滑，肉质鲜嫩，水分足，纤维少，吃起来无丝无筋，辣味小，带有淡淡的姜香。除了用于腌渍、凉拌、炒菜，在时下流行的鲜榨果汁、奶昔中也会用到鲜姜。

老姜一般指立秋之后收获的姜，颜色较深，呈土黄色，表皮厚而粗糙，有明显的纹路。姜肉结实，汁水少，纤维多，味道更加辛辣。熬汤、炖肉、烹饪海鲜时使用较多。

蒜

大蒜中富含的大蒜素具有杀菌消炎的功效，所以大蒜在民间有"绿色青霉素"之称。凉拌、调酱汁时，将其切碎或者捣成蒜泥，切碎的大蒜与空气接触后逐渐释放大蒜素，既能带来风味，也能抑制有害菌滋生，[1]提升凉拌菜的安全性。

炒菜时，切片居多，更有益于蒜香的散发。炖煮或烤制烹饪时间较长，通常直接整瓣使用，使香味缓慢释放。

除了大蒜本身，蒜苗也是常用食材。蒜苗略带蒜香，既可以当作调味品，也可以当作蔬菜，例如蒜苗炒肉就是一道经典的家常菜。

特别提醒，中式烹饪中经常用"大蒜炝锅"，这种方式确实可以使蒜香散发，但是注意温度不要过高。大蒜被烧煳不但会破坏大蒜素，还会

1　Ankri, S., Mirelman, D. Antimicrobial properties of allicin from garlic [J]. Microbes and infection, 1(2), 125–129. DOI: 10.1016/s1286-4579(99)80003-3.

产生致癌物质丙烯酰胺。[1] 为了健康好味道，低温炒香就好。

洋葱

洋葱被戏称为辛辣味浓的"菜中皇后"，生食味浓辛辣，熟食浓香微甜，可谓烹饪中的必备之物，被称为"大厨的秘密武器"。

洋葱的风味同时受到种类特性和生长土地的影响，洋葱之所以有辛辣味，是因为它从土壤中吸收硫化物并储存起来，土地的含硫量越高，生长时间越长，洋葱的风味越浓。

> 常见的洋葱有以下几种。
> - 紫洋葱：味道辛辣，适合炒菜及炖煮。
> - 白洋葱：味道较淡、偏甜，适合做凉拌菜，味道清爽。
> - 小洋葱头：生葱头有点呛，但是并无太大的辛辣味，在国外菜品中较常见，尤其是泰式料理。

香菜

有的人喜欢香菜，而有的人很难接受香菜的味道。

香菜直接切段儿可作为凉拌蔬菜、凉拌牛肉等凉拌菜的搭配。做好的蛋汤、炖好的肉汤，撒一把香菜，也十分美味，这个用法就跟香葱比较类似。

以上是国内常见的新鲜调味食材，西餐还常用到薄荷叶、迷迭香、

---

1 Pedreschi, F., Mariotti, M. S., Granby, K. Current issues in dietary acrylamide: formation, mitigation and risk assessment [J]. Journal of the science of food and agriculture, 94(1), 9–20. DOI: 10.1002/jsfa.6349.

表 3-2 常见新鲜调味食材及适用食材

调味食材名称	适用食材
葱	畜肉、水产、鸡蛋
姜	禽肉、水产
蒜	禽肉、蔬菜、鸡蛋
洋葱	畜肉、鸡蛋
香菜	畜肉、禽肉、蔬菜、鸡蛋

百里香等，异曲同工。

除了新鲜调味食材，还有一些常用的烹饪配料，那就是香辛料了！这些香辛料由一些植物的种子、果实、根、皮等部位脱去水分后制作而成。

基础款为花椒、干辣椒，制作方式复杂一些的还有八角、香叶、小茴香籽、桂皮等。干料粉，指将这些香辛料单独研磨成粉，比如黑胡椒粉、白胡椒粉，或者按照一定比例将不同香料粉混合，比如五香粉、十三香。

香辛料发挥作用的方式有两种，一种是由挥发性酯类带来的香气，另一种是香辛料中的成分与食物中的某些成分发生反应。比如香料中的成分与产生腥味、膻味的成分发生反应，达到祛腥味、膻味的作用。八角与洋葱一起煮会产生另一种有芳香气味的物质，煮肉时同时加入八角和洋葱，就会提升肉的风味。

绝大多数香辛料很少单独使用，常常多种混用。香料越多样，味道越平衡，我们的味蕾也越喜欢。人的口味喜好多种多样，所以才会有很多独家秘方。一些好的配方经得起绝大多数人的味蕾偏好的考验，便会流行起来，比如十三香。

花椒

炒菜时加入花椒总能为菜肴注入灵魂，可以让整体的味道大大提升。除了花椒粒，还有花椒油、花椒面等，可以满足不同的使用场景。常见的干花椒，大致分为红花椒、青花椒两类，红花椒更香、青花椒更麻。

胡椒

胡椒中最常用的是黑胡椒和白胡椒。白胡椒常用于中式菜肴，祛异味、增辛香，煮汤羹、腌制和烹饪鱼虾时都很常用。黑胡椒常用于西餐，味道更浓郁和辛辣，制作土豆泥、煎牛排、做浓汤时都要放。

这里给大家科普一则冷知识，黑胡椒和白胡椒都是胡椒，是同一种植物。黑胡椒是在果实长大但未成熟的阶段采摘晾晒而成。而白胡椒是在果实成熟，皮完全变成红色后再采摘，去皮晾晒而成的。

同出一处，两者的风味却截然不同。不过两者的使用方式一样，都是在出锅前后才撒在食物上增添香味，避免香味过早流失。

桂皮、八角、香叶、孜然

桂皮为樟科樟属植物的树皮的通称，属于食品香料，也是最早被人类使用的香料之一。八角，主要分布于东亚、东南亚和北美洲，在东亚产区中，主要以中国为主。

与桂皮和八角常常一同出现的还有香叶、小茴香籽等，它们所含有的挥发性酯类物质香气馥郁，在烹饪肉类时能起到祛腥增味的作用。

在烤牛羊肉时经常会撒整粒的孜然，磨成孜然粉后除了这么用，还经常用于肉类烹饪前的腌制入味。

总之，香辛料无处不在，带来了丰富的好味道。但在烹饪时不宜放入太多，一定要克制，以免掩盖食材本身的风味，香料味太浓反而不好吃了。

表 3-3 香辛料及适用场景

香料名称	适用场景
花椒	炒菜、炖煮
黑胡椒	煎炒、腌制
白胡椒	汤羹、蘸料、煮鱼、炖肉、腌制
桂皮、八角、香叶	卤味、炖肉
孜然	烧烤、煎炒

芝麻酱、芝麻油，提升颜值和风味的好帮手

作为一位营养师，我很爱芝麻，以及有关芝麻的一切。

前一章已经详细讲解了油脂中的脂肪酸构成。芝麻富含人体必需的脂肪酸，但主要成分仍是 ω-6 脂肪酸，与常见炒菜用油的脂肪酸组成比较接近。

表 3-4 不同种类的油数据对比

类别	饱和脂肪酸（%）	单不饱和脂肪酸（%）	ω-6 脂肪酸（%）	ω-3 脂肪酸（%）
香油	13.9	37.8	43.6	0.3
大豆油	15.0	22.7	51.5	6.5
橄榄油	13.5	75.1	6.3	0.6
亚麻籽油	8.1	18.7	14.8	56.0

* 数据来源：《中国食物成分表（标准版）》第二册。

颗粒小小的芝麻，在日常烹饪中经常会用到。在做沙拉、凉拌菜或烤蛋糕，甚至是煮粥的时候，我都喜欢最后撒上一点芝麻，深色搭配白芝麻，浅色搭配黑芝麻，既好看又好吃。不过，人体对完整芝麻的营养成分吸收率并不高，所以建议将芝麻轻微压碎，这么做既有利于营养成分的吸收，也有利于香味的充分发挥。

如果将芝麻细细研磨，便可以得到芝麻酱。乾隆年间，就已经有与芝麻酱相关的记载了，而传统磨坊里的芝麻酱好像总是特别香。芝麻分白芝麻和黑芝麻，芝麻酱当然也分两类，白芝麻酱往往调配成咸味，而黑芝麻往往搭配甜味被做成馅料或糊糊直接食用。

只不过，超市里的黑芝麻酱大多会添加白砂糖来调味，购买时一定要提前看下配料表。如果实在没有无添加的黑芝麻酱，就重点关注碳水化合物这一栏，数值越低越好。每100克芝麻酱所含有的天然碳水化合物总量在22克左右，如果瓶身配料表里这项的数值高出太多，那么大概率添加了不少糖。

芝麻酱选购注意事项

1. 想要选到好的白芝麻酱，可以尽量挑选颜色较深的。芝麻酱的制作工艺比较传统，小品牌、小磨坊也有好酱。

2. 纯芝麻酱成本较高，略有苦味。所以不少芝麻酱都会混合一定量的花生酱、瓜子酱来调整成本和风味。如果想买香浓的纯芝麻酱，一定要看配料表信息，或者询问店家。

3. 芝麻酱放在瓶子里时间长了会分层，上面是油，下面是厚实的酱。所以油层析出越少的芝麻酱，生产日期越近。

风味独特的芝麻酱，往往不是纯芝麻酱，而是混合了多种调料。像北京老火锅所用的芝麻酱，就是由八成芝麻酱、两成花生酱制作的二八酱，再搭配韭花、腐乳，就赋予了蘸酱独特的滋味。去吃火锅的时候，可以去自助小料台好好练练手，逐渐掌握自己喜欢的搭配比例。

芝麻以及芝麻酱还有个特点，就是含钙量高。有些芝麻酱产品直接主打"高钙"这个卖点，以吸引关注健康的消费者。每100克芝麻酱约含有1 170毫克钙，而每100毫升牛奶约含有100毫克钙，乍一看芝麻酱含钙量确实高哪！但是，单看含量并没有太大的意义。牛奶每天要摄入300~500毫升，可以提供300~500毫克钙。而芝麻的食用量非常小，就算把每日坚果的份额全部给芝麻，一天也不过10克，而这10克芝麻只可以提供117毫克钙。况且，芝麻里的钙，跟牛奶中的钙比起来吸收率低多了。

相较而言，奶制品以及蔬菜才是我们膳食钙的最佳来源，芝麻做个配角就已经很不错啦。

除了芝麻酱，由芝麻所制作的香油，也是调味的好手。芝麻油的制作方法有很多种，有水代法、机榨法、精炼法等。小磨香油所用的水代法是最传统的制作工艺，利用油与水的比重不同，从而将香油与其他渣滓分开。水代法制作的香油也是风味最好的香油，如果是使用了这种方法制作，在包装上一般都会说明，在购买的时候可以留意一下生产方式这一栏。而机榨法和精炼法在生产香油的过程中温度较高，会损失一些香气和营养成分。

香油通常适用于凉拌、煮汤时调味，可以说是带有中国特色的风味。我喜欢以1∶1的比例混合香油和亚麻籽油，也会教我爸妈将香油、亚麻籽油、橄榄油三者按1∶1∶1混合。这几种油都适合凉拌和低温炖煮。这样混搭食用，既能拥有香油的风味，又能获得橄榄油和亚麻籽油的营养，更适合中国家庭。

纯天然番茄酱 —— 厨房必备

番茄酱是一种用成熟番茄制作而成，色泽红艳、味道酸甜的调味品，可以用于给菜肴增色、增味。成熟的番茄中，具有抗氧化能力的番茄红素含量丰富，所以由成熟番茄制作的番茄酱营养价值比较高。除了番茄红素，优质番茄酱还含有B族维生素、矿物质、蛋白质及果胶等营养物质。

当然，这里指的是无添加，只用成熟番茄制作而成的番茄酱。我国新疆盛产这种番茄酱，价格也很低。但很多人第一次接触的番茄酱却不是这种纯天然番茄酱，而是蘸薯条吃的那种番茄酱。而细数市面上的各种番茄酱，也远不止这两种，选购时如果不注意就很容易"踩坑"。

购买番茄酱的技巧：

● 如果配料表含有较多白砂糖、葡萄糖浆等添加物，往往口味较甜，可直接食用，是用来蘸食的酱料。由于含糖量比较高，尽量少食用或不食用。

● 如果配料表含有食盐，甚至洋葱、大蒜、罗勒叶等香料成分，这种是用来搭配意大利面的番茄酱。如果含盐量不高，也可以用作酱底，再搭配新鲜的瘦肉糜、洋葱、番茄丁，做成一份新鲜的意大利面酱，搭配意大利面或者米饭来吃。

● 如果配料表中只有番茄，或者有少量食品添加剂，这种就是没有被调味的天然番茄酱。做番茄炒蛋等番茄味料理时都可以用来增色、增味、增营养。

还有一些番茄酱虽然配方比较简单，但是加入了少量白砂糖调味，也可以选择，适量食用即可。

完全无添加的天然番茄酱是十分不错的健康酱料，家里值得备上。

咖喱，百变的异国风味

咖喱是以姜黄为主料，加入多种香辛料（芫荽籽、桂皮、辣椒、白胡椒、小茴香籽、八角、孜然粉等）配制而成的复合调味料。辛辣带甜，具有一种特别的香气，在东南亚地区以及印度等地的料理中，咖喱是必备的重要调料。

俗话说，"100个印度家庭，就有100种咖喱味道"，其实咖喱并不是一种食材，也没有标准的配方，不只是印度不同家庭调出来的味道不同，各个国家之间咖喱味道的差异也非常大。

印度咖喱

地道的印度咖喱会以姜黄粉、丁香、小茴香籽、芫荽籽、芥末籽和辣椒等香料调配而成。由于用料多，所以正宗的印度咖喱很辣，气味浓郁。

制作印度咖喱的成功秘诀在于香料的组合与烹煮次序，咖喱食谱往往不固定，因为咖喱的本质强调的是个人风格与创造性。所以即使在同一区域内，咖喱的味道、外观也有着显著的不同。

泰国咖喱

泰国咖喱分为青咖喱、黄咖喱、红咖喱等多个种类，其中红咖喱最辣。额外加入的香茅、鱼露、月桂叶等香料，也令泰国咖喱风味独具一格。

马来西亚咖喱

马来西亚咖喱一般会加入芭蕉叶、椰丝及椰浆等，味道相对会清淡一些。

斯里兰卡咖喱

斯里兰卡咖喱与印度咖喱同样有着悠久的历史，不过斯里兰卡出产的香料品质更佳，制作咖喱的香料也更加丰富，所以味道更加香浓。

日本咖喱

日本咖喱一般不太辣，习惯加入一些浓缩果泥，所以甜味较重。如果喜欢吃甜，日式咖喱是个不错的选择。

咖喱并非中国本土常用的调味料，所以我们基本不会自己制作咖喱，通常是在超市中买现成的咖喱块。而咖喱块是工业化的调味产品，目的就是为人们提供便捷。姜黄粉等香料粉需要在脂肪的作用下溶出香味物质，激发香气。而阅读咖喱块配料表时，你也可以看到，排位第一的就是植物油，脂肪含量非常高，还含有白砂糖等添加物。

需要注意的是，超市里的咖喱块，需要用在常温下为饱和状态的油脂来制作，最常用的是棕榈油、氢化植物油，营养价值相对较低。

咖喱块的外包装上，还会标有"辣"的等级，分1～5级，5级最辣。在选购时我们可以选择最辣的等级，有助于刺激口腔敏感度，增加对味道的感受力。这样我们可以尽量减少咖喱块的使用量，也可以相应地减少油脂及白砂糖等物质的摄入。

如果觉得好吃又方便，偶尔做几回咖喱口味的料理也无妨，但我不推荐为了方便而长期食用这种富含饱和脂肪酸的深加工复合调味品。

升级多元化的口感

前面围绕"味道"讲了很多，但想得到美味，除了调试味道，还可以激发香气、设计口感。想要简简单单把饭做得更好吃，我们可以从这几个维度挖掘创意。

提到既有香气又有脆感的天然食材，你最先想到哪一个？没错，坚果就符合条件。《中国居民膳食指南（2022）》推荐每日坚果摄入量为10克左右，其实非常少，很容易出现因为觉得太好吃、不过瘾而停不下来的情况。不把坚果单独当作零食吃，而是利用坚果的香气和脆感，拿来点缀其他食物就很合理。10～15克的分量，也刚刚好！

比较传统的坚果入菜方式就有很多，像西芹腰果炒虾仁、凉拌黄瓜花生米、松子炒玉米。现在年轻人也涌现出更多创意，比如时尚的酸奶坚果杯、坚果燕麦粥、蔬菜沙拉或者凉拌菜搭配坚果等，都很好地丰富了口感。

随着你对各种食物逐渐熟悉，提升味道的类似创意会逐渐蹦出来，带给你更多惊喜。比如脆脆的苹果片也可以夹在三明治里，软糯的香蕉也可以捣碎了当作酱料。更多的精彩，就等你去补充和发现！

改变食材形态，竟然也有惊喜的味道

我们第一次组织"吃出漂亮·海外行"时去了泰国清迈，在那里我们特意上了一堂东南亚饮食烹饪课。我记得当时老师拿了一片柠檬叶给我们看，大家传递着闻它的味道，都没觉得有什么惊艳之处。随后，老师用双手揉搓了一下叶片，大家再次传递着闻了一遍，这次每个人都瞪大了眼睛，柠檬叶在揉搓几下之后，香气竟然变得异常浓郁。原来，改变食材的质感和形态后，味道也会不同。而我们需要更多耐心、更多时间、更多好奇心，在生活中一点点发现。

切碎香辛料

从传统的蒜臼子，到新型的搅拌机、研磨机，都可以帮助我们轻松切碎食材。香辛食材（蒜、葱、姜、香菜等）在被拍碎、切碎的时候，香味就能很好地释放。

姜、蒜、辣椒切碎（或搅碎）之后再拌上酱油醋或蒸鱼豉油、香油等调料，就可以变成蒸菜的黄金搭档。蒸肉、鱼、虾、茄子时，只要将香辛料碎简单铺在食材上就可以。传统菜肴如剁椒鱼头、蒜末蒸茄子，都是类似的做法，简单美味。

研磨成粉

虾皮自带鲜味，用料理机或研磨机磨成粉末之后，可以在煮汤和拌馅料的时候直接添加，既有咸味，也有鲜味，一举两得。每次使用时现磨胡椒粒，香味会更浓郁。

书中提到的这些知识，在你真正进入厨房时都会派上用场，也许下厨一阵子再回来看一看，你会有更深的理解。知识帮助我们兼顾健康与美味，也帮助我们在厨房中找到缔造传奇的乐趣。

接下来我们将会移步到烹煮环节，对一些经典好用的食谱进行示范讲解。不同于传统食谱，这些内容更加注重实践"211饮食法"的搭配逻辑，同时解析制作过程中保留营养和味道的关键细节。

如果你厨艺不精，就从模仿这些食谱开始吧！

健康食谱方案

食谱，不是人生考卷，而是生活练习题。

为了让人们能简单地做出好的味道，很多食谱都会写得很详细。所以，在准备下厨的第一阶段，认真模仿食谱是性价比最高的学习方式。但模仿食谱的同时，一定要记得思考它背后的逻辑，这样才可以举一反三，而不是被食谱绊住了手脚。

本书的食谱部分侧重方法的讲解，让你理解其中的科学逻辑，方便日后在生活中举一反三，同时激发你敢于创新的勇气。希望掌握这部分技能的你，再看到喜欢的食谱时，不会执着于分量精准或食材齐全，而是大胆地根据自己的喜好和现实条件进行调整和优化。希望在未来的生活中，你也有能力开发出最符合自己口味的原创食谱。

养成吃杂粮饭的好习惯

读到这里，相信你在心理层面应该可以接受要吃健康主食特别是吃杂粮这件事儿了，但味蕾就现实多了，并不肯轻易妥协。即便你知道要吃杂粮，做出的杂粮饭不好吃也是白搭，更别提养成吃杂粮的生活习惯。

用做米饭的烹饪方法做杂粮饭，口感往往并不好，因为杂粮外面裹着的谷皮质地较为坚硬。而且杂粮膳食纤维含量较高，烹饪时需要更多的水分。所以，如果想得到较好的口感，就需要掌握一些烹煮杂粮饭的技巧。

你或许知道烹制杂粮需要提前浸泡，但是不同的粗粮，外皮紧致度不同、吸水速度不同，想要获得合适的口感，所需要的浸泡时间、烹饪时间也不同。如果容易煮熟的食材搭配了不易煮熟的食材，就会出现口感不均甚至夹生的状况，不仅影响口感，而且影响消化。

我从实用角度出发，在浸泡时间这个维度对常见杂粮进行划分，以便大家在日常生活直接借鉴。

- 无须浸泡：精大米、胚芽米、小米、燕麦米、生燕麦片、绿豆、藜麦、小粒玉米糁、玉米面
  想要快速煮粥、煮饭，可以选择它们进行组合搭配。
- 需提前浸泡0.5~2小时：糙米、紫米、黑米、红米、荞麦
  短时间浸泡即可有较好的口感，如果电饭煲有杂粮烹饪功能，也可以直接烹煮。
- 须提前浸泡4小时以上：红豆、芸豆、腰豆、薏仁、鹰嘴豆
  需要长时间浸泡，才能在烹煮后得到较好的口感，一般建议放入冰箱浸泡过夜。

如果将大米、糙米、红豆一起浸泡一小时后煮饭，那么结果可能是：糙米口感刚刚好，但大米已经煮烂，而红豆仍有些硬芯。这一碗杂粮饭就不好吃了。

想要做出一碗好吃的杂粮饭，就要根据自己的时间和情况选择要混搭的粗粮，或者将不同杂粮按合适的时间单独浸泡。杂粮与水的配比以2/3~1/2为佳。掌握这几个要领，就可以做出更美味的杂粮饭啦。当然，现在食品生产技术发达，也出现了一些预熟杂粮产品，无须浸泡，

可以直接混合大米快速蒸出杂粮饭，这也是快节奏生活中不错的选择。

对于从来不吃杂粮饭或者消化功能较弱的人来说，在刚开始吃杂粮时可能会出现一些不适应的状况。杂粮与白米的比例可以循序渐进，建议由最开始的10%、20%、50%逐步增加至100%杂粮。

给主食"加粗"，会让饮食更健康。请找到适合自己的方法，让吃杂粮成为一辈子的生活习惯。

简单省事的彩虹烤蔬菜

前面讲到了绿叶类蔬菜很适合开水焯烫，烹饪速度快，营养素保留率又高。另外，在中国，绝大多数蔬菜都可以炒。除了这两种常见的蔬菜烹饪方法，有些质地比较紧实的瓜茄类蔬菜、菌菇类蔬菜、根茎类蔬菜（土豆等高淀粉根茎类蔬菜可以作为主食）还很适合烤着吃。

蔬菜整体脂肪含量低，用烤箱烘烤时水分很容易蒸发掉，蔫儿了就不好吃了。所以烤蔬菜时提前锁住水分非常重要。常见的做法，是在蔬菜的表面裹上一层薄薄的油，或者用锡纸包裹以保护蔬菜，减少水分的流失。

我喜欢将切好的蔬菜装入保鲜袋，根据蔬菜的分量倒上3~5克油，加胡椒、孜然、盐等调味料，封口后反复摇晃，让油和调味料均匀地分布在蔬菜表面。我并不推荐用盆或碗盛装蔬菜，再往蔬菜中倒油搅拌的方法，因为试过几次，发现很难搅拌开，用油量还会增加。

另外，注意将食材切得大小相对均匀些，这样能够保证烤熟的时间基本相同，避免大块儿未熟、小块儿烤焦的情况。多种蔬菜同时烤时，需要注意一下不同食材放入烤箱的顺序。不同蔬菜的质地不同，需要的时间也不同，烤制所需时间长的可以先进烤箱。

食材

土豆·····················200克

西葫芦·····················80克

西蓝花·····················80克

菜花·····················80克

洋葱·····················50克

彩椒·····················50克

调味品

烹饪油·····················15克

盐·····················2克

孜然粉、五香粉、辣椒粉

·····················混合适量

步骤

1. 将食材切或掰成小块，装进保鲜袋内，放调味品，密封好。摇晃袋子，让蔬菜和调味品充分混合（土豆单独一包，西蓝花和彩椒为一包，其他蔬菜混合一包）。

2. 烤箱预热至180摄氏度，先将土豆放进去烤15分钟。

3. 打开烤箱，将洋葱、西葫芦、菜花放进去烤10分钟。

4. 将西蓝花、彩椒放进去烤5分钟，所有食材一起拿出。

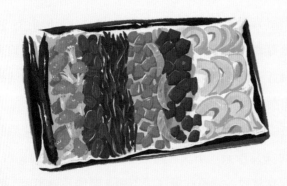

"211烘焙"，简单又健康

越来越多爱烘焙的人希望饮食健康，所以有时候会因为传统配方里的黄油、奶油和糖而纠结。如果不是特意要做出某种味道，而只是希望动手做出好吃又健康的食物，那么我们多了解一些烘焙原理，就可以根据自己的需求适当调整了。这也是我要讲的"211烘焙法"。

我们从最简单的小蛋糕开始。做纸杯蛋糕时会有"打发蛋清"这个步骤，意思是将蛋黄、蛋白分离后，用电动打蛋器将蛋清打发成奶油质感。这个过程的原理是打蛋器不断将空气混入其中，蛋白质包裹住空气，借这些小气泡形成疏松的结构。在这种状态下加热，蛋白质变性，这种结构也就会稳定，烤制出来的蛋白就会拥有蓬松的质感。

如果把打发的蛋白直接舀上几大勺放进烤箱中烤，就会烤出像棉花糖一样的蛋白云朵；如果提前在蛋白中间留出一点位置，在蛋白烤到凝固时再将蛋黄放进去烤熟，就是高颜值的云朵蛋了。

只要蛋白有了疏松的结构，我们就可以往其中加入各种各样的食材，比如即食燕麦片、胡萝卜等。不过，蛋清打发后所得到的疏松结构在加热前很不稳定，放置时间太长或者搅拌太用力，都会把其中的空气赶走，导致蛋白塌陷。所以往打发好的蛋白中混合其他食材时要非常利落。在打发鸡蛋之前要将所有食材都准备好。鸡蛋一打发好就马上拌进来，减少打发后的等待时间。从下至上翻拌，搅匀后马上装入模具放进烤箱。对了，烤箱也要预热，这么做都是为了减少打发好的蛋白消泡的机会。

如果尝试后发现做出来的蛋糕不够蓬松，要么是因为蛋清打发得不到位，要么是打发起来的泡泡因为操作不当又消失了。

一般1~2颗蛋、半根香蕉搭配40克面粉为一人份。面粉还可以替换为燕麦粉、玉米粉等杂粮粉，甚至可以使用即食燕麦片。另外可以加一点巧克力粉或巧克力碎，做成香甜巧克力版。

打发蛋清的几个技巧：

● 将蛋清与蛋黄分离（操作不熟练的可用分离工具），盛放蛋清的器具要无油、无水，否则会影响蛋清打发。

● 用打蛋器将蛋清打发到比较浓稠，提起打蛋器，蛋白霜表面有纹路，并且可以拉出小弯角即可。

● 蛋清不能打发过度，否则会导致水分析出，蛋白霜也会变得非常粗糙。打发好添加其他食材时，搅拌也要适可而止，且不能打圈搅拌，以免消泡。要上下简单翻拌。

这样做出来的蛋糕，包含一份主食、一两颗鸡蛋，非常适合当作早餐。再搭配一份蔬菜就完成"211组合"啦！

这样的健康烘焙既简单又易操作，同时兼顾了健康营养。未来你还可以尝试混搭蘑菇、虾仁、菠菜、瘦肉等食材，可甜可咸。换着花样吃，原本单一的主食就会变得越来越丰富。既是主食，又是点心，岂不美哉！

健康又好吃的"211炒饭"

出门吃饭时，点主食是个技术活。主食的选项实在太多了，而我们很容易因为主食吃过量而肥胖。

白米饭营养物质含量少。我们常说少吃白米饭，但在外就餐时，白米饭反倒是安全而且性价比高的选择。以大米、小麦粉为基础制作花式主食时，还会加入更多的糖、油、盐，反倒会给身体带来更大的负担，而且价格贵了不少。含大量油盐的蛋炒饭、炒面，以及油炸的主食等，都是营养价值更低的选择。

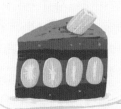

> 香蕉全麦蛋糕

食材

鸡蛋··················1~2颗

香蕉··················半根

全麦粉················40克

步骤

1. 将蛋黄、蛋清分离，打发蛋清。

2. 蛋黄、全麦粉、香蕉搅拌成糊，分次加入蛋清，上下翻搅均匀。

3. 装入烘烤杯，放入预热好的烤箱，180摄氏度烤20分钟即可。

> 胡萝卜蛋糕

食材

胡萝卜················100克

鸡蛋··················2个

全麦粉················60克

牛奶··················20克

步骤

1. 胡萝卜切丝（可以使用专门的切丝工具），焯水后沥干水分。

2. 放入全麦粉、加入少量牛奶搅匀。

3. 装入烘烤杯，放入预热好的烤箱，180摄氏度烤20分钟即可。

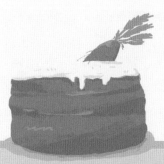

"211炒饭"的搭配原则

● **2个拳头蔬菜**：选择水分较少的蔬菜（胡萝卜、洋葱、菌菇、豆角、芥菜、卷心菜、小油菜）
● **1个拳头主食**：杂粮饭、糙米饭最佳
● **1个拳头高蛋白食物**：肉、鱼虾、蛋均可

参考食谱

> 牛肉蔬菜炒饭

食材

牛肉⋯⋯⋯⋯⋯⋯⋯60克

洋葱⋯⋯⋯⋯⋯⋯⋯1/4个

胡萝卜⋯⋯⋯⋯⋯⋯1/4根

香菇⋯⋯⋯⋯⋯⋯⋯两个

小油菜⋯⋯⋯⋯⋯⋯50克

杂粮饭⋯⋯⋯⋯⋯⋯一小碗

步骤

1. 洋葱、胡萝卜、香菇切丁备用。

2. 牛肉切丁，撒少许黑胡椒腌制几分钟。

3. 小油菜洗净，沥干水分，将油菜梗与菜叶分离，菜梗切丁。

4. 先将洋葱、胡萝卜、菜梗丁下锅炒香，然后将牛肉下锅翻炒至三成熟时加入米饭和油菜叶。

5. 待菜叶塌软，再撒少许黑胡椒、盐等简单调味即可。

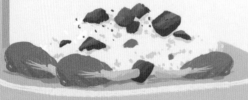

表 3-5 外食时推荐的主食 vs 不推荐的主食

推荐的主食	不推荐的主食
五谷杂粮饭	蛋炒饭等各式炒饭
红薯、玉米、山药	炒面、各种炒粉
荞麦面（冷面）	油条、粢饭糕、油饼等炸物
米饭（次优选择）	榴莲酥、蛋挞等酥皮点心

大饭店的饮食相对有保障，而街边小店风险相对较高。以十分常见的蛋炒饭为例。

● 过量的米饭。一大盘炒饭中大部分是米饭，其他配菜分量很少。

● 额外添加的烹饪油。菜肴中的油本来已经够多了，再加上这一道"吸油"炒饭，非常容易导致烹饪油食用过量。

● 过量的盐和味精。盐摄入过量是目前非常严重的营养问题，对胃和心血管都有影响。

● 使用培根、火腿等加工肉。这些肉对健康有较多不好的影响，而且营养价值不高。

在外吃饭时，单独将一份蛋炒饭作为一餐，营养质量太差，即使作为搭配的主食，油盐含量也太高，怎么都不合适。如果是自己在家里做，我们可以尝试做一份更健康的"211炒饭"，即按照"211饮食法"的原则来搭配食材，油盐适量，把主食、蔬菜、高蛋白食物一锅端。

秋冬涮火锅，可以尝试自己做

当一群人不知道该去吃什么的时候，最后大都去吃了火锅！可以说，中国人对火锅是有情怀的。

火锅也有很多种，读完第二章的内容后，你应该会明白，健康与否不是由"火锅"这种料理方式决定的，而是由底料、食材、蘸料共同决定的。

我很爱在家做火锅招待朋友，不仅味道好，而且简单高效。我常学着我妈妈，用大骨头或者排骨、牛尾煮火锅汤底，十分鲜美。想吃辣味时也会买清油或者牛油底料，但是一般只用一半左右。

购买火锅底料时一定要选择正规品牌，注意阅读配料表。虽说火锅底料商品中含有各种添加物是避免不了的，但依然可以尽量选择看起来较为优质的。使用时也不必按照说明的分量，可以像我一样减半甚至用量更少。如果用量减少使得味道变淡，额外加一些盐就可以了。

等蔬菜、肉都准备好，汤底也就煮得差不多了，这样非常简单、美味又健康的自制火锅就完成了！

家庭自制高汤，让饭菜更香

汤，被称为最简单的大餐。

汤品中的高汤是烹饪中常用的辅助原料。在烹制其他菜肴时，用高汤替代水加入菜肴或汤羹中，可以很好地提鲜，使味道更加浓郁。

为了满足家庭的日常使用，市面上也有像浓汤宝这样的产品，小小一粒煮开就变成了高汤，煮蔬菜、小火锅都可以用。如果你不喜欢工业化生产的味道，并担心添加剂太多，那么可以尝试自己在家做高汤。

按照烹饪方法，高汤可以分为以下几种。

> 自制火锅汤底示范食谱：排骨火锅汤底

食材

大棒骨（或排骨）、
姜、葱、蒜、八角、
小茴香籽、香菇、
枸杞子、盐等

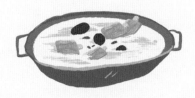

步骤

1. 大棒骨冷水下锅，煮至沸腾，去除浮沫，将大棒骨捞出备用。
2. 另烧开一锅水（用铸铁锅、砂锅、高压锅等都可以），放入焯好的大棒骨，同时放入姜、葱、蒜、八角、小茴香籽、香菇、枸杞子等。
3. 加入一勺盐，转小火慢炖1个小时。

> 鸡骨架高汤

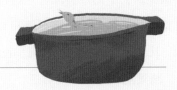

食材

鸡骨架、生姜、小葱

步骤

1. 鸡骨架斩块，冷水下锅焯1分钟捞出。
2. 焯好的鸡骨架、生姜、小葱下锅。
3. 加入所有食材3倍的水，用最小火熬煮到只剩下1/3的水。

（如果烤一下鸡骨架，味道就会更好。）

213

清汤

清汤的品质最高，烹饪步骤也会相对复杂，通常是将全鸡、鸡骨、猪脚、大骨等食材小火慢煲3~4个小时，然后沥出得到清汤。

奶汤

奶汤是将清汤用大火熬制，熬制时间比清汤还要长，使肉里的脂肪、部分氨基酸和其他风味物质融入汤汁中，最后呈现浓稠似牛奶的效果（这种奶白色不是来自蛋白质，而是脂肪微粒）。

毛汤

毛汤大量用于普通烹调，一般餐馆、家庭中经常见到，不需要像前面两种汤熬煮较长时间。简单出味即可用来煮面或作为汤底。

制作高汤的配料并不需要非常讲究，反倒是一些边角料会被拿来做高汤，这一点也非常适合我们在家里实践。

1．骨肉配料

骨肉是高汤中的经典配料，鸡、鸭、牛、猪、鱼、虾等都较为常用。家庭生活中，一些碎肉、弃骨都可以拿来简单熬制高汤，作为烹饪风味的来源。比如琵琶腿剔肉后煮高汤刚好。

2．蔬菜配料

蔬菜也可以做高汤，餐厅后厨经常这么做。制作蔬菜高汤常用的有番茄、香菇、洋葱、海带、芹菜等。

如果需要凸显某种蔬菜的味道，那么你可以将配菜预煮一下。预先将胡萝卜煮软再放入汤中继续煮，这样胡萝卜的甜味将会更加突出。

3．油脂配料

高汤其实不需要太多的油就可以让我们感觉到浓香四溢，即使需要也可以选用不耐高温且不饱和脂肪酸含量较高的油，提高健康度，比如橄榄油、亚麻籽油、香油等。

在国外，人们喜欢用酸奶油、奶油、奶酪等脂肪含量高的配料，提供不一样的风味，但这些汤热量很高。

虽然熬制高汤需要的时间比较久，但保存时间也相对久一些，冷藏的情况下可以保存3~5天，冷冻起来则可以保存3个月。所以可以每次适当多熬制一些备用，随时取用，加入不同的菜肴中，让食物更好吃。

煲汤时不宜中途加水，否则会影响汤的味道，即使中途实在需要加水，也要加开水，而非冷水。一般情况下，水与食材的比例应该达到3：1。

祛腥味，让鱼肉滑嫩好吃

鱼是一类营养丰富、味道鲜美的食物，但很多人不喜欢鱼腥味，所以不喜欢做鱼、吃鱼，尤其是生活在水域较少的内陆地区的人，比如我的爸爸妈妈。

淡水养殖，特别是用土池养殖鱼时，水中的蓝藻以及细菌等可以产生土臭素，这些物质会让鱼肉散发土腥味。另外，由于鱼肉富含优质蛋白，蛋白质的代谢和腐败所产生的物质也会产生"腥气"，所以越是不新鲜的鱼，腥味越重。鱼身上引起腥味的主要是内脏、鳃、表面的白色黏

腌制去腥步骤：
1. 刮干净鱼表面的黏液。
2. 均匀地浇淋料酒。
3. 将白胡椒粉撒在鱼的表面简单揉搓。
4. 姜切片、葱切段，放至鱼腹和鱼鳃内。
5. 腌制5~10分钟后即可烹调。

> 酱烧鲈鱼

步骤

1. 将腌制好的鱼先双面煎制处理,以保证鱼肉不会散碎。

2. 重新起锅,将搭配好的姜、蒜、辣椒等调味料炒香。

3. 将煎过的鱼放入炒香的配料中。

4. 加入少量的水、酱油,以及一点点白糖进行炖煮。

5. 出锅时撒上一小把香菜,提味增色。

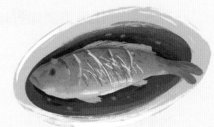

> 番茄菌菇鱼片

步骤

1. 制作调味汤底:将洋葱、西芹、蘑菇、番茄等风味较浓的蔬菜轻微煸炒。

2. 加水煮开,加入一包无添加番茄酱(约20克)。

3. 将火调小,等水不再沸腾,底部微微有小气泡时,将鱼片放入锅中搅拌均匀,盖上盖子焖10分钟,加盐调味即可。

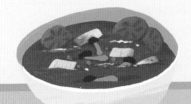

稠胶状物、贴近鱼脊骨的黑色内膜和带状的血。在处理鱼的时候，这些部位都要处理干净。

另外，我们可以借助料酒、白胡椒、姜、葱、柠檬等调味料去腥。

整条鱼的做法重在前期的腌制去腥，但煮鱼片时就要特别重视火候了。

煮鱼片的最佳温度在80摄氏度左右，或者微微煮开但尚未沸腾的状态。加入鱼片后也要观察温度，避免过度沸腾，只要鱼片颜色变白，鱼肉紧实即可离火。整体来说，鱼片不是被煮熟的，更像是烫熟、焖熟的。如果大火沸水煮鱼，鱼肉不仅容易煮老，还容易把鱼片冲散，菜肴的味道和质感就会差很多。

腌制入味，方法恰当才健康

煎、煮、炒、蒸、焖、烤所用到的肉类，都可以通过提前腌制获得更好的味道。腌制的调味品有很多，比如各种酱汁、调味粉、香辛料等，不论哪一种，都可以为肉类增添风味。我们可以根据烹饪方式选择合适的腌制方式。

但为了在得到更好的味道的同时更健康，我们需要知道一些原则。

1.注意盐的使用量。先仔细观察所用的调料中是否已经混合了盐，如果是，就不要再额外加盐，或只用很少量的盐，避免食物过咸。

2.香辛料宁少勿多。腌制时用量可以都先少一些，如果味道不够，后期可以再调味。一旦放太多，后期就没有补救的机会了。

3.混合一些新鲜食材。洋葱、大蒜、生姜、辣椒等均可以增加风味，一起腌制也能祛腥增香，带来好味道。

> 烤鸡翅根

食材

鸡翅根、酱油、盐、孜然粉、
鲜辣味粉（辣椒、大蒜、
生姜等复合调味粉）、
烧烤粉、洋葱、香油

步骤

1. 将鸡翅根装入保鲜袋中，加入
   10毫升（1汤匙）酱油。

2. 加入孜然粉、鲜辣味粉、烧
   烤粉、少量盐以及洋葱。

3. 再加入少量香油，将袋子密封
   并摇晃，混合均匀后腌制10分
   钟左右。

4. 放入烤箱，180摄氏度烤20分钟。

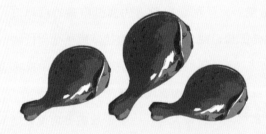

> **香煎鸡胸肉**

食材

鸡胸肉、白胡椒粉、
黑胡椒粉、辣椒粉、
盐、香油、洋葱、尖椒

步骤

1. 将鸡胸肉切成较薄的大片，装
   入保鲜袋中。

2. 分别加入1/3汤匙白胡椒粉、
   辣椒粉和黑胡椒粉。

3. 加入1/2汤匙的香油、少量盐，
   并将洋葱、尖椒放入，将袋子
   密封并通过摇晃混合均匀。

4. 往平煎锅中倒少量油，将鸡胸
   肉片平铺在锅内。

5. 两面煎熟后，一盘香煎鸡胸肉
   就做好了。

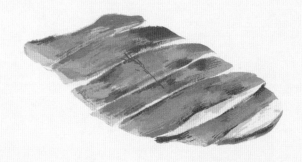

第四章

特定条件下，
做出恰如其分的选择

随着"211饮食地图"的展开，我们拥有了构建健康饮食模式的能力，像是打开了一扇可以继续探索健康生活方式的大门。如果说前几章还是岁月静好，那么最后一章就要面对兵荒马乱了！

随着真实生活场景的接入，我们在现实生活中需要面对的选择会更为复杂。同时，我们各有各的需求，各有各的偏好。关注减肥、运动、变美、应对忙碌工作、照顾家人等话题的人，会在这一章中找到答案。

之前储备的知识，到这里终于可以拿出来活学活用了。

生活就是这样，很难完全理想化，我们总会有很多需要自己去面对的时刻，而要想在真实生活中面面俱到，我们就需要大量的知识储备。这些信息都会成为决策背后的支撑。有时候，多知道一点就能避免踩很多坑。

健康减肥与运动

减肥的终极密码

《中国居民营养与慢性病状况报告（2020年）》显示，我国成年居民超重肥胖率超过50％。很多人是真的需要减肥了。而现实是，越是需要减肥、想要减肥的人，减肥往往越困难，因为这意味着要与已经坚持了那么多年、会导致发胖的习惯对抗。

很多人已经在减肥的过程中踩过不少坑、走过不少弯路，一边不断辛苦减肥，一边绝望地不停反弹。这一现象也逼着我们对减肥、身体的能量代谢等话题进行越来越深入的思考。

见证了那么多成功和失败案例后，我发现减肥成功的人，一大半靠正确的方法，一小半单纯靠毅力。成功的终极方法比较类似，其实就是回归到"吃不胖"的健康饮食模式。而减肥不成功的人，基本上都用错了方法，导致自己根本坚持不下去。减肥需要控制饮食，但控制饮食中的什么、控制到什么程度，是值得提前想清楚的问题。

减肥时切忌一个猛子扎进去！当你拼命减肥的时候，可能短短三五天内体重就下降了两三千克。但你有没有思考过，体重秤上消失的数字，究竟代表身体里的什么成分呢？

抱歉，肯定不全是脂肪。体重在几天内迅速变动，很大程度上来自体内的水分变化。你可能会说，我每天都喝很多水呀！正常喝、正常上厕所，为什么减掉的体重中大比例是水呢？

这是因为体内除了血液、体液中存在的水，还有与身体成分和组织结合的水。

● 与糖原结合的水

体内储备的肌糖原、肝糖原，分别存在于肌肉和肝脏当中。糖原会结合2倍的水，饿上一天大约可以消耗250克肌糖原，那么按照这个水合比例，你会丢失500克水。

● 与蛋白质结合的水

蛋白质在体内也是与水结合的，1克蛋白质大约结合4克水，比糖原还多。如果丢掉250克蛋白质，你就会同时丢掉1千克水。

通过节食快速减肥时，总能量摄入不足，身体就会消耗储备能源。首先从糖原开始，糖原消耗完后，就需要代谢其他可以供能的物质了。这时，蛋白质、脂肪都会燃烧供能，但蛋白质占比会更大，而脂肪占比很小。于是，脂肪还没有代谢多少，便已经造成糖原和蛋白质的丢失，以及水分的同步丢失。

结果就是，体重数字变化异常明显，但身体内的脂肪没有减少多少，反倒损失了珍贵的肌肉。肌肉是身体中非常重要的组织，肌肉含量比例较高的人，免疫力比较强[1]、代谢紊乱的发生率比较低，肌肉对骨骼的保护力也更好，吃同样的东西不太容易胖。

况且，蛋白质的丢失不仅仅是肌肉含量下降，还连带着肝脏、肾脏等脏器的重量同步下降。这将会进一步导致代谢紊乱和免疫力下降，可以说

1　Nieman, D. C., Wentz, L. M. The compelling link between physical activity and the body's defense system. Journal of sport and health science, 8(3), 201–217. DOI: 10.1016/j.jshs.2018.09.009.

这种减肥方式相当危险。为了速度而追求体重数字的变化，导致能量摄入不足，从而加速蛋白质分解，相当于把家具砍了当柴烧，得不偿失。

身体肯定不会无限制消耗蛋白质，于是基础代谢就会下降，以节约蛋白质的消耗。这样你很快便会到达减肥瓶颈期。这也是为什么第一次节食效果很好，但再而衰、三而竭了。

脂肪是身体储存的能源，就像备用粮食一样。一般情况下，身体优先利用糖，在糖不够用的时候才会动用脂肪。而且脂肪分解代谢比较复杂，生化反应中有很多环节，还需要各种酶和辅酶，需要大量的维生素等营养物质参与。而这些营养物质普遍来自蔬菜、杂粮。节食减肥时，这些营养物质往往会摄入不足，也会影响脂肪的正常代谢。

当我们使用科学的减肥方法缓慢减肥时，时间越长，所减去的体重中脂肪占比就会越高。所以减肥不能争一朝一夕，要拉长时间轴来看。短则半年，长则1~2年，只有这样我们才会稳步成功减重。

绝大多数迫使身体进入饥饿状态的快速减肥法，都会导致体内的组织成分被不合理地消耗。体重下降的成绩或许十分亮眼，十分有诱惑力，但只要饮食恢复正常，就很容易反弹。

了解完身体层面的变化，我们还要理解食物这一端的信息。本质上，减肥要遵守能量守恒定律。我们吃进来的能量是不会凭空消失的，只会从一种形式转换成另一种形式，但总能量始终保持不变。

那么我们自然会想到，只要知道自己每天消耗多少热量，再算出每天摄入多少热量，似乎就能掌握"减肥密码"。如果摄入的热量小于所消耗的热量，就会产生能量缺口，身体便会调动消耗储备能源，于是我们逐渐瘦下来。

要是真这么简单就好了。

事实上，身体内部的能量消耗模式极其复杂。当我们能量摄入不足时，身体也会进入"低电量模式"，能量消耗会减少。当我们开始大量运动时，身体也会逐步适应，以减少能量消耗。整个生物体就像是一个黑匣子，时时刻刻在发生大量的生化反应，同时在智能地调控能量消耗，降低能量耗竭的风险，让这副躯体可以安全生存下去。

所以，如果单纯地缩减吃进来的热量，而忘记思考身体这个黑匣子的热量消耗情况，我们就很容易出现吃得很少，却依然减不下来的情况，甚至陷入稍微多吃点儿体重就迅速反弹的噩梦。

人类进化到现在，身体内各项功能运转都要消耗能量。而能量是生命的基础，没有能量就没有生命。从人体进化角度来看，相较于多消耗能量，我们会更倾向于减少能量消耗。所以，当你减少进食量时，身体也会感知到。为了维持生命，身体势必要"节流"，减少总的热量消耗。

所以，过度节食一段时间后，身体一定会有所反馈，比如掉头发、皮肤松弛、精力不足甚至例假暂停。这是因为身体将热量优先供给了大脑、五脏六腑等重要器官，以尽量维持生命体征正常，而对生命没有威胁的附属部件便会因为能量分配不足而停工罢产。

若跟能量较劲，大概率会减肥失败。我们的身体需要一整个营养物质体系，而在这个营养物质体系中，有一些可以产生热量，有一些并不产生热量。产生热量的只有三大营养素——蛋白质、脂肪、碳水化合物，这些是身体需求量最大的营养物质。维生素、矿物质、抗氧化物、膳食纤维等，都是不会产生热量的营养素，需求量不大，但十分重要。

当我们只给足热量，而不产生热量的营养物质摄入不足时，体内能量物质的代谢也会受到很大的影响。

举个例子，同样是摄入 1 500 千卡的热量，全部由炸鸡、薯条之类的深加工食品提供，与由鱼肉蛋奶、水果蔬菜提供，所包含的不产生热量的营养素差异巨大，对身体健康的长期影响也是巨大的。

所以，一味地少吃，或者单纯评估热量，对减肥没有什么帮助，甚至会帮倒忙。我们需要做的是，不断地优化饮食结构，让每天所吃的食物中蔬菜、主食、高蛋白食物的比例逐渐靠近2：1：1，在整体减少食量，保证营养素充足的同时，尽量减少总热量。

这时，我希望你能理解为什么健康的生活方式才是减肥的良方。想要减肥成功，就要重塑"吃不胖"的健康饮食方式。否则一时兴起，凭借毅力管控获得的减肥效果，一定会随着不良饮食方式的回归而反弹。而每一次反弹，都是对身体和意志力的又一次挑战和伤害。

结合之前的内容，我现在为你梳理一份减肥食物清单，帮你列好每个类别每天该吃哪些、吃多少，按照这个清单来吃，你可以更容易达到瘦身目的！

【减肥食物清单】（※为清单说明）

【推荐吃】 这一栏的食物优先选择。

【适量吃】 这一栏的食物，不是一口都不能吃，而是需要稍微控制下分量。

【尽量不吃】 这一栏的食物，在减肥期间就忍忍吧，最多只吃一口。

主食：每餐一个拳头左右。米面全天200~300克，薯类全天50~150克。

【推荐吃】

糙米饭、杂粮饭、杂豆粥、荞麦面、燕麦片、藜麦、芸豆、鹰嘴豆、意大利面、薯类、山药、芋头

※由杂粮杂豆制作的粥饭、全谷物面食、薯类蔬菜推荐食用

【适量吃】

法棍、贝果、碱水面包、玉米窝窝头、杂粮粉、板栗、烤麸（面筋）、糯玉米

※ 这类的精制米面占比高或容易吃多，或消化较快，不添加糖、油、盐

【少量吃】

米饭、饺子（皮）、白面条、包子、粽子、大米粥、年糕、烧卖、白吐司、炒河粉、炒面

※ 制作过于精细，很容易吃多，食用后消化吸收速度较快，或混合一些糖、盐、油

【尽量不吃】

油条、麻花、甜品类面包、蛋糕、油炸方便面、起酥面包、手抓饼、油饼

※ 由精细米面制作，同时混合大量糖、盐、油

蔬菜：每天500克，分三餐，每餐大约两个拳头的分量；吃出彩虹色，尤其多吃绿叶类。

【推荐吃】

绿叶类、菌菇、银耳、木耳、豆角类、豆芽类、海藻类、彩椒、胡萝卜、番茄、洋葱、西蓝花、紫甘蓝、芦笋、青椒

※ 绝大多数深色、彩色、烹饪简单的蔬菜

【适量吃】

白菜、娃娃菜、白萝卜、冬瓜、黄瓜、浅色生菜、泡菜、酸菜

※ 颜色较浅、营养物质含量较少的蔬菜

【尽量不吃】

糯玉米、土豆、山药、莲藕、芋头（这些蔬菜要归类为主食）、含很多油的菜（地三鲜、鱼香茄子、红烧茄子）、腌咸菜、干炸蘑菇、糖拌番茄

※ 分错类，以及烹饪时用到大量油的蔬菜

高蛋白食物

① 肉类：每天120~200克，猪牛羊肉和禽类换着吃。

【推荐吃】

猪牛羊的里脊肉、腱子肉、后腿肉、鸡腿肉、鸡胸肉、鸭肉

※ 绝大多数瘦肉，炒炖煮卤涮烤皆可

【适量吃】

排骨、牛腩、鸡翅、鸡爪、鸭掌、肥牛片、肥羊片

※ 肥瘦相间的肉，炒炖煮卤涮烤皆可

【尽量不吃】

五花肉、肥肉、猪颈肉、肥肠、脑花、鹅肝、鸭皮、鸡皮、炸酥肉、炸猪排、很咸的卤翅脖、培根、腊肉、咸肉、午餐肉、香肠、火腿

※ 所有高脂肪肉、加工肉

② 鱼虾类：每周吃两次，每次120~200克，吃鱼虾当天，就不要吃其他肉了。

【推荐吃】

三文鱼、金枪鱼、鳕鱼、带鱼、大黄鱼、常见淡水鱼、虾、贝类、鲍鱼、生蚝

※ 所有深海鱼、常见虾贝类，蒸烤煮炒皆可

【适量吃】

龙利鱼、巴沙鱼（营养密度低），花胶、海参（蛋白质利用率低），鱿鱼、蟹膏、蟹黄（高胆固醇）

※ 营养密度较低，或蛋白质不够优质的鱼虾蟹贝

【尽量不吃】

咸鱼、油炸鱼虾、鱿鱼零食、调味鱼干、油浸鱼罐头、鱼肚、鱼子、鱼丸、蟹肉棒

※ 加工制作、油盐含量较高的鱼虾蟹贝

③ 蛋奶豆：每天一个鸡蛋，300毫升奶、25克大豆；奶和豆可换为相应的奶制品、豆制品。

【推荐吃】

鸡蛋、鹌鹑蛋、鸭蛋、牛奶、无糖酸奶、纯奶粉、低盐天然奶酪（大孔奶酪、乳清奶酪、白奶酪、新鲜马苏里拉奶酪）、大豆、黑豆、南豆腐、北豆腐、白豆干、豆腐皮、素鸡、内酯豆腐、无糖豆浆、无糖纯豆浆粉、毛豆、腐竹

※ 天然的、添加物很少的蛋奶豆

【适量吃】

玉子豆腐、鸡蛋干、较咸的天然奶酪、代糖酸奶、代糖豆浆、代糖奶酪棒

※ 添加了一些代糖、盐的蛋奶豆

【尽量不吃】

咸鸭蛋、松花蛋、含糖酸奶、双皮奶、奶油、黄油、奶油奶酪、布丁、炸豆腐、油豆皮、千叶豆腐、炸响铃、含糖豆浆

※ 深度加工、糖盐油添加较多的蛋奶豆

水果：每天500克左右，而且大多数天然水果都可以选择。

【推荐吃】

柑橘类、草莓、杏、西柚、菠萝、桃、葡萄、杧果、梨、杨梅、樱桃、柚子、苹果、各种瓜、蓝莓、猕猴桃、无花果

※ 绝大多数常见的天然水果

【适量吃】

香蕉、桑葚、石榴、脆枣、柿子、荔枝、桂圆

※ 含糖量高于以上品种的水果

【尽量不吃】

榴莲、菠萝蜜、甘蔗、果汁、果脯、蜜饯、含糖水果干、果酱、水果罐头

※ 含糖量超级高的热带水果，加工水果制品

坚果：平均每天10克左右，天然坚果均可，尽量不选择花生、瓜子。

【推荐吃】

巴旦木、碧根果、腰果、核桃、开心果、美国大杏仁、夏威夷果、南瓜子、榛子仁、松子、山核桃、香榧

※ 简单烘烤的简单坚果

【适量吃】

烤花生、葵花籽、盐焗坚果

※ 脂肪酸与烹饪油重合的坚果、含盐量较高的坚果

【尽量不吃】

油炸花生米、鱼皮花生、琥珀核桃、带脆壳的坚果

※ 坚果零食、油炸坚果

对于普通的健康人士来说，只要分量合适，什么食物都可以吃。但是既然开始减肥，就得有所取舍，不能眉毛胡子一把抓，否则很难有效果。

知识补充：食物的营养密度和能量密度

营养密度，是指同等分量的食物中，多种营养素含量的情况。

比如说同样是100克面团，一个是用水和面，另一个是用牛奶和面，因为牛奶比水含有更多的完全蛋白质和钙，所以用牛奶和面做出来的面食营养密度更大。

除了对比同等分量的食物，同等热量也可以衡量食物的营养密度。比如同样是能提供500千卡热量的食物，吃薯条配可乐比较吃新鲜蔬菜、杂粮饭、瘦牛肉构成的健康餐，后者的营养密度更大。

薯条和可乐里主要是碳水化合物和脂肪，其他营养物质非常匮乏。而一顿营养的健康餐，除了能够提供碳水化合物和脂肪，还含有丰富的维生素、矿物质、抗氧化物等人体不可或缺的营养素。即便能提供同样多的热量，也是健康餐的营养密度更大。

而能量密度，是指同等体积或者重量下食物热量的多少。比如，同样是吃一碗主食，一碗饭就比一碗粥的能量密度大，因为粥里的水分多而干货少，提供的能量就少，而米饭能提供的能量更多。

结合营养密度和能量密度这两个标准，你就可以评估一餐食物的价值了。想通过调整饮食结构减肥时，要遵循的一个大原则就是，尽量选择能量密度低而营养密度高的食物。这样才吃得饱、吃得好，还更容易达到减肥的目标。

关于前面的比较理论，我再举个例子。比如你原本的早餐计划是豆浆加油条的组合，吃油条容易胖，但不吃又会饿。想要更有利于减肥，这份早餐该怎么优化呢？

你可以在豆浆里加上30克奶粉，这样这杯豆浆就增加了完全蛋白质和钙的含量，也就是说营养密度增加了。另外，因为油炸，油条热量高、营养少。我们可以将油条替换成由膳食纤维含量高的燕麦、鸡蛋混合做成的小煎饼，在减少热量的同时增加膳食纤维和完全蛋白质。

原本豆浆加油条的组合，热量很高，但营养匮乏，还不一定能吃饱。而重新调整食物配比之后的鸡蛋燕麦饼加豆奶组合，在降低食物能量密度的同时，还提高了食物的营养密度，不仅营养充足，饱腹感还很强。这样的食物搭配，既能让你吃饱，又能帮助你减肥。

知识补充：GI、GL

在肠胃中，食物里各种类型的碳水化合物被消化成最小单位的葡萄糖进入血液，导致血糖上升。这时，胰岛素马上应援，大量分泌。它们抓住血液中的葡萄糖，丢进细胞中分解产能或转化合成脂肪。不同食物使血糖升高的速度不一样，为了评估和参考，便有了GI和GL（血糖负荷）。

GI

一组健康的人，在早晨空腹情况下吃进50克葡萄糖，然后每隔15~30分钟测定一次血糖，持续测两个小时，以这个血糖变化为100%。[1]同一组人再吃含有50克碳水化合物的样本食物，用同样的方法测定血糖值。最后和上一组值比较、计算，得出各种食物的GI值。

GI大于75的食物为高GI食物，不高于55的为低GI食物。混合膳食会降低GI值，低GI食物占比越大，混合食物的GI值也越低。

---

1 Mayo Foundation for Medical Education and Research. (2020, August 25). Glycemic index diet: What's behind the claims. Mayo Clinic. [EB/OL] https://www.mayoclinic.org/healthy-lifestyle/nutrition-and-healthy-eating/in-depth/glycemic-index-diet/art-20048478.

表 4-1 一般食物 GI 清单

谷薯类	糖类	蔬果类	豆、乳类	饮料、零食类
米饭 90	绵白糖 84	南瓜 75	黄豆挂面 66.6	苏打饼干 72
馒头 85	胶质软糖 80	西瓜 72	黑豆汤 64	汽水 68
全麦面包 74	蜂蜜 73	胡萝卜 71	酸奶（含糖） 48	牛角面包 67
土豆 62	方糖 65	菠萝 66	酸奶酪（低脂） 33	酥皮糕点 59
燕麦粥 55	蔗糖 65	葡萄干 64	牛奶 27.6	橘子汁 57
燕麦麸 55	巧克力 49	葡萄 43	豆腐干 23.7	爆米花 55
煮甜玉米 55	乳糖 46	苹果 36	湿黄豆 18	重糖重油饼干 54
蒸红薯 54	M&m's 巧克力 32	芹菜 <15	-	士力架 49
玉米糁粥 51.8	果糖 23	菠菜 <15	-	葡萄汁 48
意大利面 49	-	生菜 <15	-	水蜜桃汁 32.7

* 数据来源：《中国食物成分表（标准版）》第一册。

GL

GL的提出是在GI的基础上又增加了一个关于食物分量的评估维度。[1]计算公式：GL=食物GI×摄入该食物的实际可利用碳水化合物的含量（克）。

GI值是按照吃含有50克碳水化合物的食物来计算，而并不是说吃50克食物本身。实际生活中，有些食物的GI值较高，但碳水化合物总含量不高，因此影响有限。所以GL更为客观。

例如，馒头的碳水化合物含量为47%，通过馒头摄入50克碳水化合物，只需要吃106克左右，轻轻松松就吃超量了。而西瓜的碳水化合物含量为6.8%，通过西瓜摄入50克碳水化合物，需要吃725克，这可不太容易做到。

绝大多数低GI食物是杂粮、蔬菜。而高GI食物，往往是甜品蛋糕等精制主食。由于消化速度慢，脂肪含量高的食物GI值比较低。如果食物脂肪含量过高，当然容易导致肥胖。

所以，GI、GL只是了解食物的不同维度。实际生活中，我们并不能单纯使用GI、GL这种单一维度的指标来指导减肥和健康饮食。

对于身体基本健康的人来说，减肥的终极密码无非更合理地吃。如果我们愿意沉下心学习，有耐心、有信心，也就更容易掌握基本知识。那为什么整体上来看，减肥仍然非常困难呢？

首先，意识不够。体重不是一天两天涨上去的，而是长年累月一口一口吃出来的。而我们减肥时就很少有拉长战线的耐心，总想着一鼓作气，快速瘦下去。但人体更倾向于维持稳定，所以，快速减肥很容易失败。越是想要"短跑冲刺"，失败率越高，导致几年甚至几十年一直很胖。如果可以放平心态，来一场减肥马拉松，就更容易实现目标。而用时不过一年半

1　Ellis, E. What is glycemic index? (2019,November 19). [EB/OL] EatRight. https://www.eatright.org/food/nutrition/dietary-guidelines-and-myplate/what-is-glycemic-index.

载，最多三到五年。

其次，理论知识和实践存在差距。很多科学知识的理解和运用是有一定门槛的。面对一些知识时，我们有时候以为自己懂了，在实际运用中却深感相差十万八千里。这时，你以为自己都做到了，但是没效果，就会产生自我怀疑，认为减肥这件事太难了，因为沮丧而放弃。在身体组织改变的漫长进程中，很多人并不是真的相信自己可以减肥成功。

所以，很多人嘴上嚷嚷着减肥，但内驱力和信心都不足。蜻蜓点水地试一试，一旦没效果或者有些反弹，减肥的意志就很容易瓦解，跟自己说："看吧，我就知道减不下来的，算了。"

实际上，每一个人都可以回到更理想的体重，在这个过程中也并不需要经历什么痛苦，只是需要一些坚持和耐心。坚持并不是咬牙挺住的意思，而是持之以恒地记住要减肥这件事，不要因为改变较为缓慢而逐渐忘记目标的存在。

运动前后该怎么吃

运动健身是健康生活方式中必不可少的一环，不仅可以增肌减脂、锻炼心肺功能、提高柔韧性，还可以调节心情、改善对慢性压力的应激反应。

但说到运动前后该怎么吃，很多人还是挺迷茫的。健身圈里的明星食物——牛排、鸡蛋、蛋白粉，该不该跟风摄入？主食还能不能吃？这些问题都需要一一解答。

被超量摄入的蛋白质

有一定运动强度的人，都十分关注蛋白质的摄入，因为人们普遍认为运动型的人有增肌的目标，所以对蛋白质的需求也更高。确实如此。

对于一般轻体力活动的人来说，每1千克体重需要摄入0.8克蛋白质。而美国运动医学会与美国膳食营养协会都建议，根据运动量和运动类型不同，运动员的蛋白质推荐摄入量，应为1.2~1.7克每千克体重。

这主要有三个方面的原因。首先经常运动且体脂率比较低的人，每千克体重中肌肉含量更高，修复肌肉组织所需要的蛋白质就更多。其次，在运动过程中，身体或多或少还是会消耗少量蛋白质用于能量供给。最后，进行力量训练的人有增肌的需求，需要更多额外的蛋白质来合成肌肉组织。

那么，健身房里"撸铁"的肌肉壮汉和马拉松选手相比，谁需要更多的蛋白质呢？答案是：差不多。耐力型运动员比力量型运动员看起来要瘦，体型没那么强壮，但他们每千克体重对蛋白质的需求量，与力量型运动员几乎相等。甚至有一些研究显示，由于耐力型运动员在训练中会将少量蛋白质作为供能物质来消耗，所以每千克体重的蛋白质需求量甚至比力量型运动员更多。

读到这里，你肯定也发现，运动的人确实需要摄入更多的蛋白质！也难怪总是有人问我：现在开始健身了，要不要买蛋白棒、蛋白粉？不过实际情况是，我们往往不需要购买补充剂去额外补充蛋白质。就目前来看，有些运动达人的蛋白质摄入量甚至已经远远大于实际需求了！

为什么这么说？根据《中国居民膳食指南（2022）》的推荐量，我拟定带分量的食物清单来算一下。

计算方法：按照所拟定的食材，查询《中国食物成分表》确定能量、脂肪、蛋白质、碳水化合物的数据。根据食材克数核算每个板块分别提供的能量、脂肪、碳水化合物的总量。

表 4-2 一个体重为 50 千克的女性全天要吃的食物

蔬菜	500 克	能量 121 千卡 脂肪 1.4 克 蛋白质 7.4 克 碳水化合物 23.4 克
主食	大米 50 克 白面 50 克 全谷物 100 克 黑米 40 克 燕麦 30 克 绿豆 30 克 根茎薯类 100 克	能量 786 千卡 脂肪 5.3 克 蛋白质 27.3 克 碳水化合物 161.8 克
高蛋白食物	鱼（鱼虾类）70 克 肉（禽畜肉）70 克 蛋（鸡蛋）50 克 奶（牛奶）300 毫升 豆（黄豆）25 克	能量 531 千卡 脂肪 24.2 克 蛋白质 52.8 克 碳水化合物 27.5 克
其他	水果 300 克 坚果 10 克 烹饪油 25 克 盐 5 克	能量 422 千卡 脂肪 31.1 克 蛋白质 4.6 克 碳水化合物 30.6 克

总计：
能量 1 859 千卡、脂肪 62 克、蛋白质 92.1 克、碳水化合物 243.3 克

三大营养素供能比：
脂肪 29%、蛋白质 19%、碳水化合物 52%

表 4-3 一个体重为 70 千克的男性全天要吃的食物

蔬菜	500 克	能量 121 千卡 脂肪 1.4 克 蛋白质 7.4 克 碳水化合物 23.4 克
主食	大米 75 克 白面 75 克 全谷物 150 克 黑米 50 克 燕麦 50 克 绿豆 50 克 根茎薯类 100 克	能量 1136 千卡 脂肪 8 克 蛋白质 41 克 碳水化合物 231.9 克
高蛋白食物	鱼（鱼虾类）75 克 肉（禽畜肉）75 克 蛋（鸡蛋）50 克 奶（牛奶）300 毫升 豆（黄豆）25 克	能量 543 千卡 脂肪 24.6 克 蛋白质 54.7 克 碳水化合物 27.7 克
其他	水果 300 克 坚果 10 克 烹饪油 25 克 盐 5 克	能量 422 千卡 脂肪 31.1 克 蛋白质 4.6 克 碳水化合物 30.6 克

总计：

能量 2 222 千卡、脂肪 65.1 克、蛋白质 107.7 克、碳水化合物 313.6 克

三大营养素供能比：

脂肪 26%、蛋白质 19%、碳水化合物 55%

以前面两份拟定食谱为例，我们可以得出男生每天的蛋白质摄入量超过了100克，女生超过了90克。哪怕只算完全蛋白质，也分别超过了50克。接下来咱们再来算算需求量。

如果不怎么运动，每千克体重只需要0.8克蛋白质，运动型女性每千克体重则需要1.2~1.7克蛋白质。一般来说，只有日常运动的人的蛋白质需求量在每千克体重1.0~1.2克，运动员级别才需要达到每千克体重1.5~1.7克。

每日蛋白质需求量 = 体重（千克）× 每千克体重蛋白质需求量

按照以上方式来计算，日常运动较少，或者只有基础运动的情况下（也就是绝大多数人），能合理搭配三餐的话，蛋白质摄入量都是可以满足需求的。看完这个数据，你可能会说："我的运动量就是像运动员那么大，我体重更高，蛋白质需求量更高，那么刚才的食谱也满足不了呀！"

说得没错，刚才的食谱中，女生版总能量才1 859千卡，男生版才2 222千卡。而如果达到超高的运动强度，蛋白质需求系数高到1.5~2.0克每千克体重，那么总的能量需求也会相应提高，可能要超过3 000千卡，甚至能达到5 000~6 000千卡。相应地，主食的量、整体膳食总量也都会增加，蛋白质摄入量也会水涨船高。

注重高蛋白食物的摄入没有错，但完全没必要焦虑到大量吃蛋白、只网购高蛋白食品，甚至运动完一定要喝蛋白粉才安心，否则很容易导致蛋白质摄入过量。而单纯的高蛋白摄入并不能维持更多的肌肉。

更多的肌肉意味着需要摄入更多的总热量，当我们想要增长1克肌肉时，需要摄入大约1.5克蛋白质来满足需求，但同时需要摄入大约30克碳水化合物辅助这个目标的完成。而且，想要增长肌肉的话，摄入这些能量物质之后，还需要匹配相应的力量训练来刺激肌肉的增长。否则，额外的热量将会以脂肪的形式储存起来，而不是增长肌肉。

总之，单独提升高蛋白食物的比例并不合理，不小心还会引起饮食失衡。如果你是运动达人，那么不要只盯着高蛋白，要努力把每天该吃的食物都吃够数，让食物搭配尽量向中国居民膳食宝塔的推荐量靠拢。一般来说，想要额外提升完全蛋白质的摄入，既可以在膳食指南的基础上等比例增加总食量来保证总能量，也可以额外单独增加10克左右完全蛋白质的摄入。

表 4-4 摄入 10 克蛋白质所需要的食物分量

47 克瘦牛肉	40 克鸡胸肉	50 克瘦猪肉
58 克三文鱼	54 克虾仁	54 克黑鱼
1.5 个鸡蛋	2.8 个鸡蛋的蛋白	300 毫升牛奶
2.5 块香干	76 克毛豆	300 毫升豆浆

通过数据可以看出，增加10克完全蛋白质，相当于在鱼肉蛋奶豆五大类高蛋白食物中，选择一种多吃一份而已。或者每样都增加，但每种要额外吃的分量其实很少。比如多吃一个鸡蛋，再加14克牛肉即可。14克牛肉差不多是一张麻将牌大小。所以，无须因为蛋白质而过度焦虑。

当然，如果你主食吃太少，从而导致总能量摄入不足，那么蛋白质确实容易吃不够。但也不应该只提升蛋白质的摄入比例，要优化总体的饮食质量才行。通过蛋白粉、蛋白棒等食物来增加蛋白质的摄入，反倒不能解决营养不均衡的问题。

大部分蛋白粉的蛋白质含量在70%左右，按照附送的量勺，一勺即可提供20~25克蛋白质。一根蛋白棒的蛋白质含量在6~8克，有的可以达到10克。如果你运动量确实较大，也很重视饮食质量，考虑到简单方便而有意识、适量地在运动后吃些蛋白粉、蛋白棒，当然是可以的。但普通人不需要盲目遵从这样的蛋白质补充方式。

别以为这样做是增加营养的好方法，蛋白粉、蛋白棒与实际食物的差别在于，天然食物在提供这些蛋白质的同时，还会提供其他营养素，比如维生素、矿物质。而且，很多天然食物要比那些高蛋白产品便宜多了。

被忽视的碳水化合物

在低糖、低碳水概念风行的时候，多吃一口高淀粉食物仿佛都有罪。但如果你是运动型的人，那么在运动前、运动中、运动后对主食的重视一定要加强。在运动营养学中，最重要的实践，就是根据运动项目来安排能量供给策略，避免运动时能量耗竭而影响运动表现和比赛成绩。其中碳水化合物最为关键。

运动会加快能量的消耗速率，运动强度越大，碳水化合物供能的比例就越大，这一点已经非常明确。而与蛋白质、脂肪不同的是，人体对碳水化合物的储备能力是有限的。不管肌肉中储备的能量有多少，当血糖浓度降低时，人就会产生神经疲劳，而神经疲劳会导致肌肉疲劳。

简而言之，那些放任血糖水平低于正常水平的运动员，其运动表现会下滑，因为他们的中枢神经系统已经受损，哪怕他们的肌肉仍然充满能量。

摄入较多能快速消化吸收的碳水化合物（比如简单糖、精制主食），也会刺激胰岛素分泌，从而快速将血糖中的葡萄糖拖入细胞代谢，或者转化为能量储存。这使得快速升高的血糖值在胰岛素的作用下又快速下降，"续航"不持久，导致身体容易在运动过程中能量耗竭。所以，不能简单地理解碳水化合物，而要落到真正的主食上来看，只有这样才好安排我们运动期间的饮食。

葡萄糖、蔗糖、果糖、低聚糖、淀粉、膳食纤维，这些统统是碳水化合物。但它们的消化吸收速度很不相同，其中低聚糖、膳食纤维几乎不吸收。所以，含有较多低聚糖、膳食纤维的主食，比如燕麦粥、全麦面包、杂粮粥等，消化吸收速度更慢，而果汁、大米粥这类食物含有较多简单糖和淀粉，同时膳食纤维含量很少，消化吸收速度就比较快。

运动前建议吃些主食，尤其是消化吸收缓慢的主食，这么做就是为了给身体提供基础且持久的能量。而像马拉松、越野活动等较长时间的运动，还要求运动者在中途补充含有碳水化合物的食物或饮料，为身体持续供能，避免糖原耗竭后开始消耗蛋白质。

正如前文所提到的，增长1克肌肉需要1.5克蛋白质，但同时需要30克碳水化合物。碳水化合物是减少蛋白质消耗的重要物质。运动强度越高，就越依赖作为能量基础的碳水化合物。所以，如果你是运动达人，一定要提升对主食尤其是碳水化合物的关注度。

不应该为摄入脂肪而羞愧

增肌、减脂，这两个目标总是相伴而行，再加上很多科普文章都在提倡减少油炸食物，减少糖油混合的食物，这导致很多人（尤其女生）开始害怕摄入脂肪。所以，比低糖食品更早流行起来的是低脂食品，比如脱脂奶、低脂肉制品等。

脂肪的能量储备确实更高，1克脂肪可以提供9千卡热量，而1克蛋白质和碳水化合物都只能提供4千卡。但是脂肪也有十分重要的生理功能，它们是很多激素的合成原料，是细胞膜的重要成分，也是促进脂溶性维生素吸收时不可或缺的物质。

所以，我们不必过分执着于低脂，也不必为喝了全脂牛奶、吃了猪肉而感到羞愧和焦虑。只要不是经常吃肥肉、鸡皮、牛油火锅，或者总点油汪汪的外卖，我们就不必过分担心。不管是运动还是静息时，反倒都要多了解不同油脂的脂肪酸差异，为自己选择合适的食物、合适的烹饪方式。亚麻籽油、橄榄油、各类坚果、深海鱼等高脂肪食物，都可以按照中国居民膳食指南的推荐量纳入食谱。

别忽视微量营养素

当过分关注碳水化合物、蛋白质时，我们就容易忘记天然食物还为我们提供了很多重要的微量营养素，比如维生素、矿物质、植物化学物。其实还有很多没有被发现和单独提取出来，对于人体的作用机制也尚不清楚。这些营养物质在身体能量代谢的过程中起着关键作用，当你饮食质量不佳，出现B族维生素缺乏时，你的减脂、增肌效率会更低。如果你是运动员，那么B族维生素等营养物质的缺乏还会导致身体无法有效地进行能量代谢，从而影响比赛成绩。

矿物质也十分重要，与神经传导、肌肉收缩、体液酸碱值平衡都密切相关。维生素与矿物质还有助于降低由运动时高效率能量代谢所诱导的氧化应激水平。简单理解就是，可以帮助身体清除一些垃圾。

如果我们只关注如何达到蛋白质摄入目标，而忘记了平衡膳食，就容易挑食偏食。而挑食偏食，就很容易导致微量元素摄入不足。所以，食物之间环环相扣。如果不关注主流科学所推荐的食物搭配，而执着于那些具体的营养素，就很容易以偏概全。

很多人在购买食物时，总是被低脂、高蛋白、低糖、低热量吸引，偏爱那些似乎不一定会带来热量负担的食物，认为自己十分关注营养。但实际上这样的食物不会带来身体所需要的营养。经常这样严控热量的话，实际上饮食质量十分糟糕。如果这时还在规律地运动，那简直是雪上加霜，因为增加运动时整个营养素体系的需求量也会增加，严控热量很容易导致营养不良。

- 运动前怎么吃？

  要有消化吸收缓慢的主食，适量搭配高蛋白食物或坚果。

  目的：为运动储备能量，提高运动表现，避免运动损伤。

- 运动后怎么吃？

  适量的主食、足量的高蛋白食物和蔬菜，就是合理搭配的一餐。

  目的：适量的碳水化合物可以迅速补充糖原，促进体能恢复。完全蛋白质可以刺激肌肉合成，维生素、矿物质可以减少氧化应激损伤，及时清理代谢垃圾。运动营养学，是一门专门针对如何让运动员通过更合理的饮食和营养补充，突破身体限制，获得更好成绩的学科。但对于绝大多数普通人来说，在日常运动的状态下，努力让自己会吃常规的三餐就可以了，不必追求所谓的"运动饮食"。不要忽视主食，不要过度关注蛋白质，不要因为摄入脂肪而感到羞愧，不要忘记摄入微量元素。合理的三餐，就是你最佳的运动助力。

全年龄美人

痘痘肌的饮食拯救方案

长痘痘是一件让人烦恼的事。它常常在同一个地方反反复复发作，还会此起彼伏、拖家带口地长。它让皮肤看起来布满瑕疵，怎么化妆都达不到裸妆的质感，很影响我们的自我评价。

这是皮肤真皮层中的毛囊皮脂腺过度分泌皮脂，而大量皮脂无法穿透厚厚的角质层，堆积在毛孔内，导致细菌滋生从而引起的炎症，也称为痤疮。皮脂腺油脂分泌旺盛的原因很复杂，有一定程度的遗传因素，但发病机制仍未被完全阐明。

从外在因素上来看，可能是皮肤缺水导致皮肤角质化，污染物导致毛孔堵塞、丙酸菌感染，或者是对某些微粒物质或成分过敏。从内在因素上来看，可能是压力过大导致内分泌紊乱，而雌性激素和雄性激素之间的博弈激发了痘痘的产生。女生的生理期更是成为痘痘集中出现的时期。

从饮食上来说，可能是微量元素缺乏导致皮脂腺分泌异常，也可能是吃了致敏物质或刺激性食物，导致痘痘大暴发。除了作息与护肤方式的调整以及医疗介入，在饮食上，我们还可以从减少刺激源和减轻油脂分泌状况等角度来改善。

目前，食品科学相关文献中最明确的致痘食物有三大类：

● 牛奶

此处并不是指乳糖不耐受，而是一部分人对牛奶中的成分过敏，喝全脂奶、脱脂奶会长痘。

● 脂肪

ω-6脂肪酸摄入过量会促进体内炎症。含有大量饱和脂肪酸、反式脂肪酸的食物也容易激发痘痘产生。

● 糖

不只是吃起来有甜味的食物，那些制作精细、让血糖反应得特别快的食物也会刺激痘痘产生，比如各种用淀粉做的食物、特别好消化的白面包。

想要彻底远离痘痘，就要从"病因"着手。要把长痘痘当作"生病了"来对待，速战速决。关于饮食，首先跟"211饮食法"的基本搭配做对比，查漏补缺，让饮食趋于均衡，避免营养素缺乏。其次，基于牛奶、脂肪、糖这三个重点来一一排查。

有研究显示，牛奶（尤其是脱脂奶）对于痘痘有诱发作用。目前认为可能是由于有些人对牛奶中的某种物质比较敏感，激发了痘痘的产生。不仅是喝牛奶，吃用牛奶制作的冰激凌、蛋糕等食物也同样有反应。你可以用对比测试的方法，来排查自己是否对牛奶敏感。先一周内每天都喝牛奶，观察痘痘的情况。在接下来的一周内，完全不进食任何与牛奶相关的食物，观察痘痘的情况。如果两周的情况有些差异，但还不够明显，那么也可以将对比时间拉长，按照10天甚至两周的周期来对比观察。

如果你确实对牛奶敏感，想要阻止痘痘继续产生，只要禁食牛奶就可以了。不用担心，有研究显示，发酵后的酸奶并不会有致痘反应，日常生活中你仍然可以选择酸奶来保证奶制品的摄入，满足对钙的需求。

如果你发现不喝牛奶也无法改善痘痘的情况，就要进入下一步的排查试验了。在接下来的10天内，用亚麻籽油替代平时的炒菜用油，每天至少替代一顿。亚麻籽油不适合高温烹饪，所以这一顿需要采用凉拌或者炖煮的方式。比如，每天晚上可以用小煮锅炖煮食物，肉、蔬菜、豆腐可以一锅出，简单地用酱油、醋、亚麻籽油、少量香油调味即可。实在不行，也可以购买浓汤宝这样的底料，但是汤就别喝了。

同时，在这段时间内戒掉油炸食物，戒掉超市里花花绿绿的休闲零食，不吃餐厅里油腻的食物，比如很油腻的炒饭、油汪汪的干锅菜肴等。这样的饮食调整有助于控制ω-6脂肪酸的摄入，排查是否由脂肪酸摄入不均衡导致痘痘产生。

如果做到这一点后皮肤状况有明显改善，就要继续遵循这样的饮食方式，让自己有意识地在生活中调整脂肪酸的摄入比例。第二章详细讲过关于脂肪酸的内容，大家可以翻回去重点学习。

如果以上两个测试仍不奏效，那么最后我们来排查糖的因素。

糖的身份多种多样，变化多端，无处不在。白砂糖、冰糖、红糖、黑糖、枫糖、蜂蜜，这些统统是糖。不要相信黑糖养生、蜂蜜养肠通便的说法，想要排查糖与痘痘之间的关系，就要清醒地远离一切添加糖。

另一个需要注意的是果汁，很多人认为果汁很健康，甚至抱着补充维生素C、补充营养的目的特意选择果汁。这是一个认知误区。想要达到健康的目的，应该首选原果，而不是果汁，关于这一点前文有详细的讲解。

以上这些糖可以通过甜度来判断，所以只要不吃甜的，基本上就可以规避。但除此之外，还有一些不甜的"糖"需要留意。煮到软烂的大米粥，烤得很松软的白面包，煮软的小麦粉、糯米食物、西米以及各种米粉等高淀粉深加工食物，食用后血糖上升速度都非常快，而且参与脂代谢的维生素含量普遍较低。这些食物不是不能吃，而是要留意分量，最多占主食总量的一半。

在 10 天内，戒掉简单糖，关注自己的皮肤变化情况，看看痘痘问题是否有所缓解。如果你的痘痘与饮食有关，那么从奶制品、脂肪、糖这三个角度排查大概率可以锁定问题。只要重点修正，就可以逐步控制痘痘的发展，直至康复。如果这三个角度的测试仍不奏效，就要继续寻找别的答案了。

比如按照"211 饮食法"好好吃饭，每天都要喝 1 500 毫升以上的水。维持家里的整洁，重视室内通风，防止留心不到的室内环境污染。化妆刷要及时清洗，不反复用毛巾擦脸，选择一次性绵柔擦脸巾吸干水分。

不仅要做好外周防护，还要内观自身。平稳的内分泌仰赖更规律的生活作息、更包容的处事心态、更机智的压力应对策略。这一切需要获取新知识，不断进化，这都是慢功夫。

一开始，痘痘问题有基因作祟，有环境加码。但要想康复，你需要重视，并坚定有力地抗争。

痘痘的成因很多，从食物角度来说，牛奶、脂肪、糖是目前较为明确的致痘食物。

亮白皮肤也能吃出来

我们这个年代已经逐渐能欣赏多元的美了，网络上也有不少小麦色皮肤的姑娘很受欢迎。但总的来看，大众仍然对美白有着狂热的追求，在消费美白、祛斑产品时毫不手软。

护肤美容或常见的微整形，都不能改变人原生的肤色，究竟可以多白是由基因决定的。后天的美白措施都只是将变黑的皮肤恢复到正常，以及尽可能将紫外线、不当的护肤方式、药物等促使人变黑的伤害降到最低。再或者，改善皮肤的质感和水润度，让我们从视觉上感觉皮肤更白净了。

总而言之，给皮肤做好防护，避免皮肤变黑，比变黑了再补救重要得多。我们不断出现的皮肤问题来自激素以及不良的生活习惯、护肤习惯、周遭环境等综合因素的影响。黑色素沉着和斑点，其实是皮肤自我防护的信号。日晒后皮肤变黑，就是一种自我防御的方式。皮肤表皮层所聚集的黑色素可以吸收紫外线，抵御日光对皮肤真皮层纤维的伤害，延缓皮肤老化，也减少紫外线对细胞的破坏，避免皮肤细胞癌变。

所以，防晒是美白的前提，即便是阴天、冬天也要习惯性地在面部涂防晒霜。不防晒的美白都是捡了芝麻丢了西瓜，而且祛斑永远没有长斑来得快。

除了护肤，很多人也在关注有没有什么食物可以帮我们美白。有的人还会担心咖啡、酱油那些深颜色的食物会让人变黑。

首先，酱油、咖啡这些食物中的色素是不会让皮肤变黑的，因为它们是一些植物色素或者带颜色的营养物质，会被消化吸收或者排出体外。其次，我们需要了解的是，没有特定的食物可以让人变白。被热捧的维生素C的美白效果，也主要是由维生素C本身的抗氧化能力所带来的。而具有抗氧化能力的物质，不仅仅有维生素C。

当我们摄入"五彩斑斓"的食物时，可以获得多种多样的抗氧化物。五彩斑斓也代表着食物没有被过度烹饪，营养素保留率更高。这些具有抗氧化能力的植物化学物，可以帮助皮肤减少氧化损伤，让皮肤更健康，看着更白净。

除此之外，还要在生活中减少对皮肤的外来损害了。

饮食和护肤这两步完成后，如果能再继续优化生活方式，就更好了。保证充足的睡眠、定期体检、预防疾病、通过持续学习拓宽认知，让自己更懂得科学调控压力，这些似乎与美白都没有直接的关系，却是你不可忽视的美白"战友"，总能助你一臂之力。

补气血，吃什么？

美容养颜是每个女生都会在意的事。一提到美容养颜，肯定离不开"补气血"这三个字。打着滋补气血的产品也很容易大卖，阿胶糕、黑糖、大红枣都是极受欢迎的养颜补品。

"气血"是一种民间流传的说法，一个人如果看起来气色很差，可能会有多种原因。可能是生病了，比如肝脏功能、甲状腺功能异常，肠胃吸收功能差等。这些都会导致整个人看起来憔悴疲倦，气色不佳。而由缺铁引起的缺铁性贫血，更贴近"气血不足"，是十分值得我们关注的话题。但阿胶、黑糖、红枣都无法解决这类问题。

人体需要铁元素来合成血红蛋白。在人体的血液中，血红蛋白负责将氧气运输至身体各处。当人体缺乏铁元素时，就不能合成足够的血红蛋白，血液中的红细胞生成数量就会过少，从而导致缺铁性贫血。那么处于身体外部的皮肤细胞就容易因为贫血而处于缺氧的状态，皮肤的新生和修复就会受阻，从而导致皮肤苍白或蜡黄，弹性变差，暗淡无光泽。

没有特定的食物会让我们变黑、变白。轻柔洗脸，
注重保湿，适度使用美白产品，做好防晒。

　　除了气色差，缺铁性贫血还会造成注意力不集中，让人时常感到虚弱和疲劳，容易产生皱纹，甚至可能出现胸痛、心跳加快或呼吸急促、头晕眼花等状况。总之，这十分影响我们的身体健康，让我们变得脆弱，失去活力。

　　女生比男生更容易出现缺铁性贫血。首先，女生几乎每个月都有例假，会随着经血丢失很多铁离子。所以从生理上来说，女生的铁离子需求量比男生更大。其次，女生进食量一般比较小，如果还采取了不正确的节食减肥法，或者猪牛羊肉吃得少，那么整体的铁摄入量就更加没保障。如果不正确的减肥、不科学的便秘调理方式导致胃肠消化吸收能力差、胃酸不足，那么像铁元素这样的微量元素的吸收率还会下降，对食物中铁元素的利用率也会下降。用量大而供给少，身体自然就很容易缺铁了。一旦在贫血的状态下怀孕，想补都来不及！这样的状况，就很容易出现因为缺铁性贫血而造成胎儿发育迟缓，甚至早产的情况，备孕期的姑娘要特别注意。

　　铁元素在身体内有一定的储存量，从铁元素开始缺乏到储备减少、身体中铁元素被消耗，再到贫血，通常需要3~4个月。等到确诊缺铁性贫血后再想补，也需要差不多久的时间，这是因为红细胞的更新需要120天左右。

　　膳食中的铁元素分为两大类，即血红素铁、非血红素铁。血红素铁主要存在于猪牛羊肉、禽类、动物血中，其吸收不受消化液或其他食物因素影响，吸收率可达10%~25%。非血红素铁主要是植物性食物中所含的

铁元素，以络合物的形式存在，必须在胃酸的作用下先与其他有机部分分离，还原为亚铁离子，才能被吸收。而且蔬菜、谷类、茶叶中的磷酸盐、植酸、单宁等成分还会影响铁元素的吸收，吸收率一般只有3%~8%。

所以，植物性食品并不是补铁主力军，红枣、菠菜、红糖、阿胶糕并不能有效地补铁补血。而富含血红素铁的动物性食品，才是补铁的主力军。

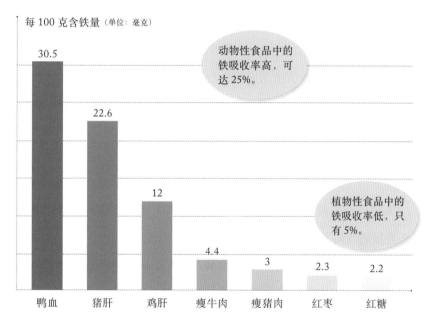

图 4-1 动物性食品和植物性食品的铁吸收率图

表 4-5 补铁"铁三角"

种类	具体食物列举
红色瘦肉	牛肉、猪肉、羊肉
血液食品	猪血、鸭血、羊血
内脏类	猪肝、鸡肝、鸡胗

如果想要通过日常饮食来避免缺铁性贫血，最好平均每天摄入50克左右红肉（猪牛羊肉），大约半个手掌，或者每周吃2~3次红肉，一周不超过500克就可以。同时，饮食中还要搭配大量的新鲜蔬果，这一点非常重要，因为它们所含有的维生素C会十分有助于铁元素的吸收。[1]

● 当我们可以维持身体健康，营养充足，自然也就"气血满满"啦！

● 相较于男生，女生更容易出现由缺铁引起的缺铁性贫血。

● 血红素铁主要存在于猪牛羊肉、禽类、动物血中，相对于非血红素铁（植物性食物）吸收率更高。

● 维生素C有助于铁元素的吸收。

抗衰老饮食

不论男女，很多人都怕老。简单来说，老了就不好看了。实际上衰老还意味着活动能力下降，对疾病的抵抗力下降。

"不想早早地变老，就要努力做到不抽烟、不喝酒、少吃零食、多喝水，好好吃饭，注意休息！"这些有用但空泛的话，我们听得太多了。因为得不到明显的即时反馈，我们总是执行力不足。

了解更多知识，了解更多能落实到细节上的知识，能帮助我们在大脑深处树立意识。这些意识会在未来长远的生活中像一道防护栏一样，让我们积极保持更好的抗衰老状态。这就是知识的力量，也是这本书的意义。

1　Aghasi, M., Golzarand, M., Shab-Bidar, S., Aminianfar, A., Omidian, M., Taheri, F. Dairy intake and acne development: A meta-analysis of observational studies [J]. Clinical nutrition (Edinburgh, Scotland), 38(3), 1067–1075. DOI: 10.1016/j.clnu.2018.04.015

回到衰老这个话题，与面部最相关而且大家最为关注的当属胶原蛋白。饱满有弹性的皮肤，在真皮层有着密集的网状纤维、弹力纤维和胶原纤维，其中含有大量的胶原蛋白。再往里，皮下组织还含有肌肉、皮下脂肪、各种神经等成分。如果过于消瘦，即便胶原蛋白含量正常，人也会看起来面部凹陷、显老。

胶原蛋白并不仅仅存在于面部，而是遍布全身。这是一种特别重要的蛋白质，占全身蛋白质总量的20%左右。有的形成疏松的网状结构，会吸收水分，比如我们眼球中的角膜、晶状体、玻璃体等透明的结构。有的结结实实地拧紧，像松紧带一样产生弹性，形成肌腱、血管等柔韧的结构。而在面部皮肤中，胶原蛋白像羽绒一样填充在真皮层和皮下组织当中，吸饱水分，带来皮肤的支撑力和弹性。

生物体的构成多少有些相似，所以猪皮、牛筋腱、鱼虾的皮和鳞片等部位也都富含胶原蛋白。很多人便因此以为吃猪蹄对皮肤好，可以帮助补充胶原蛋白。但更准确的说法应该是，吃这些食物可以摄入胶原蛋白，但无法提升我们脸上和身体中的胶原蛋白含量。这跟喝水就补水、吃维生素片就能补维生素不同，胶原蛋白不是那种简单的小分子，而是由20种不同氨基酸连接成的多聚体，是具有四级结构、活性功能的生物大分子。我们需要将它消化成氨基酸碎片才能吸收。

换句话说，体内这些胶原蛋白不是直接吃进来的，只能自己合成。食物中的那些胶原蛋白，吃进来也被消化成氨基酸，进入身体的氨基酸池，就像小零件一样，被身体随机拿去合成各种蛋白质。

这些氨基酸小零件中有的利用率高，有的利用率低，胶原蛋白里含有的那些氨基酸，都是利用率比较低的小零件。想要给身体内的氨基酸池做贡献，还是得吃富含完全蛋白质的食物，比如之前章节讲到的鱼肉蛋奶豆五大类。这些食物能为身体准备好充足的、用于制作胶原蛋白的原料。

确实有一些动物研究发现，一些分子量较小的胶原蛋白肽可以直接被人体吸收，有增加皮肤水分和弹性或者促进损伤皮肤愈合的作用。但这些实验的样本数量都比较小，可信度不是很高。如果不管我怎么说，你都无法抵挡胶原蛋白产品的诱惑，那么也可以买一些试试。不过，要注意仔细辨别产品是否正规，别一不小心买到含有雌激素等作弊成分的"宝贝"。在不改变生活方式的前提下，花半个月左右的时间补充你买的胶原蛋白产品，仔细观察一下自己的皮肤状况是否有变化。如果你觉得有，就可以继续吃，如果觉得变化不大，那么这份钱省下来买好吃的吧。

胶原蛋白存在于动物的结缔组织（比如软骨、筋腱）中，而植物中是没有的。所以，植物胶原蛋白就是单纯的忽悠了。桃胶、银耳熬制后那种胶黏的成分，主要是多糖类，而非胶原蛋白。多糖类的功能与膳食纤维的功能类似，对肠道有一定的益处。熬煮的桃胶、银耳汤，别放太多糖的话，还是不错的加餐。

维生素C与胶原蛋白的合成也密切相关，[1]在缺乏维生素C时，胶原蛋白合成会发生障碍，导致皮肤和血管壁的弹性下降，也容易皮下出血。与其追捧有风险的胶原蛋白产品，不如把新鲜的蔬菜水果、富含蛋白质的鱼肉蛋奶吃够，促进身体合成充足的胶原蛋白。

但维生素C非常脆弱，会随水流失，也比较怕热，所以炒菜时会损失不少。而醋带来的酸性环境对于维生素C有一定的保护作用。生吃的蔬菜水果也是维生素C的最佳来源。

虽然有的人天生丽质，皮肤光洁细腻，饱满有弹性，但随着年龄增长，绝大多数人仍然无法抵抗地心引力，皮肤会逐渐松弛下垂。雌激素

1 Lynch, S. R., Cook, J. D. Interaction of vitamin C and iron [J]. Annals of the New York Academy of Sciences, 355, 32–44. DOI: 10.1111/j.1749-6632.1980.tb21325.x.

水平随着年龄增长而下降后，胶原纤维的再生能力也逐渐减弱，皮脂腺逐渐萎缩，油脂分泌量下降，皮肤的滋润度、水润度都会大不如前。

除了胶原蛋白，爱美人士也十分关注抗氧化。虽然并不是人人都了解很多关于健康饮食的科学知识，但一提到"抗氧化"，几乎全民皆知。市面上也有很多与抗氧化相关的产品，比如葡萄籽提取物、维生素E等。

对抗氧化的关注，可能来自对自由基的研究认识。"自由基"是呼吸和代谢的副产品。它们可以掠夺蛋白质、脂肪分子里的电子，使其发生氧化反应，破坏其结构，甚至还可以攻击细胞内的DNA。

早在1950年，美国的科学研究员德纳姆·哈曼抛出一个奇思妙想[1]："啊，老化，就是自由基在作怪吧！"时间走到1969年，科学家在实验小鼠体内发现了一种由其自身分泌的抗氧化物，叫超氧化物歧化酶，英文缩写为SOD。

此后，有多项研究显示，蔬菜水果吃得比较足量的人，较少生病，寿命也较长。而这些食材都富含大量的天然抗氧化物，可以对抗自由基。

正如科普作家卓克常说的："知识这东西就得经常核实和订正，尤其是那些从别人那里听来的知识。"果然，随着科学研究的不断深入，顶级学术期刊网站上，出现了越来越多关于"抗氧化剂矛盾"的文献。

2007年的一项大型研究，总共分析了68个随机临床试验，有23万多名参与者接受调查，结论显示抗氧化剂并不能有助于延缓衰老，[2]过量食用反而增加死亡率。2012年，所调查的临床试验增加到78个，有近

————————

1　Pullar, J. M., Carr, A. C., Vissers, M. (2017). The Roles of Vitamin C in Skin Health [J]. Nutrients, 9(8), 866. DOI: 10.3390/nu9080866.

2　Viña, J., Borras, C., Abdelaziz, K. M., Garcia-Valles, R., Gomez-Cabrera, M. C. The free radical theory of aging revisited: the cell signaling disruption theory of aging [J]. Antioxidants redox signaling, 19(8), 779–787. DOI: 10.1089/ars.2012.5111.

30万人参与调查，得到的结论几乎与2007年的研究一样。更不可思议的是，体内自由基多的动物，比自由基少的动物活得更久、更健康。

老实说，还没有人知道这究竟是怎么一回事，但是科学界目前的共识是：自由基的确有破坏性。而我们的身体为了避免被破坏，会增强防御能力。也就是说，这种升级的防御力，使得我们更健康、更长寿。当我们吃大量的抗氧化剂时，这些外来的援兵把自由基"中和"了，使得防御系统无须升级，我们反而变得更加脆弱。

目前，这个理论正试图解释"抗氧化剂矛盾"，不过仍未盖棺论定，还需要时间来证明。但一些专营抗氧化剂的保健品公司，却抓住了抗氧化这个热点，通过广告等形式大肆呼吁人们购买抗氧化剂来对抗衰老。在宣传时，它们会以偏概全地引用研究文献，甚至混淆抗氧化剂产品与富含抗氧化成分的天然食物，以此误导消费者。这是我们尤其需要留意的消费陷阱。

既然葡萄籽提取物、蓝莓提取物等抗氧化剂没有实际效用，那么我们究竟该如何保持更健康的身体，如何抗衰老呢？答案仍在天然食物里。有别于提纯浓缩的抗氧化剂，大量研究显示抗氧化物含量较高的新鲜食物，能更有效地促进健康。

深绿色叶类菜

叶类蔬菜的叶片既要捕获阳光进行光合作用从而生成养分，又需要抵抗紫外线所带来的伤害。所以叶片中会聚集大量的植物化学物，起到抗氧化作用。颜色越深，含量越高。推荐每天500克左右绿叶菜，尽量不要过度烹饪，以减少抗氧化物质的损失。

彩色蔬菜水果

彩色蔬菜中常见的类胡萝卜素、番茄红素、原花青素、维生素C等

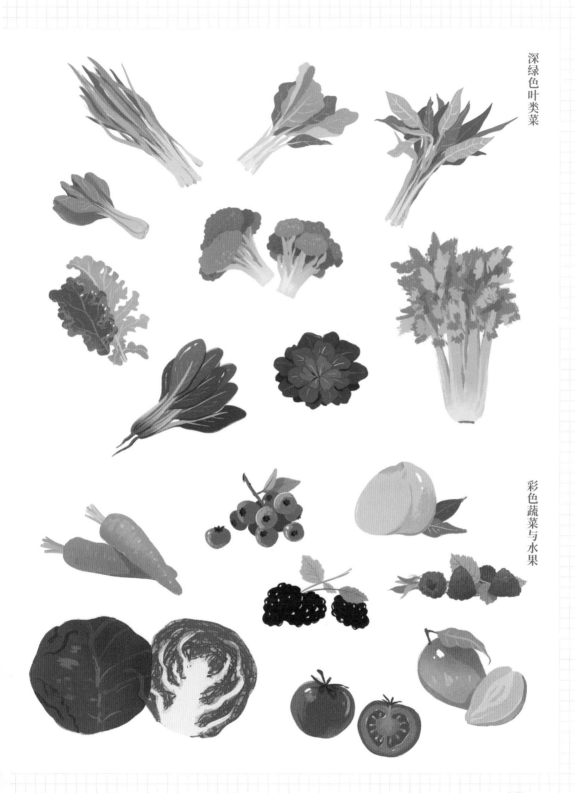

深绿色叶类菜

彩色蔬菜与水果

259

都具有一定的抗氧化能力。胡萝卜素可以在体内安全地转化为维生素A，维生素A、维生素C对皮肤组织细胞的修复、胶原蛋白的合成有一定作用。同时水果中的多酚类（绿原酸、儿茶素等）、黄酮类等活性成分，也具有抗氧化作用。

每天摄入500克左右彩色蔬菜、250克左右水果，能提供非常丰富的抗氧化物。跟蔬菜一样，深色水果的抗氧化能力往往高于浅色水果，比如深红色桃肉的抗氧化能力比白色桃肉更高。

植物油和坚果

采用冷榨、初榨、研磨等低温方式制作的植物油、坚果酱，以及原粒坚果，富含维生素E以及多酚类、黄酮类等抗氧化物。核桃那一层涩涩的内皮上，就含有丰富的抗氧化物质。

虽然每天25克植物油、10克左右坚果的单位热量比蔬菜水果高很多，但适量食用依然对健康十分有益。

各种食物，尤其是植物性食物，广泛存在着各种活性抗氧化物。只要我们能够保证每天500克蔬菜、250克水果，以及食材尽量新鲜、有品质，就能轻松获得抗氧化物。而它们所带来的效用，比抗氧化保健品要好得多。

解释完胶原蛋白、抗氧化的知识，另一个热门的概念也不得不提，那就是抗糖化。在社交平台上，有着大量与抗糖化相关的内容和产品，几乎每个爱美的女生都不可能错过这个话题。糖与衰老之间的关系，还得从糖在体内的生化反应说起，其中最重要的就是糖化反应。

糖化反应：体内的糖分（如葡萄糖、果糖等）与蛋白质发生反应，生成晚期糖基化终末产物（英文简称为AGEs）的过程。

糖化反应可以分为两类：对身体有益的酶促糖化反应和与衰老极为相关的非酶促糖化反应。名字看着复杂，但其中的差别可以简单理解为是否有酶参与催化。

对人体有益的酶促糖化反应是在酶的作用下，糖分与蛋白质结合，产生糖蛋白的过程。这类糖蛋白分布在体内各个部位，发挥着重要的生理作用，像是构成机体的重要组成部分，参与免疫反应、凝血等。当遭受抗原袭击时，肌体所产生的抗体就是一种糖蛋白，促甲状腺激素、促黄体激素也都是糖蛋白。简单地说，这种糖化反应所生成的产物，对健康来说还是非常重要的。

而非酶促糖化反应是体内过量的糖在没有酶的作用下直接与蛋白质结合，产生晚期糖基化终末产物。这种反应随时可以发生，而晚期糖基化终末产物在体内不断蓄积，会对组织细胞造成损害，危害肌体健康[1]。我们珍视的胶原蛋白，就很容易遭受晚期糖基化终末产物的破坏。晚期糖基化终末产物会使蛋白质结构变性，抑制合成胶原蛋白的纤维细胞的增殖。这样一来，原有的胶原蛋白变得脆弱、弹性下降，而新的胶原蛋白合成减少。于是，皮肤衰老逐渐发生。

在糖化反应中，糖并不是可以吃的那种甜甜的糖，而是特指那些具有还原性的糖，如葡萄糖、半乳糖、乳糖、木糖、果糖等。

而营养学中的糖（也就是碳水化合物），是一个更大的概念，可以分为以下几类。

1　Gill, V., Kumar, V., Singh, K., Kumar, A., Kim, J. J. Advanced Glycation End Products (AGEs) May Be a Striking Link Between Modern Diet and Health [J]. Biomolecules, 9(12), 888. DOI: 10.3390/biom9120888.

表 4-6 糖的分类

分类	亚组	组成	主要食物
糖 (1~2)	单糖	葡萄糖、半乳糖、果糖	糖果、甜品、甜饮料、蜂蜜、果汁
	双糖	蔗糖、乳糖、麦芽糖、海藻糖	-
	糖醇	山梨醇、甘露醇	-
寡糖 (3~9)	麦芽低聚糖	麦芽烔精	食物常见成分也可单独提取做食品添加剂
	其他寡糖	棉籽糖、水苏糖、低聚果糖	-
多糖 (≥ 10)	淀粉	直链淀粉、支链淀粉、变性淀粉	各种主食
	非淀粉多糖	糖原、纤维素、半纤维素、果胶、亲水胶质物	水果、蔬菜

由这张表可以得知，非酶促糖化反应中用到的糖，主要是那些饮料、甜品中常见的简单糖。各种主食被消化后，也会生成简单糖。所以主食越精细，消化速度越快，水解出的简单糖越多。

但实际上，不论你是否摄入这些简单糖，作为正常的生理功能，两种糖化反应都会进行。因为肌体还会通过糖异生作用，使得乳酸、丙酮酸等非碳水化合物在肝脏中转化为葡萄糖，从而加以利用。

更令人头疼的是，不仅仅是人体内会自行生成晚期糖基化终末产物，就连食物中也会自带晚期糖基化终末产物。研究发现，食物中的晚期糖基化终末产物主要产生于烹饪过程，尤其是高温加工的精制碳水化合物。烤面包出现的焦香气、红烧肉所呈现的颜色和香味，都是糖类和蛋白质之间在高温作用下所产生的非酶褐变，会产生大量晚期糖基化终末产物。像油煎、油炸、烧烤、高温烘焙等烹饪方式，都会促进晚期糖基化终末产物的产生。

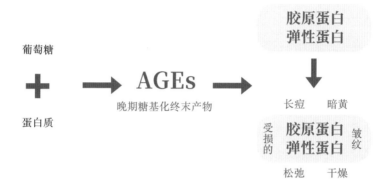

图 4-2 晚期糖基化终末产物的生成过程

也就是说，想要将晚期糖基化终末产物赶尽杀绝，几乎是不可能的。我们只能尽量减少不必要的晚期糖基化终末产物的摄入和生成，再以天然又安全的方式尽快清除它们。

尽量减少简单糖的摄入。简单糖不仅会促进晚期糖基化终末产物的生成，而且会导致皮脂分泌增多，炎症加重，引发痘痘，还会使酪氨酸酶变得活跃，进而增加黑色素的生成，导致肌肤暗沉。

白砂糖、绵白糖，是纯度最高的糖产品，是将原料经过化学提纯后再结晶煮炼制成的。白砂糖还可以加工制成糖果、方糖、糖浆等。蜂蜜、红糖，以及果汁、饮料当中的果糖、麦芽糖、果葡糖浆，都是简单糖，要识别和减少这类糖的摄入！

不过要注意，杂粮、水果蔬菜中那些复杂的碳水化合物，对身体健康十分有益，都是日常饮食中必须摄入的，并不能一味地减少所有碳水化合物的摄入。同时，这些食物中的抗氧化物对清除晚期糖基化终末产物也有一定作用。

研究表明，适当的有氧运动也可有效抑制晚期糖基化终末产物对身体的危害。[1]此外，运动出汗、提高代谢水平，皮肤供氧充足的话，细胞的新生与修复也会加速，这也是不错的对抗晚期糖基化终末产物的方式。

总之，无论男女，抗衰老都是永恒不变的追求，这不仅仅意味着年轻，更意味着活力与健康。皮肤的内源性衰老是由基因调控的自然规律，不可逆转，我们也要欣赏每一个时期的自己，发现每个年龄段独有的美。但皮肤的外源性衰老可以在一定程度上人为调控，我们可以尽量放慢时间的脚步，让美丽驻足。

保持年轻态最好的办法，仍旧离不开规律的饮食、睡眠以及维持平稳健康的内分泌水平。同时，注意养成长期的护肤好习惯，注重清洁与保湿，注重卸妆和防晒，减少外界对皮肤的损伤。

不考虑整体饮食结构，只想靠特定的食物带来美貌，都是方向性错误。

- 胶原蛋白不能被直接吃进来，只能由身体自己合成。
- 服用抗氧化膳食补充剂并没有实际的抗氧化效用。
- 保证每天500克蔬菜、250克水果，减少简单糖的摄入，蛋白质吃够量，适当进行有氧运动，就能获得活性抗氧化物，合成充足的胶原蛋白，达到抗衰老的目的。

1 Rodrigues, K. L., Borges, J. P., Lopes, G. de O., Pereira, E. N. G. da S., Mediano, M. F. F., Farinatti, P., Tibiriça, E., Daliry, A. Influence of physical exercise on advanced glycation end products levels in patients living with the human immunodeficiency virus [J]. Frontiers in Physiology. DOI: 10.3389 / fphy. 2018. 01641.

应对忙碌保持精力

快节奏的生活中，如何安排饮食？

时代不同了，现在人的生活、工作节奏很快，压力又大。即便会做饭，也很难有时间顿顿自己做。

好在中国的餐厅、便利店、路边摊、外卖系统都十分发达，上班族平时想吃口饱饭还是十分容易的。吃饱喝足还远远不够，人类对于美味也有执着的追求。因为受制于技艺、食材和烹饪工具，很多美食在家里一般做不出来，只能到有专业厨师的餐厅里享用。

所以说，在外吃饭是一种正常的生活方式，不用对此抱有偏见。想要健康饮食，并不一定非在家做，也并不是说外卖、外食就一定不健康，有时候自己做不好饭，也会不健康呢！在哪里吃饭并没那么重要，不能成为绝对的健康保障，关键还是对食物本身的掌控。

只是说，在家做饭，有更高的概率可以获得健康的食物，而且可以自己购买更有品质的食材，主动把握油和盐的用量。在外吃饭，大多数食物不够健康，想吃得健康可能得花不少心思，甚至不少钱。当我们还没怎么关注食物质量、营养时，很容易会怎么简单、方便就怎么来。而这背后有不少隐患，所以我们需要先对潜在风险有整体的预知。

外卖

外卖，是中国很多城市白领生存的口粮。无论是选择品牌连锁店还是小餐厅，都可以通过手机点外卖，当然现在也出现了很多几乎只做外卖生意的"餐厅"。餐厅的档次和水准有高有低，外卖也是一样。但总的来说，不健康的外卖占比很高。

问题1：主食普遍太精细

常见的外卖里主食的量都很足，但透过食物看食材，你就会发现这些食物的原材料基本上就是两大类：大米、小麦粉。而这些食材热量高、饱腹感差、维生素、矿物质含量少，想要吃饱就很容易超量。

《中国居民膳食指南（2022）》推荐控制精制主食的总摄入量，建议至少要有一半杂粮薯类，如果一日三餐里的主食都是精米精面，就很容易导致能量过剩以及微量元素缺乏。

问题2：蔬菜普遍不够

蔬菜是较为脆弱的一类食材，烹饪好后就要马上吃，如果做熟后被放进外卖盒，再花30~60分钟送到食客手中，往往绿色都变成了黄褐色，营养物质也在高温下大量损失。所以很少有餐厅这么做，而有足量蔬菜的外卖确实很难找。

成人每天要吃500克左右蔬菜，最好按彩虹色吃。五彩斑斓的蔬菜富含超多对健康极其重要的营养物质。但是细数一下，除了点沙拉、麻辣烫、炒菜时能吃到蔬菜，大多数外卖中的蔬菜种类单一，分量不足，常作为点缀出现。长期吃这样的外卖，很容易因为蔬菜摄入量不够而出现维生素缺乏、便秘等健康问题。

问题3：常常重油重盐重料

中式菜因做法多样闻名，而糖醋、宫爆、红烧、爆炒等烹饪方式都会用到大量的酱料、糖、盐等。重油重料会使得食物风味更为浓郁，产生强烈的满足感。但重口味不仅会让我们不知不觉中摄入更多的盐和脂肪，也会掩盖食物本身的风味，让我们无法辨别食材是否新鲜。

过度烹饪的食物，营养素留存率很低。常吃这样的外卖很容易营养不良，缺乏 B 族维生素、铁元素、抗氧化物和膳食纤维。

看到这里你也许会说："我知道外卖缺点多，但是我只能点外卖，我有什么办法？"有办法的，你可以试试运用"211 饮食法"优化食物组合，以每餐有 2 个拳头的蔬菜、1 个拳头的主食、1 个拳头的高蛋白食物为目标来组合外卖！

如果不想浪费食物，还可以和同事一起拼单，只点一份主食，但多点一些蔬菜和高蛋白食物，这样还可以丰富蔬菜的种类，轻松吃够分量。

表 4-7 外卖改造解析

外卖	增加项	减少项
汤面、拌面凉皮、米线	加一份青菜、一个鸡腿	主食吃 1/2
蛋炒饭类	加一份炒青菜和肉，不选加工肉	米饭吃 1/2
水饺、馄饨类	加凉拌菜或另买一份蔬菜沙拉	数量约 15 个
黄焖鸡米饭、排骨煲、烤鱼	加蔬菜	主食吃 1/2，肥肉部分不吃

解决方法有以下几个。

方法1：给主食加粗

点外卖主食时，可以有意识地寻找是否有杂粮饭、土豆、莲藕、玉米等食材。如果有，将其作为主食。如果我们点外卖时找不到杂粮饭，就可以自带一份杂粮饭上班。临睡前将杂粮杂豆放入电饭煲开启定时，早上起床一碗香喷喷的杂粮饭就做好啦，直接放入便当盒带去公司很方便。或者参考备餐那一节的思路，一次性多做几份冷冻起来，每天带一份去上班！

除了带杂粮饭，也可以带红薯、紫薯、玉米等健康主食。可以周末集中烹饪，也可以趁早上起床后洗漱的时间蒸熟，操作都不麻烦。

方法2：主动增加蔬菜

很多外卖商家会有加料区，可以多选几样蔬菜凑到100～200克。也可以专门点清汤麻辣烫，单独解决吃菜问题，如果汤汁有点咸，也可以加开水冲淡味道。如果店家没有加料区，附近也没有麻辣烫，我再来分享4个让你轻松吃够蔬菜的方案。

1.在便利店买一份蔬菜沙拉，和炒蔬菜相比，生食蔬菜的维生素、抗氧化物保留率更高。

2.早上用几分钟烫一份五成熟或七成熟的便当青菜带去办公室（因为在中午吃饭时会经历二次加热，所以更建议做半熟处理，尽量保留更多的营养物质）。

3.巧用公司微波炉。将新鲜的绿叶菜、凉拌汁带到公司，中午吃饭时将蔬菜放入便当盒，加入一些水用微波炉转1分钟，倒入凉拌汁即可食用。

4.自备小煮锅。一锅在手，蔬菜尽有。公司里有条件的话，可以自己煮点蔬菜，非常推荐自制健康版麻辣烫。

方法3：主动修正细节

分享一个我每次点外卖都会用到的小技巧，就是在外卖的订单中疯狂备注"少油少盐！少油少盐！少油少盐！谢谢"。虽然不是每次都能奏效，但总的来说还是有一些帮助的，推荐大家试试。

另外，我们还可以用米饭来吸吸油，不过要记住，吸过油的米饭就不要再吃了。如果是那种预制料包，酱汁又油又咸，还可以拿杯水，给食物"洗洗澡"，但吃完这顿下次咱就不要选这家外卖了。

有了以上这些办法，我们可以把外卖吃得尽量健康一些。别小看这些优化的小举措，长期积累下来的健康收益还是很可观的。如果毫不在意，等身体出现问题时，就更费时、费力又费钱了。

路边摊

忙碌的上下班高峰期，也是路边摊最忙碌的时刻。无论是匆匆忙忙买个煎饼馃子，还是坐下来慢慢"撸串"，都是很多上班族的生活方式。

方便、价格公道、味道好、位置便利，路边摊和苍蝇馆子总有些自己的优势。以前老人们常说"不干不净，吃了没病"，但其实这是对自己的健康十分不负责任的想法。细菌、病毒都是肉眼看不见的敌人，它们存在于食物中，会对健康造成极大的威胁。

2015年，世界卫生组织首次估算了细菌、真菌毒素、病毒、寄生虫和化学品等31种病原体所造成的食源性疾病负担，全球每年多达6亿人因食用受到污染的食品而患病，造成42万人死亡。其中腹泻病占食源性疾病的50%以上，每年有5.5亿人患病、23万人死亡。儿童是患食源性腹泻危险性极高的人群，每年有2.2亿儿童患病、9.6万儿童死亡。[1]

1　World Health Organization. (2020, April 30). Food safety. World Health Organization. https://www.who.int/news-room/fact-sheets/detail/food-safety

中国是发展中国家，平均每年有1/6左右的人因为吃了被致病菌污染的食品而生病，食源性疾病情况更加不容乐观。[1]

对于路边摊的安全隐患，我们一定要做到心中有数。

1．环境不卫生

路边摊暴露在遍布尾气和灰尘等的环境中，卫生情况很难保证。一些凉皮摊、小吃摊的灶台边，常能见到散落的食物残渣、累积已久的油渍等，食用水、食材储存的条件也都十分有限。

2．容器有风险

塑料杯、塑料碗、纸杯、吸管、一次性筷子等，都是路边摊最常见的餐具。长期使用这些餐具，不仅不环保，而且会摄入微塑料等污染物。比如，有些人担心路边摊的碗不干净，还会专门套个塑料袋，以为这样更安全。但只有PP（聚丙烯）材质的塑料才可以耐热，而路边摊最常用的塑料袋是PE（聚乙烯）或PO（环氧丙烷）材质，不耐热。在受热或者与油脂接触后，其中的有毒害化学物质很容易溶出，与食物混为一体，危害健康。

3．营养不均衡

大米、小麦粉、各种提纯的淀粉，是成本很低的原料。仅仅这几样，就可以玩出各种花样，比如包子、煎饼、烧饼、油条、粥、凉皮、面条等。这些食物方便、好吃、成本低、利润高，所以到处都有卖，但营养十分贫瘠。而油条、油饼这些食物，还含有较多的脂肪，用油也往往品质不高。同时，煎炸烹饪时会生成各种有害物，甚至是致癌物。这样的食物，既容易吃胖，又不健康。

1　带您了解食源性疾病．食品安全风险监测福州市疾控中心．（2019，November 28）．http://cdc.fuzhou.gov.cn/zz/jkjy/spaqfxjc/201911/t20191128_3096284.htm。

4．原料没保证

路边摊都是小本生意，食材成本自然要控制。早年轰动一时的"地沟油"事件让我们瞠目结舌！有些摊点现做现卖时，需要用刷子刷油，这样长时间敞口放置的油，也非常容易氧化变质，如果油盆每天不清洗而是直接续油，那么已经氧化酸败的老油又会迅速污染倒进来的新油，产生大量肉眼不可见的有害物。

而且，使用的生菜、葱花有没有认真清洗过？肉包子里用的是否为新鲜安全的肉，用到的酱料有没有过期？还有很多很多未知风险，不可不防。

5．食用有风险

边走边吃是一种很不健康的饮食习惯。狼吞虎咽，咀嚼不充分，很容易造成噎食、呛食、打嗝、消化不良。消化系统和运动系统同时工作，容易出现胃动力不足，胃酸分泌不足。胃酸的杀菌作用就不能被很好地发挥，再加上进食太匆忙，容易引发肠胃不适。

希望以上这5个关于路边摊的风险提示，可以让你提高警惕。千万不要再暗示自己"不干不净，吃了没病"。经常吃不够格的食物，既对不起味蕾，也对不起身体。只是为了吃而凑合吃，生活就太没品质了。

既然大方向有了，我们再根据具体的生活场景具体分析。我把常见的路边摊按照烹饪方式分为煮、炒、烤、煎炸，举一些典型例子，一起来看看具体有什么风险，应该如何规避。

路边摊上"煮"的食物

煮，看似是一种健康的烹饪方式，但这并不等于给食品安全上了保险。以常见的串串为例，各种各样的食材被串在签子上，浸泡在充满香气的汤汁中长时间炖煮。串串被捞出来，放在裹了塑料袋的盘子里，再淋上一些酱汁即可享用。而吃完之后的签子大多被集中回收了。

食用风险

首先是缺乏冷藏、冷冻设备。肉类食材若常温存放，很容易变质。木耳、腐竹等干货泡制时间过长容易滋生细菌，而且散装豆制品、银耳等容易存在二氧化硫超标的现象。蔬菜的新鲜程度、是否经过清洗，都值得我们警惕。

其次是浓郁的汤汁和酱料意味着高盐、多香精香料，老汤反复使用还存在亚硝酸盐超标的问题。这样浓郁的味道还会掩盖食材本身的味道，导致我们吃不出食材是否新鲜。在反复炖煮下，食材营养也会大量流失。

食用建议

1. 选择有冷藏设备的摊点，观察食材的新鲜程度。
2. 减少食用频率，比如每周一次。
3. 一次别吃太多，吃完后多喝水。

路边摊上"炒"的食物

这里的炒并不是指炒菜，而是指具有诱人甜香气味的糖炒栗子、糖炒花生等。类似的还有糖雪球、糖葫芦这类先把糖炒好，再裹上山楂等食材的小吃。这样的食物碳水化合物含量较高。

食用风险

1. 栗子是高淀粉坚果（碳水化合物含量>20%），山楂属于高糖水果（碳水化合物含量>20%），加糖调味或者裹上糖壳后，更容易促使人发胖。

2. 油和糖极易沾染杂质，而且冬天风沙大，路边摊卫生状况差，存在安全隐患。开口的糖炒栗子会使栗子肉沾染一些高温炒制时生成的有害物质。

3. 糖炒栗子之所以卖相过于油亮，可能是因为不正规的商家在炒制过程中加入了石蜡油。

4.山楂含有较多的鞣酸，多吃易引起胃酸、胃石、腹胀、便秘等消化道不适症状。

食用建议

1.去正规坚果店或超市内购买，买栗子前用纸巾擦一擦，购买没有明显油渍的。尽可能不选购开口栗子。买之前最好试吃，不选购过甜甚至发苦的栗子。

2.作为零食每天吃6~10颗栗子足矣。这已经相当于一碗米饭，同天可以相应减少主食的摄入量。

3.糖葫芦、糖雪球最好去掉部分糖壳再吃，每次食用山楂最好不超过10粒。

路边摊上"烤"的食物

烤红薯、烤玉米都是粗粮，其实挺健康的，还有独特的香甜味道。而常见的烤肠就没那么健康了。虽然很好吃，但其浓郁的香精味道和粉红的颜色不难让人想到，这些肉一定被"动过手脚"。

食用风险

1.正规店面的烤红薯、烤玉米基本安全。但有些流动小摊，可能会使用由装过柏油、油漆等化工原料的铁桶改装而成的烤炉。这样的流动小摊需要警惕，可能会存在有毒害的化学成分污染食物的情况。如果温度控制不好，导致食物焦煳，也会产生苯并芘、丙烯酰胺等物质，都具有致癌风险。

2.胃肠功能比较弱的人不宜吃太多红薯，否则容易引起反酸和胀气。要注意红薯是否新鲜完好，因为它比较容易感染黑斑病。黑斑里有甘薯酮和甘薯酮醇，会损伤肝脏和肺部。

3．烤肠这种加工肉造价低廉，风险主要在于肉的品质不高，粉红色证明添加了亚硝酸盐，多吃无益。烤肠的脂肪和盐含量都很高，若是口感偏甜，那么大概率额外添加了糖。

食用建议

1．不购买改装油桶烤制的红薯、玉米，到设备较为专业处或者正规的门店里购买。

2．去掉焦煳、明显发黑的部分，如果有苦味不要吃。

3．玉米和红薯均属于主食。根据"每餐1拳头主食"的原则适量吃，记得搭配蔬菜和高蛋白食物。

4．每周食用街边摊烤肠不超过1次。

路边摊上"煎炸"的食物

高温煎炸是最吸引味蕾的烹饪方式之一，但也是最不健康的烹饪方式之一。

煎炸食物种类多样，比如裹着面包糠的鸡排、炸臭豆腐、炸薯条、炸鸡、炸小黄鱼等。做章鱼小丸子也要放很多油。铁板烧主要以煎的方式制作，油的用量也非常高，铁板鱿鱼、铁板牛肉、铁板豆腐在路边摊上也十分常见。

食用风险

1．油的品质没保证。高温煎炸会使食物产生苯并芘、杂环胺、丙烯酰胺等致癌物，旧油反复使用、油脂过氧化，更加剧了这一风险。

2．肉类食物的来源没保证。有些经过调味、油炸的肉类，已经很难辨别原始食材的新鲜度。

3. 部分小吃都是预先做熟并放在一边，消费者来买时再加热一次，营养损失严重。若加热不充分，就难以杀死其中的微生物，还会给肠胃增加负担。

食用建议

1. 每周食用不超过1次，油炸食物尽量去掉脆皮外壳再吃。
2. 选择连锁加盟店，原料相对有保障。
3. 吃路边摊的油炸食品当天，多吃些新鲜果蔬。

追求方便快捷无可厚非，这是真实生活里的真实需求，但了解隐藏的食品安全知识也是我们的必备技能。

只有这样，我们才能更自由地选择食物，根据自己的饮食情况进行调整和补充，以此来保持膳食均衡。即便是在路边摊就餐，我们也能在知识的指导下找到优化方案，吃得更安全、更健康。

外卖主食精细，蔬菜水果不足，重油重盐。
在外就餐时参考"211饮食法"，也能吃得相对健康。
在路边摊点菜时，尤其要注意食物的选择。

掌控饮食，从自制便当开始

外食有食品安全隐患，而自己做饭在品质上相对有保证。当然，这也取决于烹饪手艺。如果按照前面烹饪知识的指导，那么菜饭质量肯定比外卖强。

由于种种原因，大众在上班带饭这件事上，常分为正反两派，各持己见。经常带饭的人会觉得方便实惠，而吃外卖的人觉得省时轻松。实打实地说，我自己也不愿意一大早花太长时间做饭，15~30分钟是极限，时间再多也很难实现，所以将早餐、午餐的制作时间控制在半小时内，是我较为舒适的状态，偶尔太忙了才吃吃外卖。

能麻利地将早饭、午饭一起在半小时内完成，是需要循序渐进的练习的。在2016年一整年里，我都是自己带饭上班。最开始简简单单，到后来开始玩各种创意，也是亲自实践了不少。对食物、酱料的味道和用法越来越熟悉，做饭的速度自然也越来越快。更准确地说，是想快就快，想慢就慢，完全可以根据自己的需求安排。

做饭越规律，食材的利用率越高，损耗也就越小，整体成本会比较低。如果三天打鱼两天晒网，食材就很容易变质，造成浪费，整体成本也会提高。

而且，自己做饭时没必要固守传统。一些经典的菜肴确实美味无双，但只要食材新鲜，合理搭配和烹饪就会很好吃。现在餐厅不也流行创意菜吗？很多国家的食材差不多，却有着截然不同的组合和烹饪方法。沿袭经典是为了降低试错成本，而你可以根据自身的喜好，设计属于自己的食谱。所以，在做饭这件事上，大胆尝试才是真理。

关于烹饪的细节，前面已经分享了不少，这一节重点聊聊制作便当的食物安全问题。细菌的繁殖速度比我们想象中更快，在夏季的高温下，4个小时就足以让食物腐败。而金黄色葡萄球菌之类的致病菌，一旦大量一人食便当推荐搭配：

组合一：蔬菜+高蛋白食物（做菜），搭配任意主食
这个思路适用于大杂烩菜式，既可以蔬菜和肉类同炒，也可以将肉类先焖炖一会儿，然后临出锅时加入易熟的蔬菜。大杂烩菜非常好做，可以加入自己喜欢的肉类和蔬菜，最后搭配一份主食即可。

组合二：主食+高蛋白食物+蔬菜混搭炒饭
三类不同食材混搭的经典做法就是炒饭。

虾仁、鸡肉、牛肉、三文鱼等高蛋白食物，可以切成丁加进炒饭里，蔬菜也可以多加一些，青菜、圆白菜、胡萝卜、长豇豆等都可以选。这样的炒饭不仅营养全面，而且味道很不错。

有些风味不错的酱料、配菜，也可以作为调味品让炒饭更好吃，比如泡菜就是一个不错的选择。新鲜蔬菜再加上一点自带咸味的泡菜，其他什么调味品都不加，做出的炒饭也十分好吃。

繁殖，还会生成毒素，微波炉加热也无法将其消灭。细菌快速繁殖还会产生"硝酸还原酶"，把蔬菜中的硝酸盐还原成亚硝酸盐，而亚硝酸盐含量较高时是有毒性的。它还能结合蛋白质分解产物生成亚硝胺类致癌物，长期摄入会增加胃癌的发生风险。

想要避免食物变质、被污染，就要注意烹饪前后的卫生细节。便当盒要保持干燥没有水，饭菜做熟就马上装好扣好盖子。如果是打包动过筷子的饭菜，要重新加热后再装入饭盒，杀死沾染口水后残留的细菌，减慢食物变质的速度。饭菜带到公司后，要及时将便当盒放入冰箱冷藏保存，中午用微波炉充分加热后再食用。

玻璃、陶瓷材质的饭盒安全性较高。玻璃饭盒一般用的是耐热玻璃，制作和储存一人食便当时要注意食品安全。
要选择有"PP"或者"5"标示的便当盒，
并且注意耐热性及密封性。

耐受温度能达到500~1000摄氏度，而且玻璃材质的微波穿透性比较好，加热速度也比较快。但玻璃饭盒与陶瓷饭盒共同的缺点都是整体偏重。

如果想要轻便一些，塑料饭盒当然是更合适的选择。但选择塑料饭盒时一定要查看所使用的材质。适合放进微波炉加热的耐高温塑料饭盒，用的应该是PP材质。它是塑料制品中被公认为最安全、耐热性最好的。品质好的PP材质可以耐受140~150摄氏度甚至更高的温度。

不过，即便是PP材质的塑料饭盒，也不适合加热油脂非常多的食物（例如水煮鱼等），因为油加热后的温度可以达到180摄氏度甚至更高，在这样的高温下无法保证绝对的安全。

除了微波炉专用饭盒，我们有时候也会把打包的食物带到公司。但并非所有打包盒都适合放进微波炉里加热。塑料器皿底部的三角形符号是塑料回收标识，由美国塑料行业相关机构制定，但在我国是非强制性标注的，里边的数字1~7，代表不同的材料。可以放进微波炉的PP材质，其标注数字为5。

除了PP材质的透明一次性餐具，现在还流行原木色的"纸质"餐具。纸质带上双引号，是因为很多看起来像纸的原木色餐具，其实也是用塑料制作的。这样的餐具底部如果标示了PP以及数字5，就也是可以放进微波炉加热的，如果是其他塑料，就不建议放微波炉加热了。

而有一些纸质餐具，其实内部淋了一层塑料薄膜。使用最广泛的是PE淋膜，随着环保意识的增强，使用可降解的PLA淋膜餐具的商家越来越多。但这些覆膜都不耐高温，不适合放进微波炉加热。如果打包盒不适合加热，最好还是换一个自己家的便当盒来装，再将食物带去公司。

特别提醒一下，塑料一旦老化就会存在一定的安全风险，所以尽量避免光照、高温，当出现变色、表面粉化等老化现象时，最好不要再使用了，给自己换个新的吧！

按照"211饮食法"点菜

职场人每天跟同事共处的时间，可能比跟家人还多。聚餐、吃夜宵、应酬也是职场人的一部分社交生活。都说应酬伤身体，但真正伤到身体的是摄入过量的酒精，以及进食过量的食物，而不是应酬这个形式本身。

也就是说，应酬一样可以吃得健康，或者至少不那么伤身。相较于大鱼大肉地乱点一通，我们可以尝试按照"211饮食法"点菜，食物搭配的质量马上就能提升。

一般中餐馆的菜都是多人份的，肉类占比也很不同，有些是纯肉的菜，有些是蔬菜搭配肉片、肉丝。所以点菜时可以按照"特色拿手菜—补肉—补菜—补主食"的顺序来。

特色拿手菜能让我们吃到一家餐厅相对好的菜肴。根据特色菜的情况，看看海鲜肉类够不够。如果不够，可以再补一些，凉拌牛肉、白斩鸡之类的凉拌菜都可以。然后根据在场有多少人综合评估需要加几份蔬菜，至少要有一份简单烹饪的绿叶类蔬菜。不只是点单的人自己吃得健康些，这个举动也是关心别人的标志。尤其是有女士在场时，点单的人能多点一份清淡的蔬菜的话，收获的好感度一定会上升。

这些点完后，再来搞定主食。先看一下已经点的菜肴里，是否含有土豆、山药、玉米、莲藕、芋头、蚕豆等高淀粉食材，如果有，主食就可以适当少点一些。杂粮饭、蒸杂薯、煮玉米之类的健康主食，当然是最优选择，如果没有就点米饭，会比炒饭、油饼之类的主食热量更低一些。

表 4-8 5~15 人"211 饮食法"点菜示范

● **人数与菜品比例**

人数：菜品量 = 1：1.2，即 6~18 个菜

● **点菜步骤**

先看招牌菜，根据总人数点上几道，占比可以是 1/3~1/2。

再问问大家有没有很想吃的，如果有朋友点的菜非常不健康，可以尝试引导其替换一道类似的但相对健康的菜。比如将油焖大虾换成烤鱼，或者带有虾的炖煮菜。不过也不必强求。

这一步完成后，观察鱼虾肉类是否足够，一般 1 道纯肉菜能对应 2~3 人的份额，一道荤素搭配的菜能对应 1~2 人的份额，所以 8 个人吃饭时点 4 道左右带肉（海鲜）的菜就可以了。

肉菜点完后，可以点以豆制品为主的菜，比如以豆腐、豆皮、豆腐干为主要食材的菜。最后观察蔬菜是否足够，可以选择一些豆角、菜花、蘑菇之类的蔬菜，最后再加一道清炒的绿叶菜。如果女士多，蔬菜可以多 1~2 道。

主食不要按人数来点，而是按照人数的一半来点，大家分食刚好足够。也可以询问大家的意见，为主食需求量较大的人另做安排。

● **点餐示范**

5人清淡版：酱牛肉、清蒸鲈鱼、香菇炖鸡、蒜蓉西蓝花、香椿苗拌豆腐丝、上汤娃娃菜，共6道菜

15人多口味版：口水鸡、清蒸鲈鱼、杏鲍菇炒肉、蒜蓉西蓝花、荷兰豆拌金针菇、上汤娃娃菜、响油鳝丝、黑椒牛柳、烤鸭、虾仁蒸蛋羹、冬瓜排骨汤、香椿苗拌豆腐丝、酸辣蕨根粉、麻酱莜麦菜、蒜泥茄子，共15道菜

● **饮品推荐**

热水、柠檬水、大麦茶、茉莉花茶、酸奶、无糖现磨豆浆等。

相较于传统的"冷菜—热菜—主食"点菜顺序，以"特色拿手菜—补肉—补菜—补主食"的思路来点菜，可以吃得更有质量。

再聚餐时，可以试试看！

如何吃夜宵也不长胖

现在的夜宵已经不仅仅是为了填饱肚子，更多的是吃一种氛围，也是和同事、朋友联络感情的重要机会。夜宵的形式有烧烤、烤鱼、小龙虾、火锅等，鱼和小龙虾属于水产类，普遍存在重金属富集的情况，尤其是头部，一次吃太多可能会导致身体来不及代谢掉过多的重金属，继而造成损伤。

而高温油炸和烤制食物时，如果受热不均匀，就容易产生黑色焦煳

物质，带来多环芳烃和杂环胺等致癌物，诱发身体突变，导致肺、胃等多种器官的病变，生成恶性肿瘤。

而高脂肪、重口味也是夜宵的特征。食盐、鸡精、味精、酱油、酱料等高钠调味品用量都不小，大量的钠很容易造成体内水分潴留，导致水肿、眼袋、身体沉重。同时，身体组织大量缺水又造成口腔和嗓子干渴难受。第二天醒来后，不仅会口干舌燥，体重也会上涨不少。

但随着餐饮业态的发展，夜宵的选择也越来越丰富。稍微注意下细节，就能给自己多加一层保护，吃得更加健康，不至于第二天早上起来后因为各种"夜宵副作用"而抓狂。

健康夜宵大原则：

1. 点完菜后随口提醒店家"少油少盐"，很多时候会奏效。

2. 出门吃，要吃精品。留意食材品质，能降低重油重盐食物的摄入概率。

3. 主动控制频率，这比某一次就餐过程中克制食欲更加重要。

4. 吃了大餐后，日常饮食中要重点补充蔬菜。

5. 所谓的享受美食，要以吃完后没有负罪感为参考标准。

健康吃夜宵技巧：

1. 重点吃食物原始、新鲜的部分，尽可能避开外面煎烤至焦煳的部分。小龙虾只吃肉，不吃头部以及其中的汁，谨防重金属和大量油脂的摄入。

2. 不点含糖饮料，另外高尿酸人士不点酒。建议喝白开水或淡茶水，这样可以加速重口味食物带来的钠的排出。

3. 搭配清爽的蔬菜，比如凉拌黄瓜、凉拌海带丝、水煮毛豆、凉拌木耳、大拌菜等。

4. 别吃得太晚，给身体特别是肠胃留出足够的代谢和休息时间。

5．明知食物不健康，自己也确实不感兴趣的话，可以多说话少吃饭，负责调动气氛和服务大家。

健康吃烧烤小贴士：

1．食物要杂不要偏

之所以提倡"211饮食法"，是因为每个部分的食物所贡献的主要营养不同。蔬菜体积大、水分多，是维生素、矿物质的主力军；主食是能量库；高蛋白食物是构筑人体的重要原材料，一起吃饱腹感更强，餐后血糖上升速度更慢。

吃烧烤的时候不要只吃烤肉，可以像吃韩式烤肉那样用生菜卷着吃，或者像东北烧烤那样搭配拍黄瓜和煮毛豆。

2．烤蔬菜可以选择整个茄子、香菇

蔬菜可以选择整个茄子、香菇，尽量不选韭菜、金针菇。整个茄子是烤完后切开再加蒜蓉，分量可控。香菇少油少料烤完也好吃。但韭菜、金针菇想要烤熟且好吃，往往要刷很多油，马上变得不健康。

3．烧焦的部位要丢弃

明火、高温烹饪，都会导致食物中的致癌成分增加。如果烧焦，更会集中生成大量的致癌物。要翻得勤快点儿，一旦失误别舍不得扔。

4．宁可喝少量啤酒，也不要大量喝甜饮料

啤酒中的酒精会经由肝脏代谢，而不会转化成脂肪囤积起来，只要不是对酒精过敏、有肝脏疾病等或者特别不耐受的人，吃烧烤时喝一听啤酒是在安全线以内的。

而一瓶甜饮料中的十几克糖不仅会使餐后血糖水平升高，而且容易在能量过剩时转化为脂肪储存起来。喝不甜的矿泉水、苏打水会更健康。

5．把控食物源头，注重品质

尽量选择有品质的烧烤店，尽量吃高品质的食材，如果当天吃多了，那么第二天保持以植物性食物为主的清爽饮食。

6. 升级烧烤烹饪方式

进烤箱、裹锡纸的烧烤方式更加健康，没有明火，可以少油少料，还能保留营养和好味道。

健康吃火锅小贴士：

1. 火锅底料可以辣，不要油

辣是一种痛觉，并不会带来实质性的伤害，吃辣的同时，口腔的敏感度还会提高，对于热、咸、酸的识别都会更敏感。可油就没这么单纯了，它会大幅提升热量的摄入，导致肥胖以及代谢性疾病。所以清汤菌菇锅搭配辣味蘸酱，比牛油辣锅更健康。

2. 控制香油、麻酱、沙茶酱等高脂肪酱汁的摄入

可以加入清水或清汤调稀一些，也可以直接控制小碗里的总量。还可以添加海鲜汁、小米辣等调味品，调剂口味，替代高脂肪酱料。

3. 高蛋白食物每样少来点儿更好

牛羊肉、鱼虾、豆制品、毛肚、鸭血、鹌鹑蛋，都是高蛋白食物。2人小火锅选择2~3种，N个人火锅选择"N+2"种即可。

4. 牛羊肉不选贵的，而是选择红的

越红说明脂肪含量越低，铁含量越高。点餐选肉时除了看照片，还可以问问服务员。

5. 主食要控制总量

土豆、莲藕、山药、玉米，都是主食，已经吃过不少的话，尾声时不需要再点面了。特别想吃面也可以点，遵循"都少来点儿"的原则，更能保持健康。

6．不要吃太烫

食物、热饮超过65摄氏度容易灼伤口腔及食管黏膜，增加食管癌风险。[1]

健康吃小龙虾小贴士：

1．小龙虾的可食用部分只占20%左右

水产类推荐量为每天40～75克，可食部为100克，就相当于500克龙虾。如果一周水产类只吃小龙虾，一周两次，每次一两千克都可以。

2．只吃肉不嘬汁，热量都不算太高

无论是清蒸、十三香还是麻辣口味，只吃肉不嘬汁，热量都不算高，可以放心吃。泡在油汤里的辣椒、芹菜、青笋尽量去掉一些油再吃，比如用大米饭吸一吸油。

3．搭配年糕的话，就别再吃其他主食了

年糕是由糯米做的，也是主食。若吃了不少年糕，就尽量别再吃米饭了。

4．吃小龙虾，记得配蔬菜

外出吃小龙虾时，配菜选择一般比较少，首选凉拌菜。自己做小龙虾时，也记得搭配蔬菜，吃完小龙虾后把菜、饭补上，否则容易吃不饱。

冷冻售卖的盒装小龙虾，浸泡在汤汁里的时间较长，含盐量会比前两者略高，别经常吃。

1　国际癌症研究机构（IARC）把超过65摄氏度的热饮列入2A类致癌物名单。

吃夜宵、烧烤、火锅、小龙虾时要注意
精制主食、蔬菜和油盐的摄入。

辛苦的差旅生活中也要吃好

上班出差是再平常不过的事情，高铁、动车、飞机让我们的出行时间大大缩短，但远途出行时仍然免不了要在路上用餐。飞机和火车上提供的餐食原料会经过严格检查，一般不会存在安全问题，不过营养搭配却往往不及格。火车上有流动售卖的盒饭，乘客也可以去餐车点餐。飞机餐都是搭配好的套餐，国内的航班一般包括米饭、面条等主食，还有小菜，往往还会配上水果、酸奶、小甜点；国际航班会丰富很多。而这些旅行餐往往都存在着类似的问题：

1. 饭菜口味重

火车上的盒饭大多口味偏咸，油也比较重，有些额外配有咸菜。飞机餐中也有很多餐食是炒饭、盖浇饭类型，容易油盐超标。

2. 精细主食偏多

目前，盒饭的主食基本上是精制米饭，总量常常会占到盒饭体积的一半，而菜通常是土豆丝、炖土豆等薯类主食。有些飞机餐，不仅有米饭或者面条套餐，往往还配有面包、蛋糕等，多种主食加起来，明显超量。

3. 蔬菜明显不足

盒饭中的蔬菜大多是芹菜、西葫芦、番茄等便于清洗和烹调的品种，很难买到有绿叶菜的盒饭。

4. 肉类品质不高

盒饭荤菜中的那些肉去掉肥肉、皮等部分后就没剩多少了。若是用油炸或者长时间炖煮的方式制作，营养素损失得更是严重。而且，很多时候这些餐食还会使用算不上健康的加工肉，比如火腿、午餐肉、腊肉等。

5. 随赠零食很差

在商务舱、头等舱会有不少零食礼包，其中多是蛋糕、糖果、饼干、膨化零食等。虽说这些只是出差时的临时餐食，但如果想时刻以饱满的精神状态工作，那么每一顿都不应该忽视。

经常出差的朋友更要每一餐都注意，否则身体会吃不消，极大地影响工作状态。所以，如果你是长期出差的类型，还是要在这种工作状态下养成新的饮食习惯，化被动为主动，掌控自己的健康和精力状况。

职场"飞人"的新饮食方法：

1. 自带即食食物

以全麦面包、即食燕麦（或脆烤即食燕麦）作为方便主食，搭配酸奶、牛奶、鸡蛋、即食鸡胸肉等作为高蛋白食物的来源，再用一些方便的小番茄、黄瓜作为蔬菜来源（有利于补充水分）。装进自己出差时专用的饭盒里，让出差路上吃自己准备的新鲜食物成为新常态。

2. 优化旅行快餐

现在的高铁上有不少食物可以选择。在挑选盒饭套餐时，尽量不选择炸鸡排等油炸食品，而是选择以炖煮方式制作的肉类主菜，保证吃到相对优质的高蛋白食物。

如果套餐当中有土豆，优先选择土豆作为主食，米饭只吃1/3或1/2，剩下的用来吸附菜肴中的油。如果可以选择，再单独加购一份水果。不单独购买休闲零食。

飞机供餐中的主食占比较大，米面、甜点、小面包之类的食物加起来吃1/3或1/2就足够了。搭配的水果、蔬菜、酸奶可以尽量吃完。

如果行程超过2小时，最好自备保温杯或矿泉水，注意水分补充，这对于保持好的身体状态来说十分重要。尤其是长时间坐飞机时，机舱内十分干燥，要主动喝水，不要等到口渴再喝水。

在差旅中，很大一部分乐趣源自品尝当地美食，在国内国外都是如此。众多美食之中既有不少健康之选，也有挺多能量炸弹，再加上新奇的食物总能勾起我们挨个儿尝一遍的愿望，很容易吃过量。我们虽然期待享受美味，但并不希望腰腹臃肿，消化不良。所以还需要拆招解招，在吃得欢乐的同时守护健康。

各地经典菜肴的特色

江南菜系偏甜：尤其是无锡的菜，糖的用量可能比盐还要多，在上海也是几乎没有菜不放糖，很容易糖分超标。

西南地区重油重辣：四川的麻辣、贵州的酸辣、云南的干辣，不仅有亮丽的红油，还有各种不同风味的辣酱、蘸水。辣其实不可怕，但是得留意伴随辣椒的大量油和盐。

西北地区多牛羊肉和奶食：草原上的大块牛羊肉十分普遍，不仅饱和脂肪酸含量较高，分量也都比较大。西北饮食整体上缺少蔬菜。

全国主食当道：兰州拉面、陕西油泼面、武汉热干面、新疆烤馕等特色面食，广东肠粉、云南米线、四川米粉等米食，还有早茶里的叉烧包、烧卖、虾饺等各类蒸点，以及各地都有的各种烧饼、点心 —— 主食花样非常多，想不吃超量都很难。

遇到各地美食，如果不趁机在当地好好品尝确实会有点亏，但吃多了也会造成不小的身体负担，所以不少人还挺纠结的。但这并非不可调和的矛盾。我们可以尽量向"211饮食法"靠拢，时刻对自己所吃的食物做到心中有数，一切都还有救。

旅途中的饮食技巧

1．把握好总量

量变引起质变的道理我们都懂，而吃东西也是如此，再不健康的食物只吃一两口也不会有什么事，再好的东西天天大量吃身体也会受不了。所以学会让自己适应"差不多就好"的满足感，在面对美食的时候既能轻松享受，也知道适可而止。

比如内蒙古奶茶，不仅含有牛油、全脂牛奶，还会放入奶豆腐、炸粿条等高脂高糖的配料，但只喝一小杯仔细品味其醇厚的香味，也不会破坏我们的健康大计。

旅途中若遇到感兴趣的当地特色小吃，可以提前制订攻略，去最地道的那家买上一份，与同行的小伙伴共享这份美味。这样不仅不浪费我们吃东西的额度，而且能吃到真正的好东西。这才不虚此行。

2．认清食物的本质

只有多学习食物的知识，学会查配料表，透过食物解析食材，才能分辨食物中核心的营养素，方便我们根据"211饮食法"将食物归类。哪些吃多了、哪些吃少了，一目了然，找时机补回来就行。

我们仍以内蒙古奶茶为例，其中既有牛奶，也有一些面粉做成的食物，还有油脂。那么，它最主要的营养成分就是蛋白质和脂肪，尤其是饱和脂肪酸含量较高。同时，因为有盐调味，钠含量也不低。

如果实在喜欢这个味道，没忍住喝了不少，那么在接下来选择食物时，就可以尽量避开奶制品。想喝拿铁咖啡时可以选择燕麦拿铁，减少牛奶的摄入量。同时，要减少肥肉、鸡皮、鸭皮等高脂肪食物，减少咸味食物，增加新鲜蔬果，大量喝水。

中华美食那么多，健康的特色食物也很多，我们可以优先挑选那些相对健康的美食。比如到了云南，当地有很多特色水果，还有不少十分值得品鉴的菌菇类蔬菜。同时，云南特有的发酵乳制品，比如乳扇、乳饼，都是在其他地方不容易吃到的美味，是钙和蛋白质的重要来源。

那些每天都要吃的鱼肉蛋奶、瓜果蔬菜，可以替换成一些有当地特色的食物，让自己的餐食比例维持在2∶1∶1的同时，变得很有当地特色。自己也会觉得很有新鲜感。

3．主动找到平衡

因为大部分地区的特色食物是各种主食（粉、面、糕）和高蛋白食物（各种海鲜肉类），水果也很方便买到，综合来看，在旅行途中最容易缺的就是蔬菜了。

所以，在开展忙碌的差旅工作之余，要记得主动寻找蔬菜来补充营养，比如点菜的时候留意蔬菜的份额。实在不行的话，也可以在回家后的几天重点补充，避免长期缺乏蔬菜导致的维生素、矿物质以及水分摄入不足。

差旅中住酒店，或者参加会议时，也经常会遇到自助餐。而高级的自助餐其实是吃出健康的好时机，因为有非常丰富的食物选择，完全可以满足2∶1∶1的搭配需求。

正因为食物种类太多，诱惑太多，总忍不住多拿多吃，也很容易选到那些并不太健康的食物。我们要清醒地知道，自助餐的确给了我们更多选择，但不是让我们把食物都吃一遍。有个诀窍，就是分量要小，种类可以多。

蔬菜

自助餐里的蔬菜，要么是炒好的菜，要么是生食的沙拉，如果都不合你胃口，还可以到煮面的地方请师傅单独帮你烫一碗青菜，简单方便又好吃。

主食

自助餐里会有非常多的主食选择，可以尽量选择健康的主食。

- **热菜区**：土豆、紫薯等薯类
- **沙拉区**：鹰嘴豆、红腰豆、甜豌豆、甜玉米等碳水化合物含量较高的食材
- **主食区**：法棍、硬欧包、黑麦面包等几乎无油无糖的主食面包
- **冷餐、热餐区**：各式意面

如果有以上选项，就尽量不选择大米粥、白面条、牛角面包、奶油面包等精制主食。

高蛋白食物

- **乳制品**：各种奶酪、鲜牛奶、酸奶（有很多无糖产品）等。

牛奶的雷区最少，可以放心选择。酸奶基本上只有添加糖比较多的问题，如果有无糖酸奶就非常好，可以自己搭配水果、坚果、水果干之类的配料。奶酪的问题是盐含量比较高，由于是10倍左右的牛奶浓缩，每次摄入的分量也别太大，四五颗骰子大小就足够了。

- **肉类**：牛排、烤羊排、烤鸡、烤鸭、各种肉串以及炖肉等。

尽量选择看得出食材原本样子的食物，不要选择裹上面粉、面包糠后又经过油炸的鱼肉。每天肉的总量控制在一副扑克牌的大小，尽量选择瘦肉，鸡鸭鹅要先去皮再吃。

- **水产类**：三文鱼、阿根廷红虾、生蚝等。

水产类一直是高蛋白、低脂肪以及健康食物的代名词。高品质的水产不仅有很高的营养价值，口感还很棒，是吃出高级感的必备食物，用此来填饱肚子一点都不亏。各种鱼虾贝类一天总计一副扑克牌大小的量即可。

● 蛋类和豆制品

也许在众多美食面前，它们显得太过普通，但也不乏一些新奇的烹饪方式让这些食材焕发新的光彩。不妨在吃多了水产、肉类之后，回头探索一些蛋类和豆制品的美味。尤其是豆制品，可以帮助我们用植物蛋白找到平衡。

水果

各种水果都可以选择，但是尽量不要选果汁。同时，不要因为吃太多水果而减少正餐该吃的食物分量。选上几样，总计1~2个拳头大小就可以了。

以上都是相对推荐的食物，每个类别都吃一点，就可以吃得很健康了。但自助餐场所里还有不少有诱惑力但没有那么健康的食物，也需要我们多留意。比如用火腿、培根、香肠之类的加工肉制品，以及各类油炸食物、甜品。不必靠它们来填饱肚子，如果很想吃，尝个味道即可。

差旅人要有新的差旅人生存法则，既要避免肠胃不适，也要避免精力不足，这样可以在相对不规律的生活里对外界保持较强的抵抗力。我们不必放弃对生活的好奇，也不必放弃对美食的探索。只要牢记以维持长久的身体健康为大目标，就能抵御诱惑，让我们在职场拼搏的时候，仍有好的体能和精力；让我们在身体扛得过的同时，也能保持脑子灵活。

有句话说得好，"世界是我的，世界也是你的，但世界终究是身体好的人的"。

旅行餐往往营养不均衡，可按照个人口味带便携的食品作为能量补充。吃自助餐时尽量按照"211饮食法"，少量多次拿取食物。差旅生活中吃得健康，才能维持好的体能和精力。

学会照顾老年人

《中华人民共和国老年人权益保障法》第二条规定，本法所称老年人是指六十周岁以上的公民。都属于老年人。但一些与人口相关的科学调研，会把65岁作为老年人的分界线。在每个人的大家庭里，可能都有超过65岁的老人。

我们常祝福老年人长命百岁，但我们真正所期望的，不只是老年人活着，而是要他们健康地、高质量地活着。时间是不会等人的，但关于如何照顾老年人的健康饮食，很多家庭并没有储备好相关知识。

其实，从2008年开始，我国就发布了第一版针对老年人的膳食指南。《中国居民膳食指南（2022）》也首次提出了高龄老年人的概念，将80岁及以上的老人划分为高龄老年人，对老年人的饮食指导策略也更为细分。

预防老年人营养不良

老年人跟年轻人的营养需求其实差别并不是很大，至少没有减少，有些营养物质的需求量反倒比年轻人还高，比如蛋白质、钙。但是老年人的身体功能会出现不同程度的衰退，这些变化会显著影响老年人的食物摄取能力。所以，他们对饮食的具体需求与年轻时有很大的不同，需要家人特殊照顾，特别安排。

不少老年人牙齿有缺损，消化液分泌和胃肠蠕动能力减弱，容易出现食欲下降和早饱现象。最大的风险是老年人因为食物摄入不足而出现营养不良、贫血、骨质疏松、肌肉功能衰减等问题，这会影响他们的疾病预防能力，甚至缩短其健康寿命。

老年人常会出现"三高"等基础性疾病，这在一定程度上是吃出来的。但一些老年人认为大鱼大肉会吃出疾病，就应该清粥小菜，其实这有些矫枉过正。清粥小菜无法满足老年人全面的营养需求。老年人的营养餐要丰富多彩，杂粮、蔬菜、鱼肉蛋奶、豆制品、坚果、水果等，最好一样都别少。如果咀嚼能力不行，可以选择以粥、羹等形式呈现，但是即便做成粥、羹，也最好在其中混搭鸡蛋、肉糜，甚至奶粉、蛋白粉等，以增加营养。

从营养素层面来说，蛋白质摄入不足的问题比较突出。普通的年轻上班族，根据活动量不同，每日蛋白质推荐摄入量为每千克体重0.8~1.2克[1]。而老年人每日蛋白质推荐量，无论活动量大小，都是每千克体重1.2克，不比年轻人少。鱼肉蛋奶以及大豆，是主要的完全蛋白质来源。少吃肉、多吃鱼，更加好消化。保证每天有鸡蛋的摄入，1~2颗都可以，不需要丢弃蛋黄。

除了鱼肉蛋和大豆，也要增加奶制品的摄入。饮用鲜奶是最理想的，如果喝不惯，也可以试试品质较好的奶粉，注意不要购买含有添加糖，同时蛋白质含量低的饮料型奶粉。

另外，注意不要给老年人买所谓的骆驼奶，这种以"长寿"为噱头的奶其实并没有多高的营养价值，只是听起来比较稀缺而已。况且，打着

---

1 World Health Organization. (n.d.). Ageing and health‑China. [EB/OL] https://www.who.int/china/health-topics/ageing.

关于老年人饮食，要注重补充营养密度大的食物，重视完全蛋白质，科学购买营养品。

"骆驼奶"旗号的产品，也不见得真的是骆驼鲜奶，多数是更方便销售和储存的骆驼奶粉。我查看了不少骆驼奶产品，有些充其量是奶粉，但更多属于饮料型奶粉，添加不少白砂糖等成分，整体营养价值很低。而这些骆驼奶粉企业，特别愿意通过高佣金的会议营销、直销等方式渗透老年群体。

除了骆驼奶粉，很多宣称治疗慢性病、预防癌症的保健品也是相似的营销套路，所以老年人很容易上当受骗。花冤枉钱是小事，耽误饮食和正规治疗，就是要命的大事！

如果你想满足长辈健康长寿的心愿，可以主动买一些靠谱的营养品。比如，给比较瘦弱的老年人购买符合特殊医学用途食品生产标准的全营养素补充剂，或者性价比较高的复合型维生素补充剂。也可以选择蛋白粉、叶黄素、维生素D、鱼油等单一营养素补充剂。倒也不是说吃这些就可以逆转健康危机，但至少相对合理，也较少会出现副作用。

人们常说"老小孩"，其实对老年人的照顾，会逐渐变得像照顾孩子一样。这就像生命的轮回，也是我们作为子女应尽的义务。除了陪伴，为了老年人的健康，我们还要鼓励他们多外出、多参加群体活动。

简单的活动包括健身操、广场舞、聚会、下棋，有条件的话也可以结伴短途旅行、参加社会公益活动。经常户外活动，一方面可以预防肌肉衰减，另一方面可以很好地接受紫外线照射，有利于体内维生素D的合成，延缓骨质疏松的发生。这些活动对于提高老年人的身体素质、生命质量，都起着非常关键的作用。

不可忽视的骨质疏松

很多老年人都被关节疼痛困扰，我们也经常听到"老寒腿"这个词，觉得腰腿疼痛就是由"老"和"寒"造成的。

关节是两根骨头之间相连接的部位，中间有软骨、关节滑液等组织成分，在关节活动的时候进行润滑和缓冲，减少摩擦和疼痛。关节是有使用期限的，随着年龄增长，肌肉保护力下降，软骨的润滑和缓冲功能无法充分发挥，关节也会磨损，逐渐开始出现活动受限、僵硬和疼痛的状况。

但关节疼痛跟"寒"的关系不大。目前没有证据表明，寒冷是造成关节疼痛的直接因素。不过寒冷会导致肌肉收缩，关节僵硬，关节血液循环变差，滑液分泌减少，这些也确实会加重关节疼痛。

相较于能感知疼痛的关节退化问题，骨质疏松才是对老年人的生命健康更有威胁的事。骨质疏松是一种系统性骨病，主要表现是骨质流失，骨密度下降，骨骼之间的孔隙变大。由于骨质的流失是悄无声息的，因此早期的骨质疏松往往难以察觉，但它最大的危害是发生骨质疏松性骨折，其死亡风险高，愈后影响大，照护成本高！

中国疾病预防控制中心数据表明，骨折后患者的5年预期生存时间，仅为同龄非骨折者的80%。髋部骨折是致死率最高的类型，每5人中有1人在1年内死亡，年龄越大，死亡风险越高。椎体骨折也会显著增加死亡风险。骨折后患者即使存活，也常遗留慢性疼痛和残疾等问题，不仅严重影响患者的生活质量，还在很大程度上增加了家庭照护成本。

另外，骨质疏松及相关骨折会给国家带来巨大的经济负担。据专家估计，中国在2010年因骨质疏松性骨折造成的花费近650亿元。调查显示，全球骨质疏松患者已达2亿多，其中绝经妇女的比例高达80%。[1] 2018年，对我国罹患骨质疏松人群的调查显示：女性患者和男性患者的比例随着年龄的增长，其差距也越来越大。

表 4-9 男性和女性不同年龄的骨质疏松症患病率

年龄	男性患病率	女性患病率
40~49 岁	2.2%	4.3%
50 岁以上	6.0%	32.1%
65 岁以上	10.7%	51.6%

* 数据来源：《中国骨质疏松症流行病学调查报告（2018）》。

女性之所以会有如此高的病发率，其原因是多方面的。[2]

女性在18岁时约完成 90% 的骨矿积累，骨密度在25岁达到峰值，35岁之后就缓慢走下坡路，而这个年龄阶段也是女性妊娠、育儿的重要时期。孕妇的钙需求量增高，其中有一部分就是要供给胎儿。当孕妇钙摄入不足时，身体会将母体骨骼中的钙质溶出，优先保证胎儿生长发育的需要。所以，生育多个孩子的妈妈更容易发生骨质疏松。

女性体内的雌激素与骨代谢和骨骼的生长发育有关，具有抑制破骨

1 慢病中心 . (2021, August 25). 你问我答关于骨质疏松那些事儿！. 中国疾病预防控制中心 . [EB/OL] http://m.chinacdc.cn/jkzt/mxfcrjbhsh/jcysj/201810/t20181024_195606.html.

2 Sözen, T., Özışık, L., Başaran, N. Ç. An overview and management of osteoporosis [J]. European journal of rheumatology, 4(1), 46–56. DOI: 10.5152/eurjrheum.2016.048.

细胞活性、促进肠钙吸收等功能。女性进入绝经期，雌激素水平大幅下降，破骨细胞活性增强，导致骨质流失加速。在学术讨论中，学者们常把绝经列为导致女性骨质流失的一个独立风险因素。因此，与同龄的男性相比，绝经后的女性有更高的骨质疏松发病率和更高的骨折风险。

激素水平的变化几乎是我们不可逆转的生理因素，而有些女性的骨质疏松问题，真的是自己导致的。年轻时以瘦为美、追求"纸片人"身材而过度减肥、长期偏瘦的女性，会有更高的骨质疏松和骨折风险。合理范围的体重能提升骨骼对矿物质的吸收，从而强化骨骼。同时，体内的脂肪组织是绝经后女性雌激素生物合成的主要部位，对预防骨质疏松有一定的作用。所以不要一味为了追求瘦而节食减肥，否则等到中年以后，各种苦果就要接踵而至了。

骨质疏松问题，是藏在老年人身体里的定时炸弹。有不少老年人因为不小心摔了一下就发生严重骨折。从卧床开始，身体状况就迅速变差，紧接着还会出现肌肉衰减、静脉血栓、褥疮等问题，甚至导致肺炎等意外状况。很多人都有过这样的经历，家里长辈因为摔了一下骨折了，可没想到卧床两三年，人就没了。骨骼健康需要引起我们的重视，而科学合理的营养计划有利于提高骨量，或者减轻骨质流失，从而提高老年人的日常生活能力和生活质量。

想要避免骨质疏松，除了不过度减肥，有什么是我们能做的吗？有，可以试试坚持高钙饮食。

高钙饮食并不是说要多吃钙片，而是注重膳食钙的摄入，以及维生素D的合成。钙的主要来源是奶制品，想要避免骨质疏松就一定得重视奶制品的摄入。不少人因为不喜欢牛奶或喝牛奶拉肚子、过敏等，奶制品摄入非常少，这时必须努力想办法。奶粉、舒化奶、无糖酸奶、奶酪等，都可以去尝试，然后找到自己适应和喜欢的奶制品，坚持下去。

除了钙，不能缺少的还有维生素D，而维生素D依赖阳光照射来让皮肤合成，所以户外活动非常重要。如果做不到，就要注重通过维生素D补充剂，或者含有维生素D的复合型维生素来补充。维生素D可以长年补充，目前来说维生素 D_3 是生物利用率较高的活性形式。日常每天补充400IU（国际单位）即可（相当于10微克）。但也有一些专家学者认为这个推荐量较低，可以提升到1 000~2 000IU，如果你几乎没有户外活动，可以考虑略微提高补充剂的量，但普遍认同的补充上限为4 000IU。长期高剂量补充也是有风险的。具体含量在商品页面一般都有介绍，购买时一定要确认。

除此之外，摄入足量的新鲜蔬果也很必要，所以除了奶制品和维生素D，均衡饮食仍是基础。单纯注重奶制品和维生素D的摄入，是没有意义的。

骨质疏松发病率很高，尤其在女性中。维持健康体重，吃适量乳制品，戒烟限酒，避免伤骨习惯，可以有效防治骨质疏松。

学会照顾孕产妇

准妈妈是非常需要关注健康的群体，孕期对身体素质的要求更高，营养需求更多，心理压力也不同以往。

随着健康意识越来越强，不少准妈妈都明白营养对于孩子早期生长的重要意义，多少都会主动学习一些科学备孕的知识，争取给宝宝一个良好的发育环境。但这不只是妈妈的责任，需要全家一起配合。

我身边的准妈妈有的自然生产，有的剖宫产。但她们有个共同的特征就是，但凡从备孕开始就坚持运动的，生产都十分顺利。而这与较强的肌肉力量与较好的体能密切相关。

对准妈妈来说，度过长达10个月的孕期是辛苦活。激素分泌、体重和体形等一系列身体内外部的变化，对准妈妈来说都是考验。孕期前三个月是宝宝心、肝、胃、肠和肾等器官分化，以及大脑发育的重要时期，而在这期间准妈妈很容易因为孕吐难以满足营养需求。所以，只有在前期做好储备工作，才能相对安全地度过最困难的时期。

从有要孩子的打算那一刻开始，就要规划身体的营养和体能储备了，建议提前三个月以上准备。

备孕时关注易缺乏的关键营养素

1．叶酸：预防胎儿神经管畸形

叶酸的补充要从孕前三个月开始，一直持续整个孕期，我国也从2010年开始免费为育龄女性提供每天400微克叶酸。

2．铁元素：预防缺铁性贫血

每天吃50~100克红色瘦肉，每周吃1次动物血或25~30克内脏，可以有效补充血红素铁。同时注意新鲜蔬菜、水果的摄入，足量的维生素C有助于铁元素的吸收。如果已经发生缺铁性贫血，可以在医生或营养师的指导下服用铁剂。不建议擅自服用铁剂，因为过量摄入铁元素也会严重危害健康。

3．碘元素：预防胎儿神经系统发育异常

碘是合成生长激素的关键元素，碘盐是膳食碘的重要来源，每天不超过5克盐对于备孕的女性是足够的，但对已经怀孕的女性来说，还不够。所以，已经怀孕的女性，每周还需要再摄入1次富含碘的食品，比如海带、紫菜、海苔、海藻等。

除了营养素补充，准妈妈还应该进行全面的体检，深度了解自己的身体状况。有一些检查项目（比如牙齿的根管治疗）需要拍X光片。而照射X光后半年之内都不建议怀孕，所以我们要在准备怀孕前做好疾病的筛查和防范工作。

除了疾病，体重和体形也是要关注的重点，体重过高或过低都不利于怀孕。如果偏胖，就要按照本书所提到的健康减肥方法逐步进行减肥，而体重过轻的人就要通过增加主食、增加食量、改善食欲等，尽量让自己逐步回归合理体重。

对准爸爸来说，备孕也是十分重要的。高质量的精子是孕育健康宝宝的必要条件，抽烟、喝酒等行为都会影响精子质量，拖宝宝的后腿。所以，准爸爸也要积极地加入备孕，跟准妈妈一起学习"211饮食法"，提升饮食质量，一起为了宝宝重塑健康的生活方式，给宝宝一个有保障的未来。

保证孕期的饮食质量

确认怀孕后，头三个月的孕早期，是状况最多的时期。

大多数的孕妇会有恶心、食欲缺乏、孕吐等妊娠反应，严重的甚至足足三个月没办法正常进食，有的孕妇前三个月体重不增反降。不仅仅是自己不舒服，更重要的是，如此关键时期出现营养不良，很可能会影响孩子的生长发育。如果备孕也很草率，营养储备不足，对自己和孩子来说都是一件很危险的事。

比如碳水化合物摄入严重不足容易造成酮血症，母体血液中过高的酮体可通过胎盘进入胎儿体内，损伤胎儿大脑和神经系统的发育。而铁元素缺乏，会增加胎儿的死亡、早产等风险。身体脱水所造成的电解质紊乱，严重时也会危及孕妇和胎儿的生命。

对于孕吐不能大意。目前的研究对孕吐原因并没有一锤定音，有的研究提出激素变化可能是造成孕吐的原因之一，[1]比如孕酮会放松肠胃肌肉，导致胃酸过多，蠕动变慢。还有研究表明，孕妇对气味更敏感，比如对于油烟、肉类等油腻的味道反应比较大，甚至出现"幻闻"现象，闻到本不存在的味道；同时味觉也会出现一定的异常，比如觉得苦味更苦，或者咸味不咸，觉得没有食欲，或者偏爱某些食物，比如酸、辣等刺激性的口味。

1　卫生部关于印发《增补叶酸预防神经管缺陷项目管理方案》的通知 . 中华人民共和国国家卫生健康委员会 . [2009-06-29]. [EB/OL] http://www.nhc.gov.cn/wjw/gfxwj/201304/02c3c3d51117464aa054c08de04b0468.shtml.

总之，孕吐并没那么容易预防，如果确实发生严重孕吐，我们就需要知道应该怎么做。孕早期所需的营养与备孕期差不多，不需要刻意增加能量或补充营养，保持孕前的健康饮食结构，以免体重过快增加即可。

如果能吃下，一定要注重2：1：1的饮食搭配，提高每一顿的饮食质量。如果吐到吃不下，能吃什么就吃什么，服用必要的营养素补充剂（特殊医学用途配方食品，或者复合型营养素片等）。营养素补充剂的合理摄入，有利于减轻孕早期反应的症状。

孕吐严重时，就不必苛求营养均衡了，优先保证能量及水分，不必给自己增加更多的心理负担。根据自己喜欢的口味选择食物，进食时间也视身体的反应而定，食欲略好时就见缝插针努力进食。要有意识地满足身体的基本需求，这是首要任务。

孕吐的应对办法：

- 选择清淡爽口、易消化的食物，比较干、凉或略带刺激口感的食物不容易引起孕吐。
- 少食多餐，常备水果及果干、坚果、红薯干、全麦面包等健康零食，随时提供碳水化合物，也有利于补充B族维生素。
- 远离容易产生异味的环境，比如厨房、火锅店、烧烤摊、人群密集的封闭空间、化妆品专柜等。
- 多喝水、勤漱口，一方面可以补充水分，避免孕吐造成脱水，另一方面能冲淡嘴里的味道，不容易产生恶心的感觉。

怀孕之后，是一个人吃两个人的饭。无论是孕妇还是家里人，都希望孕妇吃得好一点。但对于"好一点"究竟是怎么个好法，不同人的意见大相径庭。有的人觉得要多喝汤，尤其是鱼汤、排骨汤、猪蹄汤。有的人觉得要吃燕窝，还有的人相信"土方法"，偏好鸡蛋、红枣、桂圆等食

物，南方地区还会用醪糟、红糖等食物来给孕妇补气补血。

但这些做法都不够科学。汤里的奶白色，来自脂肪微粒而不是蛋白质。做过鱼汤的应该都有这样的经验——在锅里先加油，把鱼煎一下，然后加水炖煮。用油煎过的鱼在经过高温烹煮之后，脂肪就会形成微小的脂肪颗粒，汤的颜色就容易变成奶白色。而这些油腻的汤会让孕妇因为摄入大量的脂肪而肥胖，而那些单一的、稀有的食物吃再多也无法满足全面的营养需求。

所以，按照书中前半部分的知识和逻辑来为自己准备合理搭配的健康餐食，就是最好的"进补"了。度过头三个月容易孕吐的时期之后，从第四个月开始，真的需要认真"进补"了，因为这时候已经进入孕中期，需要增加15%~30%的食量。胎儿生长速度加快，对总能量、蛋白质、钙、铁等营养素的需求量增加，孕妇的体力消耗也增加，食物摄入必须相应地跟着上涨。到最后三个月的孕后期，总食量还会继续增加。

下面以正常体重的轻体力劳动女性为例。

能量

孕中期：增加300千卡，每天摄入的热量大约升至2 100千卡。

孕后期：再增加150千卡，达到2 250千卡。

总能量提升，也就是整体的食物分量要多一些，但增加的这部分额度推荐以富含完全蛋白质的食物为主。

完全蛋白质

孕中期：增加15克。

孕后期：在这个基础上再继续增加15克。

15克完全蛋白也是容易获取的，15克蛋白质相当于3~4个鸡蛋白、3块豆腐干、500毫升牛奶、80克牛肉（虾、鱼、鸡胸肉等）。推荐选择深海鱼，它除了提供完全蛋白质，还提供DHA等多不饱和脂肪酸，对孕妇和胎儿都有益处。

钙

孕中后期：增加200毫克，每天应摄入的总钙量应为1 000毫克。

奶制品是最佳的膳食钙来源，每天至少要摄入500毫升牛奶，如果可以摄入500~1000毫升，钙摄入更有保证。但因为牛奶中饱和脂肪酸含量高，建议孕妇交叉选择品质好的脱脂奶来补钙。

实际生活中操作也不难，可以饮用500毫升全脂奶（包括拿铁咖啡之类的加牛奶的花式咖啡），超过500毫升的部分喝脱脂奶。或者一周内有3天选择喝脱脂奶，其他时候正常喝全脂奶。还可以每天食用多种奶制品，酸奶、奶酪的话选择全脂，而牛奶选择脱脂奶。

高钙饮食为宝宝的骨骼发育提供充足的钙，同时避免母体的钙大量流失，造成骨质疏松，还能有效降低孕妇患高血压、高血糖和先兆子痫的风险。

铁元素

孕中期：增加4毫克，每天应摄入的铁为24毫克。

孕后期：再增加5毫克，达到29毫克。

为了增加蛋白质摄入而增加的红肉，可以补充一部分铁元素。可以每周吃一次猪血或内脏，同时保证丰富的新鲜蔬果，摄入足量的维生素C有助于铁元素的吸收。比如青椒炒猪肝中铁元素和维生素C含量都比较高，是补铁的理想食谱。

如果本身食量不足，为了避免缺铁性贫血造成胎儿早产、低体重以及智力发育受损，可以考虑到医院营养科就诊咨询，在营养师的指导下通过营养素补充剂来补铁。

碘元素

除了每日的碘盐，还要注意每周吃海带、紫菜等碘含量较高的海产品。

通过这些数字的变化，我们就能发现，实际上并不需要"大补"，而是需要"巧补"。通过天然食物实现几个重点营养素的针对性补充，可以提升综合的饮食质量，让"进补"这件事变得轻松又科学，事半功倍！

另外，也要定期监测体重变化，让体重维持在正常范围是保证胎儿正常生长发育、减少妊娠期疾病的有效手段。

表 4-10 孕期体重增长的合理范围

孕前状态	孕早期总增重范围 （千克）	孕中晚期 每周增重范围（千克）
偏瘦的孕妈 （BMI<18）	1.0~16.0	0.37~0.56
正常体重 （18.5 ≤ BMI<24）	8.0~14	0.26~0.48
偏重的孕妈 （24 ≤ BMI<28）	7~11.0	0.22~0.37
肥胖的孕妈 （BMI ≥ 28）	5.0~9.0	0.15~0.30

*数据来源：《中国妇女妊娠期体重监测与评价》（T/CNSS 009-2021）。

有了这些方法和数据的指导，孕妇就不必焦虑和担心饮食的问题了！

产后恢复，减肥黄金期

十月怀胎终于"卸货"的半年内是母乳喂养的重要时期，饮食需求跟孕后期基本一致，仍然不能松懈。合理的营养、充足的水分不仅可以使乳汁更充足，还可以帮助产妇尽快调整内分泌水平，让身体自然恢复。

母乳喂养，也有助于产后瘦身和恢复。哺乳期妇女为了分泌乳汁，会慢慢消耗掉怀孕期间所储存的脂肪组织。据统计，哺乳期妇女每天分泌乳汁大约会消耗500~800千卡热量，[1] 累计下来，一个月就会比没有亲自哺乳的妈妈多消耗15 000~24 000千卡热量，能够在不知不觉中减掉将近2千克的赘肉。

除此之外，我们还需要警惕"产后体重滞留"。通过前面的讲解我们会发现，不管孕前是胖还是瘦，在孕期体重都会有所增长。如果孕期饮食合理，做到了长胎不长肉，产后恢复起来还是相对容易的。但如果你看到这本书的时候比较晚，之前也没有学过健康饮食的知识，而且孕期的饮食质量并不合理，自己身上长了不少赘肉，那么恢复起来相对较慢。

"产后肥胖"，在学术上称为"产后体重滞留"，是比较普遍的现象。无论是在发达国家还是发展中国家，产后体重滞留和产后肥胖率都呈上升趋势。美国有一项科学研究表明，15%~20%的妇女在产后滞留的体重至少达到5千克。[2]

如果你属于产后变胖的类型，那么产后6个月可以逐步实施自己的

1　Mayo Foundation for Medical Education and Research. (2021, May 15). Morning sickness. Mayo Clinic. [EB/OL] https://www.mayoclinic.org/diseases-conditions/morning-sickness/symptoms-causes/syc-20375254.

2　Breastfeeding your baby. ACOG. (2021, May). [EB/OL] https://www.acog.org/womens-health/faqs/breastfeeding-your-baby?utm_source=redirect&utm_medium=webutm_campaign=otn.

减肥计划了。要争取在产后一年内减到理想体重，如果产后超过一年再开始减，身材恢复起来就会比较困难。

一项对 427 例产后女性进行回访的数据显示[1]，产后一年内对产后肥胖无动于衷，不做任何干预，一年后体重依然严重滞留的女性，有 30% 会彻底发展为长期肥胖，若再想减肥，难度就会变得非常大。

减肥期该怎么吃，已经不用再单独赘述。根据"211 饮食法"把食物结构搭建好，选择高质量的食材，合理烹饪就可以完成健康的"减肥餐"。无论是外食还是外卖，前面的章节都给了相应的应对方案。所以，你一定也发现了：合理饮食几乎是一切诉求的解药，也是一切需求的终点。不管是想减肥还是增重，是想预防疾病还是保持精力，我们都需要回到科学饮食这个基本面上来。当处于孕育、生病、运动、衰老等特殊时期，我们可以基于这个基本面，根据实际情况做调整，改动幅度往往不会超过 30%。

所以，学会一套基本拳多么重要啊！所幸，你差不多应该会了。

无论是备孕阶段、怀孕阶段还是哺乳阶段，
科学饮食都可以让女性更受益。

1　Gunderson E. P. Childbearing and obesity in women: weight before, during, and after pregnancy [J]. Obstetrics and gynecology clinics of North America, 36(2), 317–ix. DOI: 10.1016/j.ogc.2009.04.001.

学会照顾孩子

宝宝的降生代表着孕育阶段的结束，以及一段崭新人生的开始。

以往人们很重视给孩子最好的教育和人生体验，而如今越来越多的家长更关注孩子的健康和快乐。这是人一生中最朴素也最切实际的愿望。但健康不是求来的，而是融入日常生活，融入一日三餐中的。让自己成为榜样，帮助孩子养成更健康的饮食习惯，打好健康的基础，那么等他们成年、离家之后，无论走到哪里，都能过上健康的生活。

很多家长在问孩子该怎么吃才更健康的时候，都会关注非常具象的细节，比如：

燕麦适合给孩子吃吗？

孩子长个儿太慢，怎么吃啊？

医生说孩子脾胃不好，怎么吃呀？

医院检查显示孩子缺乏微量元素，该怎么补呀？

如果只把目光放在这些问题上，期待以此改善孩子的健康状况，你就会发现收效甚微。我们应该试着把注意力放在孩子的整体营养需求和饮食搭配上，这样更能事半功倍。

多关注"孩子蔬菜吃够了吗""垃圾食品占比下降到安全范围了吗"。当孩子可以好好吃饭时，原本的细节问题可能都会迎刃而解。越早养成健康的饮食习惯，在吃饭这件事上消耗的精力就会越少。

解决孩子的挑食问题

对于6个月以内的婴儿来说，母乳或者婴儿配方奶粉是他们唯一的食物和营养来源。母乳最佳，婴儿配方奶粉为无奈之选。6个月之后，他们就要逐渐开始接触各种食物了。1岁之后，能吃的食材种类几乎与成人无异，2岁就已经能上家里的饭桌了。

2~6岁，是孩子接触食物、认识食物的时期，也是他们挑食最为明显的时期。他们有时会没来由地讨厌一些食物，几乎完全出于本能。此时的饮食教育，是感受大于道理的。家长们能做的，就是换着花样让孩子接触各种各样的食物。

小朵状西蓝花不爱吃？那就剁碎了吃！不吃煮鸡蛋？那就蒸蛋羹！不爱嚼肉块，那就做肉末。此时的孩子还没有对食物形成具体的偏见，一旦感受变了，对待食物的态度也会跟着改变。

在我跟读者和学员交流时，总会有人问我："田雪老师，我家孩子不爱吃××，怎么办？"聚餐时也总能听到有些爸妈说："我家孩子从来都不吃××。"面对这些挑食偏食情况，家长不能抱有鸵鸟心态，要在发现这些问题的初始就积极寻找解决办法。否则等孩子真的养成了习惯，而且你潜意识里也接受了孩子挑食，就真的很难有改变的机会了。

不管是在哪一刻意识到了这个问题，都请马上想办法解决。

除了食物本身，还可以从周遭找原因，比如关注孩子的牙齿健康。有些孩子因为蛀牙问题很抗拒吃硬的、塞牙缝的食物。将牙齿问题解决好，也能在一定程度上减少挑食问题。

请家长们务必重视孩子的牙齿健康，牙齿一旦出状况，就可能会引起连锁反应。蛀牙严重时会影响进食，容易造成营养不良。如果蛀牙在口腔的一边，孩子咀嚼食物时就倾向于只使用另一边的牙齿，这会影响颌面的发育，甚至会影响脸型。而成年后，牙齿问题也会成为造成饮食

> **改善挑食必试法则：**
> - 改变食物的形态、样貌、烹饪方式，让孩子继续尝试。
> - 将孩子不爱吃的食物逐步、少量地混搭进其他食物中。
> - 带孩子认识食物原本的样子，比如带孩子去逛超市、去采摘园或让孩子在厨房做小帮手，让孩子熟悉食材的同时拉近与食物的关系。

障碍的一大隐患，继续带来更多问题。所以，定期带孩子看牙医，有蛀牙时要及时处理。

最后要提醒的一点就是，别太较真。挑食要按照大类来算，不是说拒绝吃几种食物就是挑食，也不是说对食物照单全收的孩子就是好孩子。如果不爱吃西蓝花，喜欢菠菜也可以。不爱吃猪肉的话，能吃牛肉也行。不爱吃橘子，但是能吃草莓和苹果也没问题。对不同食材有偏好都是正常的，我们需要特别留心的是整类食物，比如所有绿叶菜都不吃、所有肉都不吃，或者所有奶制品都不吃。这样的挑食会引起较为严重的后果，需要积极干预和引导，从整个食物大类中努力寻找能被孩子接受的种类，然后逐步扩大范围，增加食物的丰富程度。

对于挑食问题，越早干预越好。等到成年之后，这些根深蒂固的食物偏好，又夹杂着对食物的情感和个人执念，就更难改变了。

不同年龄段的孩子，有着不同的饮食特点

从刚出生到12岁，虽然都可以叫孩子，但他们属于不同的阶段，相应地饮食偏好也不相同。我们可以在不同时期，采用更加适合的方法让

孩子对食物感兴趣，让塑造饮食习惯这件事变得更容易一点。

下面的年龄划分主要用作参考，以便大家理解其中的要点。但每个孩子都有个体差异，并不一定刚好就能按照这个年龄划分来。请大家灵活使用以下知识，不必盲目照搬。

1岁之前：食物警惕阶段

这一阶段的宝宝处在"信任与被信任"阶段，充满了不安全感，会靠啼哭等方式表达自己的情绪，寻得安慰，同时在适应周边的环境，并建立初步印象。这时候父母应该给予孩子足够的关心和爱护，在饮食方面同样如此。按照孩子的营养需求添加辅食时，每次只添加一种新食物，逐步丰富食物种类，一方面是因为担心过敏，另一方面是为了让孩子逐渐熟悉不同食物。

在警惕阶段，孩子对陌生的味道、有特殊气味的食物会有抵触心理并拒绝。孩子容易接受铁强化米粉、蒸蛋羹、菠菜瘦肉泥、鱼肉泥、小米糊、南瓜泥等尝起来有淡淡甜鲜味的食物。对于芹菜、香菜等具有特殊味道的食物，以及洋葱、大蒜、生姜等具有刺激性味道的食物，他们会选择拒绝。

1~3岁：外形吸引阶段

这时候的孩子对身边的事物充满了好奇心，开始通过眼睛、手、嘴巴、鼻子等身体部位来探索世界。同时他们具备了一定的独立性，想要通过"自己来"的方式证明自己。

这时候，我们应该用丰富的形状和色彩来吸引孩子的注意力，通过把食物做成彩虹色和孩子喜欢的卡通形状等方式，帮助孩子建立与食物的友好关系。

好看好玩的餐具、果蔬汁制作的彩色面条、馄饨，南瓜泥制作的软煎饼，红薯奶昔，卡通形状的饼干等都是不错的选择。我们可以充分利用这个时期孩子的好奇心，让孩子参与食物制作亲自体会食物的质感和味道。

鼓励孩子自己吃饭，并且给予夸赞，不要因为孩子把饭碗、衣服弄得一团糟就剥夺孩子自己进食的权利。同时，不要强迫孩子进食或追着喂饭。我们无法准确判断孩子对食物的喜好和食量，而强迫孩子吃东西很容易导致他们产生抵触情绪，对吃饭产生恐惧感。

3~6岁：口味吸引阶段

这时候的孩子对于食物的味道已经产生明显的兴趣，也更容易接受多样化的食物，是味觉培养的关键时期，也是最容易挑食的阶段。

这个时候尽可能保证原汁原味，让孩子接触不同的食物，去体会各种食物最原始的味道，并注意观察孩子对味道的偏好。比如有些孩子很喜欢本就有甜味的食物，有些孩子觉得食材本味就很好，有些孩子喜欢绵软的口感，有些孩子则喜欢硬实爽脆的口感。我们可以合理运用这些偏好，帮助孩子吃到多种食材。

如果孩子不喜欢胡萝卜的味道而喜欢南瓜，就可以将蒸熟的南瓜和胡萝卜混合在一起打成泥，这样孩子会更容易接受。如果实在不行，可以用同类食物代替，比如不爱吃小油菜就用菠菜代替。

这时候孩子已经具备了一定的逻辑思维能力，能够对食物产生基本的认知，正是进行基础食物教育的好时期。给他们讲一些食物的故事，让孩子了解食材是从哪里来的、有什么营养价值、会对身体健康有哪些好处。

6~12岁：模仿学习阶段

模仿学习发生在孩子有意识之后的任何时期，所以言传身教显得格外重要。为了孩子的健康，家长应该先摒弃一些不良的饮食习惯，比如爱买零食、喜欢在街边喝奶茶、喜欢重口味等。

除了家庭的影响，在孩子有自主意识以及上学之后，他们还会受到电视广告以及周围同学的影响，从而模仿他们的饮食习惯。这时候家长可以通过带孩子去超市看不同食物的营养标签，让孩子对食物更加了解。

同时，可以自制一些类似的零食。比如将不健康的食物进行改良，给食物"包上精美的包装"，让孩子对家里的食物产生自豪感。除了自制小饼干、小蛋糕，还可以自制"饮料"，比如用经过稀释的鲜榨果汁加一些水果块代替果汁饮料，用水果气泡水代替碳酸饮料，用奶昔代替酸酸乳等。

一味遏制孩子的好奇心反而会加重孩子对这些食物的渴望。家长也会担心在周围的同学谈论这些话题时，自己的孩子因为很难融入而产生自卑感。所以，得给孩子提供更多健康的可选项，避免食物结构单调又没有其他选择，否则再想教育孩子不吃垃圾食品也很难成功。

基于这样的基本情况，家庭就餐时更要注意均衡饮食，对孩子会讨厌、缺失的重要食物还要额外多一些赞赏，从而让孩子慢慢接受。同时，尝试跟孩子约定好垃圾食品的购买频次，不要以垃圾零食作为奖励，并逐步弱化孩子对垃圾食品的好奇和期待。

"211法则"适用于儿童吗？

"211饮食法"，是个简单好记的食材搭配原则，同样适用于儿童。

只是，1~3岁孩子的胃容量还太小，可以适当改变食物的优先级，优先保证主食和高蛋白食物，不能让蔬果占重要地位。4岁以后，尤其是6岁以后的儿童，其饮食结构就越来越靠近普通成人。

要想知道在高速生长发育的阶段如何保证营养，以及如果胖了如何在不影响生长发育的前提下成功减肥，都需要更多的知识和技巧。

主食

对于孩子而言，主食同样应该包括三大类：精制米面、杂粮杂豆和薯类。

精制主食尽量选择发酵面食，降低消化难度，而杂粮全谷物适合做成饭、粥。薯类既可以选择入菜，也可以混搭进粥饭，甚至直接蒸熟作为主食，很灵活。

总分量上，7~10岁孩子的主食需求量能达到妈妈食量的2/3，视觉体积比孩子的一拳略大一点。再长大些，青春期的孩子就和成人的主食量一样了，每顿谷物生重70~100克，搭配拳头大小的薯类，就能满足主食需求量，个别身高较高、发育较快的孩子，还可以额外增加一些主食。

高蛋白食物

孩子们的生长发育离不开完全蛋白质。从总量上来说，6岁以后的孩子就已经与成人的推荐量差不多了，所以完全可以按照成人的"鱼肉蛋奶豆"5字法则安排孩子的高蛋白食物。

孩子的发育需要更多的钙、铁、碘等元素，这些营养素的主要来源是奶类、红肉和内脏、海藻类食物。奶类摄入可以达到500毫升，每周吃1~2次动物血制品、肝脏，每周吃些海带、紫菜等食物更有利于孩子的健康。

蔬菜及其他食物

蔬菜、水果、高脂类食物摄入比例与成人可以保持一致，但对12岁之前的孩子来说，蔬菜和水果的数量需要稍微减少，占成人的1/2~2/3就可以。因为他们的胃容量有限，摄入大量蔬菜和水果会挤占完全蛋白质和主食的空间，反而容易造成营养不良，不利于孩子的生长发育。所以蔬菜要吃，但是吃不下太多时要优先摄入主食和高蛋白食物。

加餐

在一天当中，最好安排两次加餐，半上午1次，半下午1次。这对于一次性吃不了太多食物的孩子来说非常重要。

表 4-11 加餐推荐食物与不推荐食物

推荐	不推荐
新鲜水果、蔬菜	果脯、果汁、果干、水果罐头
乳制品： 液态奶、酸奶、奶酪等	乳饮料 冷冻甜品类食物：冰激凌、雪糕等奶油 含糖饮料：碳酸饮料、果味饮料等
全麦馒头、全麦面包	膨化食品：薯片、爆米花、虾条等 油炸食品：油条、麻花、油炸土豆等含人造奶油甜点
鲜肉、鱼制品	咸鱼、香肠、腊肉、鱼肉罐头等
鸡蛋（煮鸡蛋、蒸蛋羹）	—
豆制品（豆腐干、豆浆）	烧烤类食品
坚果类（磨碎食用）	高盐坚果、糖浸坚果

健康饮食，是一门全家人可以一起学习、一起实践、一起受益的课程。它源自生活，也归于生活。读到这里，相信你也没有发现所谓的秘诀。一切目标都是全面饮食，这种朴素的生活方式，才是最有力的健康保证。而这种健康饮食习惯的养成，需要全家人一起努力，培养家庭就餐的仪式感。

　　学龄前的孩子注意力不容易集中，不少爸妈或者爷爷奶奶免不了追着喂饭，这个习惯要逐渐纠正。吃饭要定时定点，吃饭时关闭电视，把注意力老老实实放在食物上。孩子定时定点定量吃饭，对于营养摄入来说是非常重要的一步。如果已经存在不太规律、不太专注的就餐习惯，就要不断寻找机会慢慢打破、重建。重新树立规矩很难，却是十分值得投入精力去做的事。若此时怕麻烦，未来麻烦只会更多。

"211饮食法"适用于儿童。
定点定时，少食多餐，培养良好的家庭就餐氛围。

带孩子认识营养标签

　　挑一件商品，就像看一个人。我们会被其外表吸引，但关注内在更为重要。商品包装的正面相当于外表，背面的信息就是它的内在了。如果不懂得审视内在，就很容易被其花哨的外表欺骗。

　　按照我国《预包装食品营养标签通则》，产品背面的一系列信息都要按统一的规范来写。为了保护消费者的利益和知情权，营养标签内的信息必须真实、客观，不得夸大。这也避免了企业之间的不公平竞争。

　　阅读食品包装上的关键信息，是我们的必备技能。希望你一定要掌握并且通过语言和行为教给孩子们。这样可以帮助孩子避开雷区，了解真实的食物世界。而且这些大原则几乎是通用的，也就是说，孩子们未来即便在国外生活，也可以运用这些原则选到自己需要的、货真价实的好食物。

在产品包装信息中，跟营养最相关的就是配料表和营养成分表。

配料表

我国《预包装食品营养标签通则》规定，配料表的成分要按照含量多少排序，越往后含量越少。

看配料表是一项最基本的生存技能，只要肯读一遍，就能在很大程度上避免因为被忽悠而买到"假"食物。比如你想给孩子买一块巧克力，拿起一块翻到背后仔细阅读一下配料表，就会发现差别很大。有的产品配料表第一位是可可液块，而有的配料表第一位却是白砂糖。你还可能会遇到配料表第一位是猪肉的牛肉丸、全麦粉排位比黄油还靠后的全麦面包、配料表第一位是水的乳饮料。你仔细去超市逛一圈、看一圈，可能会感到有些震惊，甚至开始在心里不忿。这一点也不意外，因为我也曾这样。

配料表列出的是食物原料信息，如果不看清楚就下手，你真正想买的和你拿在手里的食物，可能相差十万八千里。

当然，配料表里会经常出现你看不太懂的成分，但也不需要过分紧张。很多都是在工业化生产中，为了防止食物变质或者改善食物口味和质感而不得不加的成分。在国家规定范围内合理使用食品级添加剂，并不会危害健康。

为了保证饮食健康，买预包装食品时也要有所比较，尽量选择质量更好的。有些成分经常食用会有害健康，我也在下方表格一并列出。买东西时如果看到这些成分，可以尽量少买一点。

表 4-12 食品配料表成分如何选择

尽量减少摄入的 简单碳水化合物	尽量减少摄入的 不健康脂肪	其他应尽量减 少的添加物
白砂糖	氢化植物油	盐
麦芽烟精	起酥油	亚硝酸钠
结晶果糖	人造奶油 / 黄油	香精
麦芽糖浆	代可可脂	色素
-	植物奶油 / 黄油	-

而以下成分的添加并不会对人体造成危害，反而可以优化食品性状，给食物带来更好的质感和味道，让人增进食欲。

表 4-13 优化食品性状的添加剂

类别	举例
抗氧化剂	天然香料（迷迭香、花椒等）、维生素 C
着色剂	天然色素（辣椒红、姜黄素、胭脂虫红、红曲红、番茄红素、胡萝卜素等）
酸味剂	苹果酸、乳酸、柠檬酸
增稠剂	果胶、卡拉胶、葡聚糖、菊粉

营养成分表

有了配料表的基础信息，再结合营养成分表，对于这份食物究竟如何，你就能有更准确的判断了。营养成分表提供了能量、蛋白质、脂肪、

表 4-14 营养成分表（示例）

项目	每 100 克	NRV%
能量	1374 千焦	16%
蛋白质	8 克	13%
脂肪	3 克	5%
碳水化合物	67 克	23%
钠	215 毫克	11%

碳水化合物、钠这几个营养素的数据，有一些还会提供钙、膳食纤维等更多营养素信息。

很多人非常关注能量这一行，但这个指标最不实用。单看热量高低，你根本无法判断这款食品的营养价值。因为这个热量值是三大营养素所提供的热量的总和。而这些热量具体是由添加糖带来的还是由食物中的蛋白质带来的，营养价值的差距较大。

产品包装上的热量单位是千焦，跟我们常用的千卡、大卡不同，两个单位之间需要进行换算。

换算公式：

4.18 千焦＝1 千卡　　　　1 克蛋白质提供 4 千卡热量

1 克脂肪提供 9 千卡热量　　1 克碳水化合物提供 4 千卡热量

蛋白质也是大家十分关注的指标。在购买鱼、肉、蛋、奶、豆这些高蛋白食品时，最需要关注这项数据。比如，在两块奶酪克数相同的情下，我们自然希望蛋白质含量越高越好。

但是，这个数据最好结合配料表综合分析。两盒酸奶的蛋白质含量都是每100克含4克，但其中一瓶的配料表里只有牛奶和发酵菌，而另一瓶的配料表中还有乳清蛋白等添加物，你应该选择哪一个呢？

应该选择没有额外添加乳清蛋白的。这是因为没有额外添加乳清蛋白的酸奶，本身奶源够好，蛋白质含量够高，同时其他营养物质（比如钙）的含量也比较高。而添加乳清蛋白才能达到每100克含4克蛋白质，说明酸奶本身的品质不够好，天然蛋白质含量偏低。虽说可以添加乳清蛋白来提高蛋白质含量，但其他营养物质（比如钙）的含量仍然偏低。这个小细节属于查看配料表的进阶知识，希望你能掌握且灵活运用。

在购买面包、饼干等高淀粉食物的时候，要格外注意脂肪含量。因为米面的脂肪含量非常低，面粉脂肪含量2.2%，大米只有0.9%。如果一包饼干、面包的脂肪含量达到20%，那么多出来的都是外添加的脂肪。

土豆的脂肪含量只有0.2%，而薯片脂肪含量高达33%，"非油炸薯片"也几乎一样。这些脂肪都是在生产制作过程中额外添加的。非油炸薯片聪明地避开了大众嫌弃的"油炸"字眼，而是将油脂混合土豆淀粉和成面团，压成片状再烤制，虽然不是油炸，可脂肪几乎没减少。如果你只看包装上有无"非油炸"字眼，而不看营养成分表，就很容易掉进坑里。

而烹饪油、坚果这些食物就不需要查看脂肪含量这项数据，因为它们本来就是高脂肪食物。我们通过它们摄入必需脂肪酸。如果一款零食乍一看脂肪含量很高，但是看看配料表发现坚果排位比较靠前，就不必紧张了，至少这些脂肪是由天然坚果提供的，坚果还会提供蛋白质、脂溶性维生素、矿物质等营养物质。

碳水化合物这一栏最关键的一个用处，就是用来评估添加糖的含量，在选购酸奶、饮料等食物的时候最为常用。正常不加糖的酸奶，其碳水化合物含量在4%左右。而绝大多数酸奶的碳水化合物含量在13%左右，多出来的部分都是额外加的糖。

但是绝大多数产品并不会把添加糖单独列出来，所以有些本身含有谷物原料，又额外添加糖的食物，就很难看出来到底加了多少，比如饼干、蛋糕。这些食物的总碳水化合物含量都比较高，不加糖的全麦面包跟加了白砂糖的白面包，碳水化合物含量也差不多。这时候得结合一下配料表了，配料表中白砂糖越靠前，说明添加量越多。所以这些产品适合横向比较，选择一个自己认为更健康的即可。

钠这个指标，关乎盐的摄入量。盐过量容易诱发高血压、胃癌，是对健康威胁很大的要素。在购买汤料、调味酱、挂面、加工肉、坚果、零食、奶酪的时候，都要关注这个指标，钠含量越低越好。

400毫克钠约等于1克盐，我们每天盐摄入量限制在5克以内最佳，相当于2 000毫克钠。

但是也别苛刻地追求钠为零，因为很多食物本身就含有钠离子，比如牛奶。所以要结合配料表，看一看是否有盐或含钠化合物的添加。如果都有添加，可以横向比较，选择钠含量较低的会相对更健康。

在食物成分表中，单位也是必须注意的细节。零食、奶酪、奶粉、酱油、酱料等产品最常使用"份"这个概念，一份为15～30克不等，在营养成分表附近也都会标注，买的时候可得留意。很多零食高油高糖，如果按照每100克的数据来标注，会显得格外"触目惊心"，所以商家很喜欢选择标注小分量，因为后者显得柔和多了。

当然，也有一些产品本来就分成了小包装，或者建议按推荐的"份"来食用，这样标注也是为了方便消费者快速了解吃一份能获得多少营养，省得自己换算。

横向对比食物时一定要多加留意。比如两块奶酪中，一个蛋白质含量标注了22克，另一个却只有9克，乍一看前者蛋白质含量高，但仔细一看才发现，标注22克蛋白质的奶酪单位是每100克，而标9克的奶酪单位是每30克，换算成每100克的话，后者的蛋白质含量其实是30多克，更高！总之，买东西时懂得换算数据，就更能买对好东西了！

NRV%（所含营养成分占营养素参考值的百分比）是很多人误解的一个指标，不少人看到百分号就以为这列数字是营养物质的含量。不是的，NRV（营养素参考值）的意思是食用100克或者一份这种食品，所摄入的营养成分占全天总需求的百分比，全天总需求量是按照每日能量摄入8 400千焦（约2 000千卡）为标准的。比如，碳水化合物这一栏的NRV%是23%，意思就是吃100克所摄入的碳水化合物的量，能满足全天总碳水化合物需求量的23%。

实际生活中，NRV这一项仅作为参考，使用起来不如配料表和营养成分表其他数据那么直接有效，因为既要换算分量，又得思考实际吃的分量，维度多、难换算，也容易造成误读。而且如果已经分析好了配料表和营养成分表，不看NRV%这一栏就已经可以做选择了。

学会分析以上信息，再选产品的时候就心里有底了。我也期待你亲自去超市里实践一次。最好可以安排一堂"超市亲子课"，带着孩子一起发现超市里的"秘密"。特别是那些儿童食品，真的不是你想象中那么简单，需要格外留意。

关注健康是流行趋势，很多品牌都希望打健康牌，好赢得更多消费者的青睐。而"健康食品"尤其看中儿童市场，因为家长对于孩子的营养往往更加重视。目前市面上常见的儿童食品包括儿童挂面、儿童酱油、儿童牛奶、儿童饼干、儿童肠、儿童面点等。这些食品的包装上印着大大的"儿童"二字，因此很多家长会觉得更适合孩子。

有些食物确实适合做成孩子喜欢的样子，比如把酸奶做成吸吸果冻那样的包装，小孩子吃起来就比用勺子更方便；把面条做成卡通形状、小份包装，也更适合孩子。这些从孩子的实际需求出发用心设计的产品中，有些是值得消费的。

但有些产品就不见得了。举几个例子。

儿童酱油不一定真的值得买。酱油本来就是一款用量极少的调味品，我们也并不需要从其中获取什么营养物质。很多儿童酱油只是包装变得更可爱，钠含量也没有降低多少，价格却高很多。

儿童牛奶要谨慎购买。市面上有200毫升一小罐的适合儿童饮用的纯牛奶。但更多的是添加了花里胡哨的成分来吸引小孩子的甜牛奶，甚至是乳饮料，比如香蕉牛奶、果味牛奶、酸酸乳等，仔细查看背后的配料表，你就会发现糖、果汁、香精等添加物。这样的儿童产品，会促使孩子摄入更多糖分，不但容易诱发龋齿、肥胖，还会培养孩子爱吃甜食的口味习惯，非常不建议买。

对儿童饼干和儿童蔬菜面也要留个心眼。绝大多数儿童饼干只是包装和形状包含孩子更喜欢的卡通元素，在营养上毫无优势。而彩色蔬菜面只是添加了蔬菜中的植物色素和一些矿物质，膳食纤维和维生素都没有明显增加。这样的面只是彩色的精制主食而已，可能配料表也挺简单、挺天然的，但是千万不能以为吃蔬菜面，就可以补充蔬菜。

所以，选购儿童产品时一定要清醒。我们可以购买孩子们更喜欢的食物，但千万别买收"智商税"的儿童食品。

拒绝吃出疾病

你或许听说过"you are what you eat"，这是一句风靡全球的西方谚语，本意指一个人的饮食可以反映出这个人的个性和生活环境。但随着这句话不断流传开来，其意思也逐渐演变，最终产生了"我们吃什么，就会反过来被塑造成什么"这样的意义。

想要维持生命活动就离不开食物，可以说食物与我们的生命健康息息相关。不同的食物也会给身体带来不同的结果，而不健康的饮食习惯真的会导致疾病产生。如果可以有针对性地控制这些坏习惯，我们就可以在很大程度上预防以下常见的慢性疾病。让我们来看一下哪些疾病与饮食相关。

高盐饮食与高血压

世界卫生组织官网显示[1]，全球30～79岁的成人当中，约有12.8亿人患有高血压，其中约46%的高血压患者不知道自己患有这种疾病。大量研究也表明，高盐饮食是导致血压升高的主要原因之一，减少盐的摄入对于防治高血压有重要意义。

1　World Health Organization. Hypertension. (2021, August 25) [EB/OL]. https://www.who.int/news-room/fact-sheets/detail/hypertension.

当我们食用过多的盐之后，血液中的钠离子含量随之增加，身体为了平衡电解质，会让更多水分渗入血液，血管中的水量便会增加，造成血液中的液体潴留，因此血压升高。这就像水管的水龙头一端进水量增加，但水管另一端的出水量依然不变，就会造成水管压力增大，如果水管年久失修，一不小心还会爆裂。高盐饮食还会提高脑脊液中的钠离子浓度，增强交感神经的兴奋性，引起血压升高。

精细化饮食与便秘

膳食纤维对于促进肠道蠕动，防治便秘，以及预防心血管疾病、糖尿病等慢性病具有重要作用。膳食纤维仅存在于植物当中，它是植物细胞壁的主要成分。它不被人体吸收，但可以进入肠道改善菌群生态，也可以吸水膨胀使得粪便更加疏松，容易排出。水溶性膳食纤维还有助于体内坏胆固醇的排出，促进肠道和心血管健康。

而现代人饮食过于精细，粗粮杂豆、水果蔬菜摄入不足，极易造成膳食纤维缺乏，并因此造成便秘。当然，除了便秘，膳食纤维摄入不足还会引发其他多种健康问题。

钙摄入不足与骨质疏松

骨质疏松在中老年群体中非常常见，它始于少年，根植于青年，发病于中老年。儿童时期是骨骼发育的关键时期，人一生中50%~80%的骨量和骨强度都是在儿童或者青少年时期积累的。如果这个时期钙摄入不足，给身体种下"脆弱骨骼"的病根，到晚年就会进一步形成骨质疏松，骨骼强度偏低会加剧骨折风险。

所以，儿童、青少年时期的钙质摄入情况将影响骨骼发育，继而影响人的一生。

烫食与食管癌

食管癌是常见的消化道肿瘤，全世界每年约有54万人死于食管癌[1]，中国也是世界上食管癌高发地区之一。国际癌症研究机构(IARC)发布在《柳叶刀·肿瘤学》杂志上的一份研究报告显示，饮用65摄氏度以上的热饮，会增加罹患食管癌的风险。[2]食管的表面，覆盖着娇嫩的黏膜，食物的温度对它有很大影响。一般10~40摄氏度最合适，50~60摄氏度勉强能耐受，65摄氏度以上就会造成烫伤。温度过高的食物会灼伤食管黏膜，导致炎症、坏死，长期下去就有可能发生癌变。

过量红肉摄入与肠癌

牛羊肉这些红肉是我们每天都要吃的有营养的食物，平均下来每天40~75克为宜，一个星期不超过500克比较合适。但如果每天的摄入量都远超过推荐量，比如每天摄入量都超过150克，就会有较高的致癌风险。

红肉代谢消化后残渣非常少，很难形成疏松、好排出的粪便，这导致代谢物中的有害物质在肠道内停留的时间变长，加剧了对肠黏膜的刺激，长此以往容易诱发肠癌。

需要注意的是，加工肉制品、烧焦烧煳的肉类，是更为明确的致癌

---

1 Sung, H., Ferlay, J., Siegel, R. L., Laversanne, M., Soerjomataram, I., Jemal, A., Bray, F. Global cancer statistics 2020: GLOBOCAN estimates of incidence and mortality worldwide for 36 cancers in 185 countries [J]. American Cancer Society Journals. [EB/OL] https://acsjournals.onlinelibrar.

2 Loomis, D., Guyton, K. Z., Grosse, Y., Lauby-Secretan, B., El Ghissassi, F., Bouvard, V., Benbrahim-Tallaa, L., Guha, N., Mattock, H., Straif, K., International Agency for Research on Cancer Monograph Working Group. Carcinogenicity of drinking coffee, mate, and very hot beverages [J]. The Lance t. Oncology. 2016 Jul: 17(7): 877-878. DOI: 10. 1016/s1470-2045(16) 30239-x.

食物。在2015年，世界卫生组织下属国际癌症研究机构专刊组，将加工肉类定为1类致癌物，有足够证据证明，食用加工肉类引发结直肠癌的风险值较高。[1]

高热量食物、含糖饮料与肥胖

虽然说导致肥胖的因素有很多，但是高热量食物与含糖饮料的危害非常明显、非常直接。为了更直观地展示给大家，请看下面的对比表格。同样是100克，脂肪含量更高的食物，热量更高。

表 4-15 100 克不同食物的热量列举

脂肪含量较少的食物	脂肪含量较多的食物	
馒头 223 千卡	油条 388 千卡	起酥牛角面包 378 千卡
猪里脊 155 千卡	炸红糖糍粑 471 千卡	炸薯片 615 千卡
	五花肉 568 千卡	肥猪肉 807 千卡

* 数据来源：《中国食物成分表（标准版）》第一册。

经常在外就餐的人，会比在家做饭的人更难减肥，原因就在于外食的油盐用量太大。同样的食材，成品的热量却因为用油量的不同而差异巨大。添加较多糖的食物，则会迅速提升餐后血糖水平，在能量超标的情况下，身体更容易在胰岛素的作用下将多余的能量转化为脂肪囤积起来，造成肥胖。

---

1 List of Classifications – IARC Monographs on the Identification of Carcinogenic Hazards to Humans. Monographs.iarc.who.int. (2020). Retrieved 4 February 2021, from https://monographs.iarc.who.int/list-of-classifications.

高嘌呤饮食与痛风

人体始终在进行新陈代谢，食物中的营养物质被吸收后会产生代谢垃圾，然后排出体外。其中有一种物质叫嘌呤，这种物质代谢后的废物叫作尿酸，以尿酸盐的形式从肾脏排出。

如果嘌呤代谢出现故障或者尿酸排出存在障碍，尿酸就会在体内增多，尿酸盐形成结晶体沉积在关节以及其他组织内，就会引起软骨和滑膜组织上的急性炎症，临床上称之为痛风。

痛风比较麻烦之处在于只可调理，无法治愈，这样日常饮食的选择就有了非常多限制。如果饮食无法做到精准控制，就会加重痛风病情，长期下去便会导致关节变形，影响运动能力，还会对肾脏等器官造成进一步的损伤。

不良饮食习惯与胃病

很多人由于工作压力大、时间紧，经常顾不上好好吃早饭，还经常错过饭点，饮食十分不规律；熬夜加班情况严重时，还总是免不了吃夜宵。有些人在高压下工作时会精神紧张，无法安安静静地享受食物，还总是吃太快，导致咀嚼不充分。粗糙的食物直接咽下肚，在胃内的停留时间延长，会加重肠胃负担，导致胃"疲劳"、胃动力下降。

在这样的情况下，如果不改善饮食，而是更加依赖浓咖啡、酒精、碳酸饮料、重口味饮食来提振精神，就会进一步加重对肠胃的刺激，长此以往也会严重影响食欲和胃肠消化功能，导致慢性肠胃疾病，而这将引发营养不良、精力不足、免疫力下降。

只要重视饮食健康，这些健康风险就能在很大程度上避免。一些发生率很高的疾病，比如糖尿病、高血压、痛风等，都有专门的指南。从医疗到饮食，都有专业的对策帮助人们控制病情，预防并发症。

这些都是特别值得我们参考学习的知识，操作方法也很贴近实际生活，比用民间偏方靠谱得多，而且大多不需要高昂的费用。

接下来的板块，我就重点把发生率极高的几个慢性疾病的饮食管理方法为你介绍一遍。如果家人朋友有这样的情况，一旦你学会了，就可以分享给他们了。

老年人的基础饮食优化

在新冠肺炎疫情肆虐的时期，全国人民学会了一个词：基础疾病。同样是感染新冠肺炎病毒，高龄且伴有基础疾病的人死亡率最高。基础疾病指常见的心血管疾病、慢性呼吸系统疾病、肝肾功能不全、血液病、神经系统疾病、神经肌肉功能障碍、代谢性疾病，以及免疫抑制疾病或免疫功能低下等。

有些老年人虽然具备积极的饮食态度，但是他们的营养知识基础普遍比较薄弱。比如，对整体膳食搭配没什么概念，只要电视上说吃木耳好、洋葱好，就特别认真地践行。又比如，为了避开油腻食物，只吃软烂好消化的清粥小菜，反而导致营养不良，肌肉退化，抗病能力大大降低。

我们不得不留心的是，不是只有孩子才挑食，老年人也经常无意识地出现挑食偏食的情况。首要任务就是按照"211饮食法"调整饮食搭配，让每一餐都有蔬菜、主食、高蛋白食物，大板块别短缺。

另一个不容忽视的情况是，随着年龄的增加，除了大概率伴有指标异常的基础疾病，还会有很多影响生活质量的"小"问题。牙齿松动、脱落，会影响食物咀嚼能力；嗅觉和味觉障碍会导致食欲下降；胃酸分泌不足、各种消化酶活性下降，会影响食物的消化；肠蠕动减少，影响营养素的吸收；渴感逐渐减退，引起饮水不足，严重时可导致脱水。

也就是说，我们不能全凭身体信号而是要从科学视角出发关注进食量，主动干预和修正。

我们可以尝试将食物烹饪得软烂，但千万避免过度烹饪，否则只能满足口感，损失大量营养，对于老年人来说并不适用。

蔬菜可以切得更细，但不要总吃炖煮的蔬菜，可以选择更嫩、更好烹饪和食用的品种。

主食仍要粗细混搭，如果觉得粗粮不好咀嚼和消化，可以尝试用米糊机，不但方便快捷，还有颗粒感，餐后血糖上升速度也不至于过快；也可以使用带有煮杂粮功能的电饭煲，增加水的比例，让杂粮软烂适口。

鱼虾肉类是完全蛋白质的来源。相对不容易咀嚼的肉类可以用搅拌器打碎，做成蒸肉饼或者肉丸子，但是不要为了把肉炖烂而长时间烹煮。长时间炖煮会导致维生素B_{12}的大量流失，而消化能力退化的老年人本来就容易缺乏维生素B_{12}，再吃这样的炖肉无疑是雪上加霜。

老年人越来越吃不出咸味，可以尝试在炒菜时增加一点干辣椒或者新鲜辣椒，这样做可以帮助增强口腔敏感度，增加对咸味和其他风味的感知，好让其不总觉得食物寡淡。还可以通过醋、香油、花椒等芳香性调味品增强食欲，促进消化液分泌。

受传统消费理念的影响，很多老年人在吃饭上并不舍得花钱，但是很舍得买昂贵的保健品！本质上来说，还是账户划分观念比较传统，才容易吃这个亏。触手可及的平价食物太多了，人们很难放弃低价的诱惑而去升级消费那些有点贵的食材。医疗费用昂贵，而老年人对待保健品的心态就像买灵丹妙药，无论价格多贵，在他们看来都显得合理了许多。

但经常购买更为平价、低价甚至促销的食物，不仅营养价值较低，而且囤积的食物有临期、过期的风险，还存在食品安全风险。我们可以努力让老年人了解不同食物的营养价值，学会与时俱进地选择食物，把钱用到刀刃上。有些食物，稍微多花一点钱，就能获得翻倍的美味享受和营养益处。

表 4-16　"211 饮食法"食物购买建议

两个拳头蔬菜的选择	
按照"彩虹色"买	每天都有绿叶菜，买嫩一些的品种，多一些深绿色，不要总买大白菜这样的浅色菜。 菌菇类要经常买，鲜菇不方便储存的话还可以买干货。

一个拳头主食的选择	
藜麦	富含完全蛋白质，是主食中的高级选项。
燕麦米	实在不喜欢糙米的话，燕麦米也是非常值得推荐的选项，口感与大米接近，营养价值很高。
高品质燕麦片	不要再买超市里促销的"中老年健康麦片"，那很有可能是添加了植脂末和白砂糖的产品，要买见得着原粒的燕麦片，方便煮，好消化。

一个拳头的高蛋白食物	
三文鱼	好烹饪、好消化，可以提供非常有价值的 DHA、EPA 等维护心血管健康的物质。优选冰鲜三文鱼，采购不方便时也可以买冷冻产品。
鲜牛肉	潮汕火锅所用的瘦牛肉很不错，高蛋白、低脂肪，还含有丰富的铁元素。可以买回来切片，或用搅拌机搅碎（也可以直接买瘦牛肉片），这样处理的牛肉一烫即熟，不需要长时间炖煮。
高品质牛奶、酸奶、奶粉	补钙不能停。选择无糖、无添加的高品质奶制品，风味更好、含钙量更高。

其 他	
富含抗氧化物的水果	除了常见水果，猕猴桃、蓝莓、樱桃、车厘子、草莓等水果的营养价值确实很高，维生素 C 或抗氧化物含量丰富。长辈往往不舍得买，那么年轻人可以主动帮他们买。
橄榄油、亚麻籽油	帮助长辈把这两款油各用25%去混合50%的香油，做成一款健康凉拌调和油，以维护老年人的心血管健康。
坚果	每日一包，记得提醒长辈吃。
低钠盐、低钠酱油	尤其针对有高血压的长辈。
好用的电饭锅、米糊机等厨具	减轻长辈做饭的难度，用科技改变生活。

相较于"无糖饼干""老年人高钙藕粉""老年人保健品"，上面这些食物更能带来实际的健康价值。长辈们都有健康长寿的愿望，所以才轻信保健品（比如降糖、降血压、抗癌的"保健品"）或者不恰当的饮食指导等。如果关注点偏了，饮食质量反倒会跟不上。长此以往，若出现营养不良，尤其是蛋白质缺乏，身体的抵抗力就会降低，在遇到突发疾病时康复能力也会不足。

按照"211饮食法"优化饮食，就是给老年人的健康打基础。针对"三高"等其他慢性病的特殊照顾，也要在这个基础上做加法和减法。

糖尿病患者，该怎么吃？

如果留心一下，你就会发现身边认识的人里一定有糖尿病患者。在我国，几乎每10个人中就有1个糖尿病患者，每3个人中就有1个处于糖尿病前期。

曾经"三多一少"是糖尿病患者的典型症状。然而到现在，症状已经不见得有那么明显了，病来得更是悄然无息，需要我们主动关注、主动预防才行。每年体检的时候，也可以特别留意糖化血红蛋白、空腹血糖这些数据，更清晰地知道自己所处的位置。

表 4-17 血红蛋白、血糖数值范围

数值阶段	糖化血红蛋白	空腹血糖（mmol/L）	非空腹血糖（mmol/L）
正常值	4%~6%	≤ 6.1	≤ 7.8
糖尿病前期	<6%	≥ 6.1 <7.0	≥ 7.8 <11.1
糖尿病确诊	>7%	≥ 7.0	≥ 11.1

*数据来源：《中国2型糖尿病防治指南（2017年版）》。

另外，有以下情况的读者，更要留意血糖水平，主动调整生活方式。

- 超重与肥胖
- 血脂异常
- 有妊娠糖尿病史
- 高血压
- 有糖尿病家族史
- 有巨大儿生育史（出生体重≥4千克）

已经被确诊为糖尿病的，就更不能听之任之了。血糖水平长期居高不下，会继续损伤心脏、血管、肾脏、双腿和眼睛，严重的可能要发展为失明、肾功能衰竭、截肢。

所以，如果你还处于糖尿病前期，就一定要悬崖勒马，还有机会恢复身体健康。一旦患病，就要做好长期与它和平共处的打算。什么能吃、该怎么吃，限制都会变多。但只要管理好，还是可以大大延缓并发症的出现。建议从运动、体重、饮食三个方向设立目标。

首先，一定要设立运动目标。规律运动对糖尿病的预防和治疗均有作用，不仅可以增强体质，而且可以显著优化各项指标。饭后散步这类低强度运动对降低餐后血糖水平很有效，如果可以定期进行高强度运动，对餐后血糖水平控制效果更好！所以，根据自己可以达到的水平，循序渐进吧！为了更高质量的生活，运动必须做。找到自己喜欢的运动，把做任务转变为快乐。比如每天走路1万步，或每天跳绳20分钟，或每天玩蹦床20分钟。以中等强度的有氧运动为主，每周至少3次，每次不少于20分钟。

其次，一定要有体重目标。糖尿病患者当中，接近70%的人处于肥胖、超重状态。肥胖，尤其是腹部比较大的向心性肥胖，是引发胰岛素抵抗的重要因素，也是2型糖尿病及其心血管并发症发生的主要危险因素。在胰岛素发生抵抗的情况下，即便人体分泌胰岛素，其灵敏度也大大下降，使得血糖水平难以控制。所以，让糖尿病患者减去现有体重的5%~7%，将十分有利于血糖管理和预防并发症。

最后，必须有饮食目标。饮食情况与体重结果当然是相辅相成的，学会科学饮食是达成体重目标的重要保证。使体重数字下降很容易，养成健康的饮食习惯却很难，所以必须成为单独的目标。但对于糖尿病患者来说，想要养成健康的饮食习惯，真的很不容易！毕竟这是吃出来的代谢性疾病，如果本就懂得好好吃饭，也不会走到这一步了。

虽然很难，但是很有意义，而且是必须做的。其实，它也没有那么复杂，我们可以从最简单的开始！与血糖变化密切相关的当然是碳水化合物，而碳水化合物最为集中的食物来源就是主食和水果。对糖尿症患者来说，饮食原则就是减缓血糖上升速度，以减少血糖波动，减少并发症。

第一步：改变就餐顺序

优先摄入蛋白质、脂肪、膳食纤维含量丰富的肉和菜，再摄入碳水化合物含量丰富的主食，有助于降低这一餐的总GI值。这样简单的调整，就可以使餐后血糖上升平缓许多，长期坚持非常有利于控制血糖水平。

比如，相较于早上直接喝一碗水煮燕麦粥，喝牛奶煮的燕麦粥，以及先吃些坚果再喝燕麦粥，带来的血糖反应更小一些。

第二步：主食要有杂粮杂豆

即便是糖尿病患者也要吃主食，但是不能吃太多，也不能吃得太精细。食用精制米面后血糖上升速度普遍较快，减去一部分换成杂粮杂豆，是最好的办法。

有研究显示，每日饮食中用50克糙米替换等量的大米可显著降低糖尿病的发病风险。传统大米中加入杂豆类可降低膳食GI，增加膳食纤维的摄入，增强饱腹感，从而有助于改善中长期血糖和体重情况。

第三步：蔬菜要吃够

高血糖引起的氧化应激是糖尿病的重要发病机制，而蔬菜所含有的抗氧化物，有助于降低2型糖尿病的发病风险。蔬菜能量密度低，膳食纤维含量高，矿物质含量丰富，整体营养价值很高，充足的营养素摄入也有助于维持代谢健康。膳食中增加蔬菜的摄入量，还可以降低膳食GI。

蔬菜如果能吃100克，就比吃50克更强。如果能吃300克，就比100克更强。目标是每天吃到500克！不过，需要注意的是，吃大量蔬菜时别选择太油的菜式，不然反倒摄入太多油脂，导致能量过剩和肥胖。

第四步：合理吃水果

水果是甜的，所以不少糖尿病患者不敢吃，但其实大可不必。选择没那么甜的水果，每次别吃太多，才是关键。对近50万名中国人跟踪7年的队列研究显示，摄入新鲜水果较多的人群中2型糖尿病的发病风险、死亡风险以及血管并发症的发生风险明显下降。每天食用250克左右低热量水果，可以降低糖尿病患者的空腹血糖、餐后血糖等指标，这可能与水果富含抗氧化营养素有关。

第五步：合理安排肉类、鱼虾类、蛋类

鱼、禽、肉、蛋是完全蛋白质的良好来源，但有研究显示，长期高蛋白饮食尤其是高动物蛋白饮食，会增加2型糖尿病的发病风险。肥肉的饱和脂肪酸含量高，非常不利于控制体重，还会促进胰岛素抵抗，对血糖管理不利。

不要大量吃肉类，每天一个掌心大小的瘦肉即可。除了红肉，也可以在日常生活中选择鸡肉、鱼虾，这样更有利于糖尿病患者的健康。另外，记得少吃火腿、培根、午餐肉这些加工肉类。只有合理安排这些高蛋白食物，才更有利于糖尿病患者管理健康。

第六步：增加奶类、豆类

牛奶也富含完全蛋白质，但与其他高蛋白肉类不同的是，奶制品可以降低2型糖尿病的发病风险。

大豆以及大豆制品也是高蛋白食物，所含有的脂肪与肉类不同，以不饱和脂肪酸为主，同时有丰富的B族维生素、维生素E和钙、铁等，还含有大豆异黄酮、大豆低聚糖、大豆卵磷脂等其他有益健康的成分。

对于糖尿病患者来说，将奶类、豆类加入三餐可以带来很多好处。有研究显示，每天摄入300~500毫升牛奶或者相应的奶制品、20克以上大豆或者相应的豆制品，2型糖尿病患者的血清总胆固醇、甘油三酯等水平可显著下降，有利于控制血糖水平。

只要运动、体重、饮食，三大目标能逐一实现，就能更好地跟糖尿病和平共处，对降低医疗成本、提升生活品质起到关键作用！其中的大多数原则也是维持健康生活本来就应该做到的，但糖尿病患者更要重视，标准要相对更为严格一些，才能更有效果。这些是以小博大、性价比很高的方法，比买一些不明所以的保健品要靠谱多了。

糖尿病患者要控制血糖，需要通过运动、饮食、减重来全方位管理。

痛风、高尿酸血症患者，该怎么吃？

以往我们常说"三高"，现在已经流行"四高"了。这新晋的"高"，就是高尿酸。《中国高尿酸血症与痛风诊疗指南（2019）》中的数据显示，中国高尿酸血症总体患病率为13.3％，痛风为1.1％。这个比例不算低。高尿酸血症是由嘌呤代谢紊乱引起的代谢异常综合征。尿酸达到一定浓度时会出现尿酸盐结晶，形成局部的炎症和组织破坏，典型症状是脚关节处肿大，也就是痛风了。

表 4-18 尿酸参考值

衡定标准	男性	女性
正常范围	149~416 μmol/L	89~357 μmol/L
高尿酸血症诊断标准（非同一日、两次）	>420 μmol/L	>420 μmol/L
痛风患者的长期控制目标	<360 μmol/L	-

*数据来源：《中国高尿酸血症与痛风诊疗指南2019》。

并不是所有高尿酸血症都伴随痛风，事实上只有10%~20%的高尿酸血症会出现痛风。但尿酸水平越高，痛风发生的概率越大，持续高尿酸还会导致一系列并发症，对肾脏、心血管健康都存在巨大威胁。[1]

说起来，尿酸本身也有一定的生理作用，所以在体内本就有一定的含量。但尿酸一旦生成过多，或排出有障碍，就会引起尿酸升高。嘌呤分解代谢会产生尿酸，所以嘌呤代谢紊乱，就是体内尿酸升高的一个重要原因。

嘌呤是细胞核内遗传物质的组成部分。大家学习生物、化学的时候，曾学过DNA分子的双螺旋结构，其中会有腺嘌呤、鸟嘌呤、胸腺嘧啶、胞嘧啶两两结合，完美对接在一起。只要有细胞的地方，就会有嘌呤。细胞越多，嘌呤越多，所以牛奶与鸡蛋就是非常典型的低嘌呤食物。牛奶是乳腺分泌的液体，相当于体液，并没有细胞结构，所以嘌呤含量极低。鸡蛋是一颗卵子，也就是一颗大细胞，只有一套遗传物质，所以嘌呤含量也很低。

我们体内大部分的嘌呤都是自身合成的，饮食摄入的嘌呤只占小部分，但所有嘌呤代谢后最终都会产生尿酸，通过尿液排出体外。高尿酸血症的发生机制尚未被研究清楚，但控制饮食当中的嘌呤含量，可以减少痛风的发生概率。因为任何让尿酸浓度进一步增加的情况，都有可能使得尿酸达到饱和状态，析出结晶，诱发痛风发作。

以下是可能增加尿酸浓度的一些饮食行为：

1. 集中摄入大量高嘌呤食物

注意关键词——集中、大量。

对于高尿酸人群来说，正常合理地摄入鱼虾肉类是十分有必要的，这

---

1 FitzGerald, J. D., Dalbeth, N., et al. 2020 American College of Rheumatology Cruideline for the Management of Crout [J]. Arthritis Care & Research. 2020 Jun; 72(6): 744-760.

样才可以保证完全蛋白质等重要营养物质的来源。尤其是吃鱼的整体健康益处可能超过痛风的风险，适量的鱼可以作为痛风患者饮食的一部分。

暴饮暴食的行为一定要避免，而以下这些食物高尿酸人群也要谨慎食用。

- 内脏类：猪肝、牛肝、牛肾、猪小肠、猪脑、猪胰脏
- 水产类：白带鱼、白鲈鱼、沙丁鱼、凤尾鱼、鲢鱼、鲱鱼、鲭鱼、小鱼干、牡蛎、蛤蜊
- 其他：浓肉汁、浓鸡汁、浓汤、大量饮酒（尤其是啤酒）、发酵烘烤的面包

2．摄入大量果糖、果葡糖浆

大量摄入含糖、果糖、果葡糖浆的饮品和食物，比如果汁、加糖谷物、烘焙食品和糖果等，都会促进尿酸升高，诱发痛风发作。少吃甜，是高尿酸人群要逐步养成的饮食习惯。

3．饥饿和节食

饥饿和节食会造成身体组织的分解代谢过度旺盛，从而在体内产生更多嘌呤。同时，低碳水饮食、节食、生酮饮食，还会产生过多的酮酸，增加尿液酸度，影响尿酸排出。

4．剧烈运动和大量出汗

剧烈运动、大量出汗也容易使得尿液酸度增加，诱发痛风发生。

5．突然受凉

温度下降时，尿酸的溶解度会下降，更容易形成尿酸盐结晶，促使痛风发作。

6．药物的使用

噻嗪类利尿剂（降压药）、过量烟酸（调理血脂）、小剂量阿司匹林

（预防血栓）也可能诱发痛风。

如果你已经尿酸偏高，可以日常使用简易的尿液pH值检测仪进行尿液检测。必要的时候服用枸橼酸制剂等药物，保持尿液pH值在6.2~6.9。注意，尿液pH值>7，反而会增加肾结石的风险。

碱性矿泉水、添加碳酸氢钠的苏打水作为日常饮用水，会对尿液碱化有一定的帮助。不过，含碳酸氢钠的苏打水不一定带气体，带气体的也不一定含有碳酸氢钠，需要看看配料表来确认。不过，喝含有碳酸氢钠的苏打水，会增加钠离子摄入，对于伴有高血压的人群来说有一定风险，需要控制饮用量。总的来说，多喝水，大量喝水，哪怕不是弱碱性矿泉水而只是普通白开水，对于促进尿酸代谢也是非常有利的。

另外，可以关注食物代谢产物的酸碱性。蔬菜、水果、海藻类等植物性食物代谢后所生成的钾、钠、钙、镁等元素比较多，它们呈碱性。谷物类粮食、鱼肉蛋等动物性食物代谢后所生成的硫、磷、氮、氯等元素比较多，它们呈酸性。这里的酸性和碱性划分也比较粗略，但整体来看多蔬果、少主食和肉类本身也是一直提倡的健康饮食搭配。

有了维持尿酸水平的思路，那么在整体饮食控制上，就容易抓大放小了。不需要整日担惊受怕，无须对所有食物都保持警惕，就可以逐渐让身体的尿酸水平处于安全水平。毕竟痛风真的挺难受，时间久了还会有严重的并发症。高尿酸不是件好事，但它用痛风这样的疼痛惩罚来管束你的饮食和生活，反而能促使你长期坚持改善饮食，结果其他心血管疾病发病率相应下降了。也算因祸得福吧。

痛风患者有高尿酸，要注意少摄入高嘌呤食物，戒烟禁酒。

高血压患者，该怎么吃？

高血压也是常见的慢性病之一。半数以上的老年人患有高血压，而在80岁以上的高龄人群中，高血压的患病率接近90%，是造成脑卒中、心肌梗死乃至心血管疾病死亡的首要危险因素。

然而，高血压也毫不意外地越来越年轻化。中国高血压调查数据[1]显示，2012—2015年我国18岁及以上居民高血压患病率为27.9%，18～24岁、25～34岁、35～44岁人群的高血压患病率分别为4%、6.1%、15%；男性比女性患病率高，北方比南方患病率高。

如果已经患有高血压，应该怎么做？可以按照下面的5个步骤走。

1．减肥

控制体重刻不容缓。除了关注体重，尤其要注意"肚子胖"。若内脏脂肪堆积，高血压的患病风险也会随之增加。同时内脏性肥胖会引起糖、脂代谢异常，引起另外"二高"的发生，应当引起足够的重视。

每周量体重，不求迅速减肥，只需要每个月体重下降3%，3～6个月体重稳定下降8%~10%。

2．严格限盐

高钠食物摄入过多是诱发高血压的元凶，适量减少钠盐摄入可以有效地降低血压，每日盐摄入量最好控制在5克以内。但不只是食盐，绝大多数调味酱料都含有盐。挂面等预包装食品，甚至也含有不少的盐。购买同一类产品时要做横向比较，选择钠含量最低的那一款。积极选择低钠盐、低钠酱料，可以在不损失咸味的基础上尽量减少钠离子的摄入。咸菜、火腿、腌制品等高钠的方便食品，尽量不买不吃。减少在外就餐

1　赵冬．中国成人高血压流行病学现状 [J]．中国心血管杂志，2020, 25(6): 513-515. DOI: 10.3969/j.issn. 1007-5410. 2020.06.001.

的概率，也可以大幅减少盐的摄入量。

3．高钾饮食

减少钠的同时，也一定要增加膳食中的钾含量，这么做有助于平衡体内的钠离子含量，对改善血压有非常重要的作用。

新鲜蔬菜、水果都是富含钾元素的食物，每日争取吃够500克蔬菜和250克水果，增加餐盘中的色彩。口蘑、香菇、紫菜、木耳、番茄、绿叶菜、香蕉、牛油果等都是富含钾元素的食物。主食可用土豆等薯类替代部分米面，薯类富含钾元素，对高血压人群也非常有益。

4．加强运动

运动是健康的基石，可以改善血压水平。有研究表明，有氧运动可以平均降低3.84毫米汞柱收缩压和2.58毫米汞柱舒张压。因此，建议高血压患者和高血压高危人群以有氧运动为主，将无氧运动作为补充。运动要循序渐进，每周可以进行4~7天的有氧运动，每天累计30~60分钟。有氧运动可以选择慢跑、快步走、骑自行车、游泳等自己喜欢的项目，将运动打造成生活的一部分。

5．缓解压力，调节心情

现代社会生活节奏快，工作压力大，是高血压发病率高的一大原因。精神压力的增加，会导致交感神经兴奋，从而引起血压升高。在紧张的生活中，适当用科学的方法给自己松松绑。运用冥想、运动等方式为自己解压，通过阅读、学习等方式让自己思维更开阔，避免钻牛角尖，都是非常值得尝试的方法。

以上就是在本书所强调的健康饮食的基础上，高血压人群需要注意的要点。关于高血压患者该怎么吃，全球也都在积极探索，目前认可度最高的就是DASH饮食法，这是全球医学界首次明确提出的降压饮食。DASH饮食法强调饮食以水果蔬菜、全谷食物、低脂奶制品、坚果、禽肉和鱼肉等食物为主，减少脂肪、红肉和糖的摄入量。整体上与我一直高血压患者需要严格限制盐的摄入，增加果蔬摄入量，加强运动，调节心情。

提倡的"211饮食法"大同小异，但DASH饮食法更加强调高钾、低钠、高膳食纤维、低饱和脂肪酸。所以，在肉类选择上，该饮食法更建议食用鱼虾、去皮的禽肉；在主食的选择上，更建议杂粮、杂豆和薯类；蔬菜更建议吃足300~500克。

特别提醒，由于西柚会与降压药物相互作用，极大地增强药力，可能会造成血压过低。所以高血压且服药的人群尽量避免食用西柚。高血压人群还要积极限酒，过度饮酒会增加高血压风险，"少量饮酒有助于保护心血管"的说法也已经被辟谣。限制饮酒量对血压的控制很有好处。

有了这些原则，高血压患者的日常控制就有了更明确的方向。不仅仅是患者自己，全家人都要积极协助和配合，才能够更有利于长期维持平稳的血压，避免脑卒中、脑梗死等高危并发症的发作。

素食主义者，应该怎么吃？

我们身边多多少少会有几位食素的朋友，大街小巷也时常能见到素食餐厅。毕竟大鱼大肉容易引起"三高"和肥胖。蔬菜、杂粮都是素食，听着就更健康，但也有人在吃素后感觉并不如其他人说的那么好。甚至社交平台上的知名食素博主被曝光开始吃荤后，只好说是因为自己遭遇健康危机，医生建议这么做。

素食主义只是一种选择，但并不等于健康。

常见的素食主义类型

1．严格素食

所有动物性食品都不吃，只吃五谷、蔬菜、水果、坚果和豆类等植物性食品。

2．蛋奶素

不吃肉类，但是在严格素食的基础上增加蛋类或奶类（蛋素、奶素），或蛋奶都吃（蛋奶素）。

3．新素食

也可以叫健康素食，大比例吃素，但并不完全拒绝肉食，坚持动植物食品混合，与前两种传统素食非常不同。

4．半素食

不吃猪牛羊等红肉，但是会吃鱼虾和禽肉。

5．环保型素食

这类素食主义者是环保人士，为了保护动物和生态环境，反对屠杀或饲养野生动物。他们大多也崇尚有机食品和天然营养产品。

无论是哪种素食主义，对照普通膳食来说，动物性食物都大幅减少，主要由动物性食品提供的饱和脂肪酸、胆固醇摄入量相应减少，由植物性食品提供的膳食纤维、植物化学物、抗氧化物等成分摄入量显著增加。就已有的不少研究数据综合来看，各类素食者整体上肥胖率更低，心血管疾病发病率更低，肠癌的发生风险也更小。

但我们不能只看好的一面。综合来看，素食主义者想要获得健康，依然面临巨大挑战。素食主义者几乎不吃的动物性食品是提供完全蛋白质的主力军，虽然大豆类也富含完全蛋白质，但素食者想要把蛋白质吃够数，难度还是比较大的。同时，动物性食物还富含植物界少有或吸收率较低的钙、铁、锌、硒等元素，以及维生素B_{12}。所以，在素食主义者中，缺铁性贫血的发生率较高，蛋白质、矿物质、维生素长期缺乏还会导致免疫力下降，并可能出现疲倦、烦躁、性情改变、抵抗力减弱等症状。

综合来说，素食有好有坏，不好的部分可以重点解决。但有些所谓的素食方式，却是肉眼可见的不健康了。营养过于单一的素食，就是不健康的素食。即便是素食主义者，想要营养均衡，也要把缺失的鱼肉蛋奶，通过大豆、豆制品以及蛋白质含量相对较高的坚果、杂豆等食物来弥补，而不是完全舍弃。如果吃素的方式过于"清粥小菜"，那么非常容易出现营养不良的情况。如果米面的摄入不加控制，甚至常吃脂肪含量很高的素食面点，就可能吃成营养不良的"虚胖子"。

过于油腻的素菜，也不是健康的素食。重油重盐的家常豆腐，大量用油的地三鲜，都是不健康的素食，不少素食餐厅也是重油重盐。缺少肉类的膳食确实比较寡淡，但如果为了改善风味就大量用烹饪油，那么即便是素炒青菜，热量也会变得很高。按照这样的方法吃素，就很难获得素食应有的益处，当然也很难健康。

既想获得素食的好处，又想规避素食的坏处，难度系数还是挺高的。如果你选择素食主义这种生活方式，就要学会对关键营养素查漏补缺。查漏补缺时，得先知道漏了什么、缺了什么，还得知道怎么补。只有了解食物的特性，获取相关知识，才能根据自己的情况找到正确答案。

1. 注重补充完全蛋白质

大豆类、豆制品的摄入量要大幅提升，同时低盐的发酵豆制品也要在家中常备。比如无盐纳豆，经过发酵之后，不仅蛋白质利用率更高，维生素B$_{12}$的含量也有所提高，这对严格素食主义者来说非常重要。

另外，藜麦也可以作为常备选项，它所含的蛋白质也属于完全蛋白质，品质优于其他谷物，只是价格略高。

坚果也可以作为素食人群膳食蛋白质的增援军。

2. 注重补充矿物质

对于素食主义者来说，钙、铁、锌、硒等营养素都容易缺乏，而它们都与健康关系密切，不得不多留意。菠菜、芝麻酱也含有丰富的铁元素，只不过吸收率很低，需要搭配新鲜的蔬果，增加维生素C的摄入，辅助铁元素的吸收。

像很多深绿色蔬菜中钙含量也不低，比如小油菜。菌菇类的维生素、矿物质含量也相对较高，都是素食主义者的重点菜。小麦胚芽富含锌元素和硒元素，也建议作为家中常备食材，有利于保证这两项关键营养素的摄入。

3. 注重补充ω-3脂肪酸

素食者容易缺乏ω-3脂肪酸，所以咱们一直推荐的亚麻籽油、紫苏油更要重视起来。

4. 服用必要的营养素补充剂

维生素B_{12}的小药片，复合型维生素都可以作为常用补充剂，避免素食引起营养素缺乏。

表 4-19　素食主义每日膳食推荐

食物名称	严格素食推荐摄入量	蛋奶素推荐摄入量
谷类	250~400 克 其中杂粮全谷物 120~200 克	225~350 克 其中杂粮全谷物 100~150 克
薯类	50~125 克	50~125 克
蔬菜	300~500 克 其中菌藻类 5~10 克	300~500 克 其中菌藻类 5~10 克
水果	200~350 克	200~350 克

大豆及 大豆制品	50~80 克 发酵豆制品 5~10 克	25~60 克
坚果	20~30 克	15~25 克
烹饪油	20~30 克	20~30 克
奶	-	300 克
蛋	-	40~50 克
食盐	<5 克	<5 克

*数据来源：《中国居民膳食指南（2022）》。

表 4-20 素食人群容易缺乏的营养素及其主要食物来源

关键营养素	推荐食物
ω-3 脂肪酸	亚麻籽油、紫苏油、核桃油、大豆油、菜籽油、奇亚籽油、部分藻类
维生素 B_{12}	发酵豆制品、菌菇类，必要时服用补充剂
维生素 D	强化维生素 D 的食物，多晒太阳
钙	大豆、芝麻、海带、黑木耳、绿色蔬菜；奶制品（蛋奶素人群）
铁	黑木耳、黑芝麻、扁豆、大豆、坚果、苋菜、豌豆苗、菠菜等
锌	全谷物、大豆、坚果、菌菇类

*数据来源：《中国居民膳食指南（2022）》。

总的说来，吃素食是个技术活，出于各种原因已经在吃素的朋友，要多学一些营养搭配知识保护自己，升级饮食品质。对于为了健康想要吃素的朋友们，我建议先按照"211饮食法"把一日三餐弄明白，再挑战这项高难度饮食模式。

素食主义者通过合理搭配饮食，可以获得充足蛋白质，但需要补充钙、铁、锌、硒和维生素B_{12}等微量元素的摄入。

结语

　　每个人都想健康地活着，为了健康，有的人会选择沙拉、健身餐、水煮菜，有的人会选择"0糖""0卡"食物，有的人会选择代餐、维生素、保健品。经过时间的检验，大家也会逐渐觉醒，发现这些方法都很难坚持下去，长期来看也没有什么实际效果。

　　做到让一顿饭符合营养标准，还是比较容易的，而想要一辈子都吃得很健康，或者说拥有长期健康饮食带来的健康结果，还是有些难度的。我们所有的行为，背后都是由知识来支撑的，如果没有相当的知识储备，做选择的时候就会困难重重。

　　读完这本书，健康生活所需要用到的知识，你大部分都接触到了。或者说，顺着框架你很容易找到需要的知识细节。那么，在食物面前，你就不会再像曾经那样感到茫然和困惑。此刻，你可以成为食物面前的明白人。这种通透所带来的体验，像是写作业时有了带解析的参考答案，对一切胸有成竹。

　　不过，说服大脑只是第一步，接下来还有更难的关卡要过。

　　当我们的大脑接受健康饮食的概念后，下一步就要过嘴巴这关了。毕竟，就算是大脑认可的健康食物，挑剔的嘴巴也不一定能接受。

　　不过我们要知道，即便是同一款食材，味道也确实有些差异。有些你觉得不好吃的食物，可能是真的不好吃。同样是西瓜，还分甜与不甜的呢！如果你很不喜欢某种食物，或者认为某种"健康食物"很不好吃，就不妨换个方式多试几次。比如买不同成熟度、不同品种、不同品牌的，选择不同烹饪方式等，指不定就会颠覆过往的认识。

我就有过好几次很深刻的体会。

现在为了方便运输、降低损耗，番茄逐渐被"培养"成比较耐放，但没那么甜的品种。有一次我被朋友推荐买一种叫"青肩番茄"的品种，价格比一般番茄贵不少。当我拿到手，洗干净，咬到第一口的时候，整个人有些愣住了。我能想到这番茄很好吃，但是真没想到可以这么好吃！它已经不亚于一种好吃的水果了！即便这种番茄有点贵，不过还没超过一杯奶茶的价格，奶茶要喝，为什么不试试这好吃的番茄呢？

最初，我也很难体会猕猴桃的美好。虽然知道它维生素C含量很高，是营养价值很高的水果，但每次买来吃的时候都觉得很酸，想放一放再吃却又坏了，甚至有些发酵的味道，不得不扔掉，十分可惜。后来我遇到了在新西兰培育的猕猴桃，个头十分均匀，买来时成熟度就刚刚好，还可以放很久，拿勺子舀着就能吃，一点也不酸。

爱上蓝莓，也是一次让我想原地起跳的体验。之前吃到的蓝莓都是小颗的，又酸又涩，没有什么吸引人的味道。我每次都是冲着它的高颜值买一些来装点早餐。直到有一次买了价格比较贵的18毫米超大果，它是云南的一个品种，一小盒接近30元。但入口那一瞬间我快要感动得哭了，它的甜和香气是过往三十多年我从未感受过的！真是双倍价格十倍享受！

我们常说很多原产地的食材非常好吃，这是真的。现在物流也越来越发达，只要我们保持对食物的热情，愿意多花一些心思，完全可以让味蕾体验升级。而且，费用并不会上浮太多，绝对是比消费奶茶、零食更划算的。

食材本身味道就不同，我们的烹饪手法也不同，从而使得菜肴的味道差距很大。就拿沙拉来说，不怪很多人不爱沙拉，因为很多沙拉确实不好吃。但在我的学员中就有一位朋友几乎天天要吃沙拉，她是如何做到让沙拉既有营养又好吃的呢？秘诀就在于食材的选择、搭配，以及好吃又健康的酱汁。

之前她参考网上的食谱做了一款南瓜酱，由南瓜、无糖酸奶、胡椒粉制作而成，发到微信群里时引起了一波热议。开发好吃的酱汁，成了她制作沙拉时的乐趣！如果你也想学学，就可以向很会做沙拉的人请教，以后自己也可以做得很好吃。其他菜肴也是同理。

方法都试了，还是觉得不好吃？或许可能只是嘴巴还没适应，可以放慢节奏等一等。

很多时候，当我们吃惯了重口味，一时间就很难尝出其他味道的好，这要求我们慢慢适应。就拿我来说，最初接触无糖酸奶的时候，也是一惊：怎么它与含糖酸奶的味道差别那么大？味道偏酸，也谈不上多好吃。但是大脑知道这是好东西，我就尝试添加香蕉、杧果来调味。时间久了，我就越来越喜欢无糖酸奶醇厚的味道。直到有一天，我又买了一瓶以前常喝的大果粒酸奶，一口下去就皱起了眉头。这真的是我曾经天天喝的酸奶吗？这么甜，我是怎么喝下去的？还是无糖酸奶的香味更好啊！

总之，我感受到了味蕾的变化，它已经不是原来的它了。口腔对味道的适应度，是会随着时间的流逝而改变的。一下子吃很甜可能不适应，但是对甜味的耐受度越来越高，反之亦然。说服嘴巴，不仅仅需要知识，更需要你付出时间，采取行动。

说服了大脑，也说服了嘴巴，最后还需要说服身体。这一关更难，需要的知识更多，需要的时间更久，可能是斗智斗勇的持久战。最明显的一点是，身体可能会不耐受。大脑知道吃粗粮好，嘴巴也接受了粗粮的口感，可是肠胃举旗抗议。有可能你胃动力不足，消化粗粮会有些费劲，导致不舒服。或者因为肠道菌群生态失衡，你对粗粮所含的膳食纤维和抗性淀粉耐受度较低，它们发酵后大量产气。可如果为了肠胃舒服而把杂粮煮得非常软糯，那又不适合高血糖人群。

事实上，有不少人的身体已经存在这些限制了，这一关确实是最难的。消化系统的适应，比嘴巴更为缓慢。就跟养植物似的，得慢慢等待它生根发芽。

在我刚入职场的时候，可能是生活状态变化太大没适应过来，疯狂长痘痘，还出现了肠易激综合征，便秘和腹泻交替发作。隔上一个月左右，还会发生一次严重的便秘。这个状态持续了大半年，我终于有些受不了，着手调整。

大量吃蔬菜、大量喝水，逼着自己吃饭的时候细嚼慢咽，也不再那么狼吞虎咽。头一两个月，感觉好一些，但是也没有特别明显的改善。好在这个习惯就这么坚持下来了。大概又过了大半年，在我快忽略这件事的时候，我突然发现，好像那阵子排便已经非常顺畅，痘痘也不知道从哪个时间点开始无声无息地消退。

我像是换了一个人。仔细回想一下，前期的变化确实非常缓慢，一直到某个时间点，身体会快速蜕变成更好的模样。使用正确的方法，坚持下去，就是帮助我斩获新状态的秘诀。健康饮食的效果比较滞后，不能说今天吃完，明天就要身体给你正反馈。你尽管说服大脑和嘴巴，让自己享受厨房的乐趣，享受健康饮食的乐趣，身体会默默从抗拒到配合，最终给你一个大大的惊喜。

困难重重，又没有即时反馈，还缺少随机奖励，难怪健康饮食一直无法广泛地流行起来。更可惜的是，流行起来的"健康饮食"，往往还不是真正的健康饮食，弄不好还会把身体吃坏。我们太需要给饮食思想升级了。当然我也相信，读完这本书的你一定会进步。

过了大脑、嘴巴、身体这三大关，让更好的健康饮食重塑一个更好的你吧。